新・MINERVA
福祉ライブラリー
28

『厚生(労働)白書』を読む
社会問題の変遷をどう捉えたか

田多英範 編著

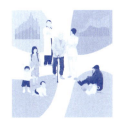

ミネルヴァ書房

は し が き

　本書のテーマは，タイトル通り『厚生（労働）白書』を読む，である。

　『厚生（労働）白書』とは，厚生（労働）行政を「国民の前に明らかに」し，「すべての人々によって理解され，納得され（る）」（以上，『厚生白書　1956（昭和31）年度版』，序）ことを期待して厚生（労働）省が公刊する年次報告書である。政府の行う行政を白書のような形で報告するのは民主主義国家として一般的なことである。日本におけるその第1号は経済安定本部の『経済実相報告書（経済白書）』で，1947（昭和22）年7月のことであった。これに対して『厚生白書』の創刊が1956年だったのはむしろ遅きに失した感さえある。だが，その『厚生白書』の創刊号は，当時流行語ともなった，経済企画庁編『経済白書1956（昭和31）年度版』の有名なキャッチフレーズ「もはや戦後ではない」の向こうを張って，「果して『戦後』は終わったか」という問題提起をする形で颯爽と登場した。当時の日本国民の生活実態，とくに都市住民の生活状態は，つぶさにみればまだ戦前（昭和9～11年平均）のそれにさえ及んでおらず，依然貧困と低所得の問題は厚生省として積極的に取り組んでいかなければならない最大の社会問題である，と論じたのである。

　『厚生（労働）白書』はこの第1冊目以降，われわれが執筆にとりかかった時点で最新刊の2016（平成28）年版まで61年にわたってほぼ毎年，計59冊が出版されている。「ほぼ毎年」というのは，途中1967（昭和42）年版と1994（平成6）年版の2年分が欠号となっているからである。

　『厚生（労働）白書』は，通常総論と各論とで構成されている。まず総論は白書のサブタイトルで示され，当該年次の大きな政策課題が取り上げられる。この総論で論じられる政策課題は社会問題の変化に応じて変わる。続く各論では，医療や年金の社会保険制度や生活保護制度の公的扶助制度，さらには社会

i

福祉制度等の各制度が詳細に取り上げられる。『厚生（労働）白書』は，その時々に対処しなければならない社会問題を厚生（労働）省当局がいかにとらえ，いかに対処してきたのかを知る絶好の書である。

　ところで，政府の白書のなかで『厚生（労働）白書』は，防衛白書に次いで発行部数が多く，2006年のデータでは3万部を超えている（www2.ttcn.ne.jp/honkawa/5205.html　2017年10月7日閲覧）というが，その『厚生（労働）白書』を読むとはどのようなことであろうか。いうまでもなく白書の読み方に一定のルールがあるわけではない。では，『厚生（労働）白書』は一般の国民や研究者たちにいかに読まれてきたのであろうか。一般の国民が『厚生（労働）白書』を読むことはほとんどなかったのではなかろうか。研究者や福祉行政に携わっている人たちが仕事として読んだにしてもその読み方はまちまちであろうが，多くのばあい総論あるいは各論の関心のある個所のみをつまみ食い的に利用するという読み方だったのではなかろうか。また，研究者が『厚生（労働）白書』を学術論文等に引用するばあいも，肯定的であれ否定的であれ，部分的，断片的に読んで引用することが多いように思われる。もとより，このようなつまみ食い的な白書の読み方は否定されるべきではない。

　他方，『厚生（労働）白書』を縦に通しで読むという読み方があるが，これはより推奨できる方法である。厚生行政の担当当局が取り組まなければならないととらえていた社会問題は何であるか，あったのかを知ることができ，社会が抱える問題の変化をもたしかめることができるからである。たとえば第二次世界大戦後から1950年代あるいは60年代までは労働力（生産年齢）人口の過剰問題としての失業・貧困問題が深刻な社会問題と意識されていた。1970年代には高齢化社会に突入し従属人口の問題としての高齢化の問題がクローズアップされ，医療保険制度や年金保険制度が多く議論され，費用の膨張が問題視されるようになった。対照的に生産年齢人口の問題，言い換えれば貧困問題や生活保護問題への言及が著しく減ったのである。高齢化がさらにすすむ1980年代後半には介護が問題化し，加えて1990年代には少子化が社会問題と意識されはじめ，それらへの対応のために新制度の創設や社会サービスの重要性が指摘され

るようになる。つまみ食い的に読むばあい，こうした社会問題の変化を見過ご
すおそれがあるように思われるが，時系列，体系的に読むばあいには，その変
化がよく読み取れる。このような読み方をすると，たとえば，戦後それぞれの
時代に3回行われた社会保障制度審議会の勧告もより理解しやすくなろう。

　上述のような第二次世界大戦後から1950年代にかけて失業・貧困問題が深刻
だった状況下で，「緊急に社会保障制度を整備確立するの必要あり」とする
1950年の社会保障制度審議会の勧告があった。それまであった社会保険や社会
事業の制度は「全体の制度を一貫する理念をもたない」。そこで，「一日も早く
統一ある社会保障制度を確立しなくてはならないと考え」，そのあるべき社会
保障制度の制度案を作成して，「当審議会は政府が即時全面的にこの制度を実
施するよう勧告」した。

　政府は勧告に沿って1950年代までに「ほぼ社会保障制度の骨格を整えた」
（『厚生白書　1960（昭和35）年度版』「厚生白書の発表に際して」）ものの，その整え
方は「場当たり的に行われた結果，国民各界層の間の甚だしい不均衡を十分に
は是正しえ（ず）」，国民皆保険・皆年金体制が整って「新局面を迎え（た）」
1962年には，その水準や給付内容等「社会保障制度全般を通じて，より高い次
元におけるあたらしいバランス」を達成するために総合調整を図ることが勧告
された。

　ところが，1970年代以降になると厚生省のとらえた社会問題はまったく違っ
たものとなる。貧困問題や生活保護問題が影を潜め，代わって高齢化問題への
言及が増えるのである。1980年代の前半までは高齢化対策といっても旧来の年
金や医療保険制度での対応に終始する。それに対し，長寿社会化をテーマにし
始める1980年代後半以降は新たに高齢者への介護等が，1990年代には少子化が
社会問題化し，これらへの対策として社会サービスが大きなテーマとなった。
社会保障制度審議会は，このような人口構造の変化（高齢化，少子化の問題がク
ローズアップ），家族のあり方の変化（個人化の傾向），低成長化・グローバル化
（財政問題の重大化）といった経済構造の変化に対応し得るよう「社会保障体制
を再構築しなければならない」とする勧告を1995年7月に出すこととなった。

このように，『厚生（労働）白書』を時系列・体系的に読むと，社会保障制度審議会の勧告などもなるほどと腑に落ちてくるのである。

　かくして本書は，後者の方法で『厚生（労働）白書』の全巻を通して読み，厚生（労働）省がそれぞれの社会問題についていかなる認識をもっていたかをみようということになった。まず総論について厚生（労働）省がその時々の社会問題をいかにとらえていたかを時系列的に把握することが課題となる。この課題達成を目指している第Ⅰ部は，白書を通じた日本の厚生行政史とでもいうべきものになるはずである。とすればこの試みは日本の社会保障・福祉国家史研究に対しても従来にない視点を提供できるなど重要な貢献をなし得るのではなかろうか。

　合わせて貧困問題や高齢化問題，少子化問題等各論についてもそのテーマごとに時系列でみる。厚生（労働）省がいつ頃当該問題を問題として認識してきたか，どのような形で対応してきたかをみたい。1950年代までは生活保護制度が主要な制度であったが，経済成長にともなって生活保護制度は相対的に後景に退き，むしろ医療保険制度や年金保険制度等の社会保険制度が前面にせり出してくる。1990年代以降になると，介護保険制度や障害者対策，少子化対策等で社会福祉サービスが多く論じられるようになる。これらのことを詳細にみるのが本書の第二の課題である。この作業を行う第Ⅱ部によって当該社会問題をより正確に把握することができるようになり，各論研究の内容豊富化に資することができるものと確信する。

　第Ⅰ部，第Ⅱ部ともに，できる限り白書の叙述に沿ってその内容を紹介する。だが，『厚生（労働）白書』のとらえ方をすべて無条件で受け入れることはしない。本書に「考察」の欄を設け，われわれ執筆者自身の日本社会保障制度史に関する問題意識から白書の議論にコメントを加え，読者の理解に資するよう工夫したいとも考えている。

　『厚生（労働）白書』の発行は60年以上にわたっているゆえ，その発行所，本のサイズ・厚さ・体裁，モノクロかカラー印刷かなど，必ずしも一定していない。国民向けの白書ゆえ，文章をわかりやすくする，図表を多く使用する

（後にはそれらのカラー化），コラム欄で事例を提示するなどさまざまな工夫がなされている（ただし，近年の白書は一段と大型化・重量化しており，むしろ物理的には読みにくくなっている）。本書にもコラム欄を設け，これらの諸点を含めて，白書にかかわる話題をいくつか提供したい。

　以下の各章において『厚生白書』あるいは『厚生労働白書』は，いずれも基本的に年度または年白書と省略して記述し，白書からの引用頁は［　］で示す。年度版は創刊号から1966年度版までの11冊で，その後は年版となっている。また，白書は，たとえば「昭和31年度版」のように，和暦で表示されているが，本書では原則として西暦を用いるゆえ，白書の表記もこれに合わせ，たとえば「1956（昭和31）年度白書」というようにする。ただし，平成2年版は例外的で，表紙には和暦表示もなければ年版表記もなく，たんに1991とのみ書かれているが，本書では平成2年に西暦を対応させて1990（平成2）年版とする。

　2014年3月末，わたしは拙編著『世界はなぜ社会保障制度を創ったのか』（ミネルヴァ書房）を上梓することができ，ほっとしていた。今度はわたし自身の日本社会保障制度論でもまとめようかという軽い気持ちで，総論を中心に『厚生（労働）白書』を創刊号から読み始めた。これがなかなか面白い。続けて読んでいるうちに前掲の拙編著の共著者をはじめとする仲間たちと一緒に白書を読んで本にまとめたいという気持ちが芽生えてきた。この年の8月に若い研究者たちと暑気払いを名目に飲んだが，その時『厚生（労働）白書』を通して読むことは非常に興味深いと思うが，そのために研究会を立ち上げ，本をつくることを考えたらどうだろうか，と提案した。みんなは面白そうですね，やりましょう，とほぼ即答した。そこで，同拙編著をつくった仲間にも話し，これまでの研究会を『厚生（労働）白書』を読む研究会に再編成した。2014年10月25日が最初の研究会であった。その後毎月1回の流通経済大学，明治学院大学（2016年度から）での研究会および群馬・伊香保や東京での合宿研究会などを通じてみんなで白書を読み，内容の把握やまとめ方の検討をした。とくに後者のまとめ方に関してはなかなか定まらなかったが，試行錯誤の末上述のよう

になった。こうして本書は誕生した。

　最後になったが，本書の出版も前掲拙編著と同様，ミネルヴァ書房の河野菜穂さんに一方ならぬお世話になった。心より謝意を表したい。

　2018年4月　　　　　　　　　　　　　　　　　　　　　　　田多英範

『厚生（労働）白書』を読む
──社会問題の変遷をどう捉えたか──

目　次

はしがき

第Ⅰ部　社会保障制度の形成と展開

◆　一　社会保障制度の形成・展開と高齢化対策の開始　◆

第1章　生産年齢人口の失業・貧困問題対策…………佐々木貴雄… *5*
　　　　──1950年代──

　　1　1950年代社会保障政策の概観……………………………………… *5*
　　2　1950年代白書の中心的テーマ……………………………………… *6*
　　3　考察──1950年代白書を総括する………………………………… *12*

第2章　制度の総合調整，国際社会へのキャッチアップ……佐々木貴雄… *15*
　　　　──1960年代──

　　1　1960年代社会保障政策の概観……………………………………… *15*
　　2　1960年代白書の中心的テーマ……………………………………… *16*
　　3　考察──1960年代白書を総括する………………………………… *26*

第3章　従属人口としての高齢者問題対策への転換……佐々木貴雄… *29*
　　　　──1970年代──

　　1　1970年代社会保障政策を概観する………………………………… *29*
　　2　1970年代白書の中心的テーマ……………………………………… *30*
　　3　考察──1970年代白書を総括する………………………………… *42*

◆ 二　社会保障制度改革 ◆

第**4**章　社会保障制度改革の始まり……………………金　成垣… *47*
　　　　　　──1980年代──

　　1　社会保障制度をめぐる1980年代の状況……………………………… *47*
　　2　1980年代における政策的文脈と改革展開………………………… *49*
　　3　考察──1980年代白書を総括する…………………………… *62*

第**5**章　少子高齢化対策の新展開……………………………金　成垣… *67*
　　　　　　──1990年代──

　　1　社会保障制度をめぐる1990年代の状況……………………………… *67*
　　2　1990年代における政策的文脈と改革展開………………………… *69*
　　3　考察──1990年代白書を総括する…………………………… *82*

◆ 三　従属人口問題対策の多様化と制度改革の継続 ◆

第**6**章　介護保険制度の実施と改革の継続……………森田慎二郎… *89*
　　　　　　──2000年代──

　　1　2000年代社会保障政策の概観……………………………… *89*
　　2　2000年代白書の中心的テーマ……………………………… *90*
　　3　考察──2000年代白書を総括する…………………………… *100*

第**7**章　社会保障と税の一体改革……………………森田慎二郎… *103*
　　　　　　──2010年代──

　　1　2010年代社会保障政策の概観……………………………… *103*
　　2　2010年代白書の中心的テーマ……………………………… *104*
　　3　考察──2010年代白書を総括する…………………………… *115*

第Ⅱ部　様々な社会問題のとらえ方

◆　一　社会保険制度にかかわる諸問題　◆

第1章　公的医療制度……………………………松本由美・尾玉剛士…*121*

1　厚生（労働）白書における医療………………………………*121*

2　医療による貧困対策──1950年代………………………………*122*

3　国民皆保険のもとでの格差縮小──1960年代……………………*124*

4　給付の拡充と高齢者の医療問題──1970年代……………………*127*

5　医療費抑制と医療保険制度体系の改革──1980年代……………*130*

6　高齢化に対応した医療・介護システムの構築と
　　医療保険の赤字対策──1990年代………………………………*132*

7　厳しい医療費抑制と高齢者医療制度改革──2000年代…………*134*

8　都道府県単位の医療保険・医療提供体制政策の強化
　　──2010年代………………………………………………………*137*

9　考察──白書は医療をどのように論じてきたか…………………*138*

第2章　公的年金制度………………………山本麻由美・長谷川(齋藤)有里…*143*

1　社会的扶養の仕組みとして………………………………………*143*

2　皆年金化による貧困対策…………………………………………*145*

3　給付の拡充から合理化へ…………………………………………*147*

4　経済社会と調和した持続可能な制度へ…………………………*152*

5　次の課題……………………………………………………………*157*

6　考察──到達点と論点……………………………………………*159*

目　次

◆　二　社会福祉制度にかかわる諸問題　◆

第3章　生活保護制度……………………………………朱　珉…*165*

1　貧困問題と生活保護制度…………………………………………*165*

2　生活保護制度の展開………………………………………………*166*

3　考察——生活保護制度における 2 つの流れと自立支援……………*180*

第4章　高齢者福祉……………………………角　能・張　継元…*185*
——介護サービスにおける官民の役割を中心に——

1　高齢者介護における公的部門の役割の変容………………………*185*

2　需要と必要との役割の配分——官・民の間での必要と需要
　の配分方法……………………………………………………………*186*

3　需要と必要，官民の役割の配分の動向…………………………*201*

4　考察——福祉の調整内容の変容…………………………………*204*

第5章　児童福祉政策………………………………………李　蓮花…*207*
——保育サービスを中心に——

1　社会保障としての児童福祉政策…………………………………*207*

2　少子化以前の保育政策……………………………………………*208*

3　少子化時代の保育政策……………………………………………*214*

4　考察——児童福祉から少子化対策へ………………………… *220*

第6章　障害者福祉の展開………………………………………米澤　旦…*225*

1　障害者福祉について………………………………………………*225*

2　1956（昭和31）年度白書における障害者の扱われ方……………*226*

3　1950〜60年代の障害者福祉………………………………………*228*

4　1970年代の障害者福祉のとらえ方………………………………*230*

5　1980年代の障害者福祉……………………………………………*232*

xi

6	1990年代の障害者福祉	234
7	2000年代以降の障害者福祉のとらえ方	238
8	考察——白書における障害者福祉政策の記述をどうみるか	240

◆ 三 その他の諸問題 ◆

第7章 社会手当の展開 ··················森 周子··· 247

1	社会手当とは	247
2	児童扶養手当	247
3	障害児・者関連の手当	250
4	児童手当	252
5	考察——白書は社会手当をどのように論じたか	260

第8章 住宅政策の展開 ··················佐藤和宏··· 267

1	「住宅政策」概念と総論	267
2	住宅政策の展開	268
3	考察——全世代的な住宅問題へ？	284

『厚生（労働）白書』一覧 ································ 288

索　引 ································ 293

目　次

──── コラム一覧 ────

コラム①　「社会的緊張」………………… 13

コラム②　年号表記………………………… 28

コラム③　福祉元年と『厚生白書』『経済白
書』………………………………… 43

コラム④　活力ある福祉社会…………… 44

コラム⑤　「人生50年」時代から「人生80年」
時代へ……………………………… 65

コラム⑥　少子化………………………… 86

コラム⑦　厚生労働省のシンボルマーク… 101

コラム⑧　白書にコラム記事が挿入された
のはいつからか…………………… 101

コラム⑨　健康寿命……………………… 116

コラム⑩　年金記録問題………………… 161

コラム⑪　国民年金の保険料納付率……… 161

コラム⑫　白書の出版社………………… 183

コラム⑬　縦書きか横書きか…………… 205

コラム⑭　待機児童の数え方…………… 224

コラム⑮　児童手当における現物給付につ
いて………………………………… 224

コラム⑯　厚生（労働）大臣…………… 243

xiii

第Ⅰ部

社会保障制度の形成と展開

一　社会保障制度の形成・展開と高齢化対策の開始

第1章
生産年齢人口の失業・貧困問題対策
—— 1950年代 ——

佐々木　貴雄

1　1950年代社会保障政策の概観

　1950年代の日本経済は，朝鮮戦争による特需を受けるとともに，1954年末からはいわゆる「神武景気」から始まる高度経済成長の時代を迎える。1955年には経済自立五か年計画が閣議決定され，経済の自立と完全雇用を目的に，重化学工業を中心とした経済成長を目指すことになる。

　政治的には，日本社会党の再統一に加えて，保守合同によって自由民主党が結党され，いわゆる「55年体制」が成立した。自由民主党の綱領には，「わが党は，公共の福祉を規範とし，個人の創意と企業の自由を基底とする経済の総合計画を策定実施し，民生の安定と福祉国家の完成を期する」と記された。

　また，人口変動としては終戦後の第一次ベビーブーム（1947～49年）が終わり，出生数が減少に向かっていった時期ではあるが，平均寿命の伸長もあいまって引き続き人口は増加していたことが白書のなかでも問題としてとらえられている。

　社会保障制度については，日本国憲法においていわゆる生存権が規定され，生活保護法，児童福祉法，身体障害者福祉法という福祉三法が成立した。社会保険については，1947年に失業保険制度，労働者災害補償保険制度がつくられるとともに，1948年の国民健康保険法改正，1954年の厚生年金保険法改正など，戦前から続く社会保険制度の立て直しも図られつつあった。また，1961年の国民皆保険・皆年金に向けて，1958年には新国民健康保険法，1959年には国民年

第Ⅰ部　社会保障制度の形成と展開

金法が制定された。

　このような時代のなかで，最初の厚生白書は，1956（昭和31）年10月5日に
発表された。経済の面では，先述のように高度経済成長が始まった時期であり，
同年の経済白書では，結語において「もはや戦後ではない」との言葉が使われ，
流行語になった。

　しかし，同年の厚生白書の第一章第一節は「果して『戦後』は終わったか」とい
う小見出しから始められ，厚生行政の担当分野である国民の生活状態としては，
いまだ「戦後」を脱していないことや，様々な格差があることが示されている。

　また，最初の厚生大臣による「厚生白書発表に当って」では，この白書の目
的について，「ゆりかごから墓場まで──という，国民生活のすべてにふれる
行政の実態を，ありのまま国民に報告することによって，国民の理解に資せん
と志したものである」と述べられている。続く「序」ではまず，社会保障制度
について「言ってみるなら『貧困と疾病の脅威からわれわれの生活と健康を守
ろうとする国民的努力の現われ』にほかならない」［序5］と定義され，厚生
行政の主たる部分はこの社会保障制度であると述べられている。

2　1950年代白書の中心的テーマ

（1）過剰人口と経済の二重構造

　最初の白書である，1956（昭和31）年度白書「国民の生活と健康はいかに守
られているか」の序章でまず取り上げられているのは，人口問題である。戦後
の引揚とベビーブームによる人口増加と人口構造の変動によって，「国民生活
のゆがみ」［1］がもたらされており，一時的なベビーブームはあったものの，
基本的には少産少死型への転換が「急速な完成をみた過程」［4］であるとし
ている。

　また，当時の人口は過剰であるとの認識から，「過剰人口の重圧が，国民生
活の急速な回復あるいは向上を妨げている」［6］とし，国民所得の回復・増
加が増加人口を養うことに振り向けられてしまっていることが指摘されている。

第 1 章　生産年齢人口の失業・貧困問題対策

さらに，収益性の高い産業部門の収容力が限られているため，この過剰人口が，収益性の低い産業部門に流れ，低所得階層として「沈殿して行く」［7］問題を指摘している。加えて，少産少死型への急激な転換が急速な老齢化をもたらしていること，女子人口の相対的過剰が結婚難，再婚難をもたらしていることを指摘している。

　これに対する国家の方策としては，「(1)経済政策，農業政策，あるいは労働政策などによって，低位の所得階層がより高い所得を得る機会が与えられるように援助すること，(2)社会保障制度による所得の再分配によって，低位の所得階層に対して所得の補給を行い，その所得水準・生活水準を引き上げること」，の二つが考えられるとし，戦後復興が軌道に乗るなかで「社会保障制度の本格的拡充という課題」［10］に取り組まなくてはならない時期が来たと主張している。

　「厚生省創立20周年記念号」と題された1958（昭和33）年度白書「国民生活と社会保障」ではまず，今後30年間は人口増加が続くという見通しを示したうえで「人口問題を中心として考えなければならないわが民族の将来性」［序 1］を指摘し，この人口増加の問題は経済政策だけでは解決できず，「新しい角度からとらえた社会的政策が，経済政策と並行して，両者の有機的関連性のもとに働く場合においてのみ，問題解決の可能性がある」［序 3］としている。

　また，戦後の死亡率の激減と平均寿命の伸長が，「生産年齢人口の急増と老齢人口の漸増」［序 4］をもたらしたが，その多くは低所得階層である中小零細企業の雇用者や，自営業主とその家族従業者といった就業形態をとらざるを得ず，その直接的誘因として，「わが国経済の二重構造」［序 9］があると指摘している。このような生産年齢人口の急増は社会的緊張をもたらし，雇用対策も必要だが，同時に「効率的な社会保障施策の実施が，新しい角度から展開されることを切望したい」［序10］と述べている。

　序の最後は20周年記念号らしく，1938年の厚生省創立からの20年について振り返っているが，戦争をはさむ時代のなかで，「社会的緊張の度合に応じて，厚生行政の領域における良心的努力だけは消滅していなかつた」［序35］と自

7

第Ⅰ部　社会保障制度の形成と展開

らを評価し，「いまやわが国は好むと好まざるとにかかわらず社会的施策——
その主要部分を占める厚生行政の新しい展開を必要とする時代に当面している
と考えなければならない」[序36]と，今後の厚生省の役割の大きさも自ら主
張している。

（2）貧困と低所得階層

　最初の1956（昭和31）年度白書でもう一つ大きく取り上げられたのが，貧困
問題である。戦後「国民の生活状態がどの程度の回復を示したか」という観点
から，農村については，回復はしたがそもそもの戦前の水準があまりにも低か
ったことを指摘し，一方で都市においては，戦前の水準に戻っていないことに
加えて，高級家具類の購入量が急速に増加しつつあるものの，生活の基礎であ
る住宅問題の解決が遅れており，「国民生活の上下のひらきが次第に拡大しつ
つある」[15]と指摘されている。このような状況から，生活困窮者と低所得
階層の問題が「われわれの取り組まなければならない最大の社会問題」[19]
であるとしている。

　これに対する制度として生活保護制度があるが，保護基準は低い水準にあり，
加えて保護を受けない低所得階層が多いことから，保護基準の引き上げは被保
護者の増大と経費の膨張をもたらすために，「非常な慎重さを必要とする」
[24]と説明されている。また，医療扶助の増加については，受診率の向上を
プラスにとらえており，入院においては，とくに結核と精神病が多いことを指
摘している。

　また，児童については出生率の低落のため，その存在が貴重なものになって
きたこと，さらに社会生活の変化から「必ずしも父母の手のみでは児童の健全
育成の責任が負いきれなくなった」[48]としている。一方で，現状は要保護
児童に対する施策が大半であるとともに，施設が少ないために必要な保護が行
えていない未措置児童数がなお多数であることが指摘されている。さらに施設
の不足，老朽化，予算不足という問題が，児童福祉施設や児童相談所など，
様々な箇所で指摘されている。

8

第 1 章 生産年齢人口の失業・貧困問題対策

　また，児童，母子，老齢者に続く「その他の恵まれない人々に対する援護措置」の対象者として，身体障害者に続いて「引揚者，未帰還者，戦争犠牲者」の問題が取り上げられ，さらに災害救助をはさんで「売春問題」が取り上げられている。売春行為に至った動機をみると7割以上が「生活苦」であることから，その対策として求められるのは低所得階層対策でなければならず，その点からも「社会保障の拡充が叫ばれる」[93] としている。

　最後にこのような「低所得階層が，国のあらゆる施策の盲点となっている現状」[214] を指摘し，皆年金の検討の必要性，皆保険への進捗が示されている。むすびとして，厚生行政の消長は，国民全体が社会的な形でどれほどの関心と努力を払っているかを示すバロメーターであり，「厚生行政は，政府，地方公共団体，関係者のたゆまざる努力と確固たる職業倫理はもとよりすべての国民の納得と，支持と，そして真剣な協力のもとにおいてのみ，順調に発展成長するもの」[217] とまとめている。

　続く1957（昭和32）年度白書「貧困と疾病の追放」は，「初篇の厚生白書に対する社会的反響に基いた当事者の反省と，第二篇厚生白書編さんの構想などについて」と題された「序にかえて」から始まり，初篇に対する様々な批評があったことや，「経済白書と対立することなど想像していなかった」[序5] ことなど，ある意味赤裸々に述べられている。

　加えて，「事実を明らかにするものこそ白書」[序8] であり，「編さん当局の感想や予想をできるだけ差し控えるように努力し」，「いわゆるお説教的態度は最も慎むべきところ」[序8] であるが，「現在，国民が背負っている最も大きく，かつ緊急の問題といえば，何といっても貧困との対決であると断定してよいのではあるまいか」[序10] と，当時の貧困問題の大きさを示すものとなっている。

　続く第一章は，「わが国は先進国か後進国か」という問いから，経済（国民所得），消費，文化，健康，栄養状態，失業など様々な面から国際比較を行っている。結論からいえば日本は「中進国」ということになるのだが，このうち失業については，失業者数を比較しつつも「わが国の失業問題はこのような顕

9

第Ⅰ部　社会保障制度の形成と展開

在失業の量を指標として観察すべきものではなく，いわゆる潜在失業の量を指標として取り上げなければならない」[17] とし，日本の季節的失業者，短時間就業者といった「相当な数の不完全就業者」[18] の存在を指摘している。

　また所得分布については，先進国では平均水準の上昇と均等化がみられ，後進国では不平等化がみられるところであるが，日本では，戦後の均等化の傾向がありつつも，近年の不均等化への懸念もあり，「社会的緊張の激化をも予測させるもの」[31] であって放置できないと述べている。

　貧困が及ぼす影響として，疾病や教育機会の問題に加えて，道徳的退化を指摘している。さらに，貧困の量的測定として「厚生行政基礎調査」をもとに，総人口の約12.4％という数字をあげているが [39]，判定基準が低いことも問題としてあげ，アメリカの貧困問題やその取り組みと比較しながら日本の「貧困対策の貧困さ」「貧困についての問題意識の低さ」，さらには「貧困追放の意欲の欠乏」[40] を指摘している。

　また，先述の不完全就業の存在が，最低賃金制度の成立をはばんでおり，「我が国貧困の主なる比重は，不完全就業の反映としての低所得と，就業能力喪失の反映としての低所得によって占められており，したがってその対策も，やはり最低賃金制を含む完全雇用と社会保障の達成以外にはありえないことが明らか」[41] であるとしている。

　次に，世界で最も社会保障制度の整備された国の一つとしてイギリスを取り上げ，その貧困率の減少や，完全雇用の効果，社会保障制度の成果を評価している。対する日本は医療保障も所得保障も適用率が低く，国民所得に占める社会保障費の割合も小さい。そのような状況のなかで，それまでに提出・発表された各種勧告類をもとに，疾病が貧困の最大原因の一つであるため医療保障の確立が第一であり，国民皆保険のすみやかな達成，次に「所得保障の本格的形式としての国民年金制度」[49] の確立という方向性が示されている。これまでは「経済復興の優先性」[50] や「財政上の制約への考慮」[50] があったが，貧困がもたらす破壊的な影響を考えれば，「社会保障は国民生活の安定策であるとともに，その合理化の施策」[52] であると主張してしめくくっている。

（3）社会保障制度への期待と福祉計画

1958（昭和33）年度白書では，総論第四節「社会保障への期待」において，「社会保障に関する世論調査」の結果を紹介している。それによれば医療保険や年金制度加入への支持が高いことが示されている。これらを踏まえ，社会保障は国民生活の安定や生活不安の除去を主目的とし，そのことが国民の生活基盤を確固たるものとし，貧困の救済や予防という効果をもっていると述べている。一方で，経済の二重構造がもたらす賃金格差の解消は当面は進捗しないと予想され，「高率の所得再分配を行うことの社会的な効果に大いに期待が寄せられる」[34] としている。また，社会保障の経済効果として，不況時の所得や投資の増大効果と自動的な景気調節機能，雇用合理化効果，消費生活の合理化などを指摘し，「予測される危険が回避できるかどうかは，主としてわれわれが社会問題に対してどれほどの連帯精神をもつて真摯な努力を試みるかということにかかつている」[37] と結んでいる。

続く1959（昭和34）年度白書「福祉計画と人間の福祉のための投資」は，「所得倍増計画」の立案など長期計画の「非常な流行」[3] がわが国だけではなく，欧米諸国においてもあると指摘し，その理由として資本主義国家において数度の深刻な景気変動を経るなかで，経済活動に対する国家の役割が大きくなってきたことをあげている。とくに日本では，「特有の人口問題をかかえており，この雇用対策についての確固たる見通しがなければ，経済の伸長は，とうてい期せられない」[5] と，具体的には触れないながらも，白書でこれまで繰り返し指摘されてきた，生産年齢人口過剰の問題に言及している。

また，経済計画だけではなく，それと調和のとれた福祉計画が必要であり，さらに天然の資源に恵まれない日本では，経済計画のなかでも人口の資質を高めるための「人間投資」が必要であると指摘し，「経済計画の歩みとともに進む厚生行政の長期計画が必要」[14] と主張している。

ついで，国民生活の現状について，所得や消費のデータをもとに，企業規模別の格差，農工格差，地域格差など様々な格差が指摘され，さらに失業者や働く能力を失っている老齢者や身体障害者などもいることから，雇用対策に加え

第Ⅰ部　社会保障制度の形成と展開

て社会福祉や失業保険等の施策を推し進める必要があるとしている。

　また，福祉の向上は個人消費生活の上昇と公共サービス面の整備によって達成されるとし，公共サービスのなかでも道路，港湾などについては投資額がめざましく伸びているが，水道・清掃施設といった生活の基盤となる施設の整備は「はなはだしく立ち遅れている」[23] と問題提起し，厚生省が1958年度から10か年計画によって整備にのり出しているのはこのような事情によるものだと説明している。

　生活の環境については，生産年齢人口増加の問題に加えて，都市への人口集中，そして都市におけるし尿問題が大きく取り扱われている。また，交通事故死や自殺の増加が著しく，とくに，国際比較をすると若年層の自殺率の高さが目立つこと，20歳未満でも最も多い原因は「厭世により」であることから，「青少年層が夢を描くことのできるような社会環境の造成につとめる必要」[53] を指摘している。

　むすびでは，福祉計画が「人間投資によつて生活の繁栄をもたらすと同時に，より高い生活の繁栄へ」[59] とつながるとしながらも，その具体的な策定にあたっては「国民の最低生活水準はこれをいかに定めるべきか，さらには，医療保険，年金保険の給付内容はいかにすべきか，将来の疾病構造はいかに変化するか，公衆衛生諸施策はこれによりいかに変転していくべきであるか，生活環境施設はいかなるテンポをもって充実すべきであるか」[59] など検討，解決すべき点が多いことも同時に指摘して終わっている。

3　考察——1950年代白書を総括する

　厚生省として新たな白書の作成ということもあり，最初の数年は「序」における説明や，構成の変化など，試行錯誤の跡がみてとれよう。また，1956年の経済白書に対する厚生白書の「果して『戦後』は終わったか」という言葉が，翌年，翌々年の厚生白書でも取り上げられており，そのインパクトと反響の大きさがうかがえる。

第 1 章　生産年齢人口の失業・貧困問題対策

　内容については，まず生産年齢人口の過剰問題が多く取り上げられている。
そしてこれが，経済の二重構造問題と合わさって，潜在的失業や不完全失業者，
不完全就業と呼ばれる問題へとつながっており，貧困や低所得階層の問題をも
たらしていると指摘されている。このような問題の解決には経済政策等による
雇用の提供だけでは不十分であり，社会保障制度を含めた「社会的政策」が必
要であると繰り返し強調している。

　また，終戦直後から引き続く貧困問題についての言及もその後の白書と比較
すると非常に多く，その方法としても，「厚生行政基礎調査」による量的測定
や，アメリカの貧困対策との比較など，貧困問題への取り組みの意欲を強くに
じませるものとなっている。

　社会保障制度全体としても，国民皆保険・皆年金への動きがすすむなかで，
社会保障制度構築への意欲が非常に強くみられるものとなっている。さらに，
社会保障制度の経済効果も示されている一方で，人口の都市集中にともなう生
活環境の問題が早くも取り上げられている。

　■コラム①　「社会的緊張」

　1958（昭和33）年度白書は，生産年齢人口の過剰を背景とする当時の二重構造問
題あるいは失業・貧困問題についてこれを早期に解決しなければ，「社会的緊張の
先鋭化をもたらす」（同上）と危機感を募らせていた。失業・貧困問題は資本主義
社会の難点を示すものとして当該問題を片づけないと当時盛んだった労働運動や社
会主義運動をさらに勢いづかせ，資本主義を守ろうとする勢力との間で緊張関係を
呼び起こすとされたわけである。当時の生産年齢人口の失業・貧困問題はかくも深
刻だったのである。

　もっとも，白書でこの言葉が使われたのは時期的に限られる。第 2 冊目に当たる
1957（昭和32）年度版から1962（昭和37）年度版までのことである。1957年度版と
1958年度版で多用され，1959，1960，1962年度版になると使用頻度が 1 回あるいは
2 回程度に減少した。ところが高度経済成長が続き，雇用労働者の増大した1960年
代初頭以降この用語は使われなくなり，1970年代には一億総中流化が言われるよう
になる。

第2章

制度の総合調整，国際社会へのキャッチアップ

——1960年代——

佐々木　貴雄

1　1960年代社会保障政策の概観

　高度経済成長を続けてきた日本経済であったが，さらなる経済成長を目指して1960年には池田内閣において国民所得倍増計画が閣議決定され，1964年には戦後復興，経済発展の象徴とも言える東海道新幹線の開業，東京オリンピックの開催があった。生産年齢人口の過剰問題が指摘されていた1950年代とは一転して，1960年代には完全失業率が1％台にまで低下し，とくに若年層の労働力不足が問題となる。

　人口面では，出生数は低下しながらも，平均寿命の伸長もあって，人口全体としては着実に増加を続ける。1966年はいわゆる「ひのえうま」の年であり，一時的に出生率が落ち込んだが，翌年には回復している。

　社会保険では，1961年に国民皆保険・皆年金の達成を果たしたが，1962年には社会保障制度審議会から「社会保障制度の総合調整に関する基本方策についての答申および社会保障制度の推進に関する勧告」が出され，とくに分立している社会保険制度間の不均衡が問題とされる。また，日本の社会保障制度に欠けていた児童手当の実現に向けての議論が本格的に始まる。社会福祉では，1960年には精神薄弱者福祉法（現：知的障害者福祉法），1963年には老人福祉法，1964年に母子福祉法（現：母子及び父子並びに寡婦福祉法）が制定されることによって，「福祉六法」体制がつくられる。

　白書の形式については，1962（昭和37）年度白書から，巻頭が「厚生白書の

第Ⅰ部　社会保障制度の形成と展開

発表に際して」から「昭和〇〇年度厚生行政年次報告書の発表に際して」となるとともに，横組みに変更された。編者も1962年度までは「厚生省大臣官房企画室編」であったが，1963年度の白書からは，「厚生省編」となっている。

　本章で1960年代の白書として取り上げるのは9冊であるが，これは1968年から白書が「年度版」から「年版」へと変更になったことによる。このため，厚生白書の年号としては「1967（昭和42）」がないことになるが，厚生行政年次報告書としては「1968年白書」が前年度に続く「1967年度」の報告書であり，その発表も前年度のほぼ1年後となっている。

2　1960年代白書の中心的テーマ

（1）福祉国家と国民皆保険・皆年金後の課題

　1960（昭和35）年度白書は，「福祉国家への途」がテーマとなった。総論では，欧米諸国が第二次世界大戦終了後，急速に福祉国家の建設に乗り出していること，わが国でも福祉国家建設を「政治の最高目標」［3］として施策を進めることを念願にしていることが述べられている。また，福祉国家の理想とする社会状態として，(1)労働力人口をすべて吸収できる経済規模と最低賃金を保障するに足る高水準の生産，(2)社会保障充実のための社会連帯の思想，生存権尊重の理念，(3)公共サービスを充実し，必要な公共施設を整備するための社会的な共同責任の思想と計画的な合理精神の発展をあげている。

　また，1950年代の白書でも議論されていたような社会保障政策と経済成長政策の優先度を見出すことは「しょせん困難」［10］であり，この2つが福祉国家が貧困を追放する政策の二大支柱である以上，相互にバランスをとらなくてはならないと主張している。それゆえ，「減税，社会保障，公共投資」の3つの施策の優先順位を問うなかで，白書としては，「社会保障の最優先性を主張したい」［11］という認識が示されている。

　経済状態については，「なべ底景気」を脱し，高い経済成長率のなかで雇用や賃金の増加がみられるが，労働力として求められるのは若年層が中心で，中

第**2**章　制度の総合調整，国際社会へのキャッチアップ

高年の需給バランスは「著しく不均衡」となっている。これは大企業の特徴である「生涯雇用」や「年功序列型賃金」といった「封鎖的な雇用制度」[23]によるところが大きいとしている。また，国民生活においても「明暗二相」[49]の姿が見出され，これは「経済の二重構造に根ざしているといつても過言ではない」[50]としている。

　厚生行政の各制度の今後の課題にも触れており，まず公的扶助に関しては，零細企業従業者など働いてはいるが収入のきわめて少ない人々の収入を生活保護制度が補てんしており，不完全就業者層が完全に解消することは近い将来には「到底のぞみがたいこと」[55]としている。また，年金についても，国民皆年金体制の整備において厚生年金とは別に国民年金を創設しなければならず，厚生年金と共済組合の統合ができないのも「わが国経済社会の二重的性格に由来することが大きい」[59]とし，統合も急には望めないことから，年金の通算措置の必要性や，年金額の格差といった問題にもつながっていると指摘している。

　また，1960年の所得倍増計画についても触れ，計画における1970年度の振替所得の規模を基礎に推計した社会保障費について，「計画期間の10年を経過しても，西欧諸国の社会保障の水準にわが国のそれを引き上げることは，至難のわざではなかろうか」と述べ，「日本を名実ともに福祉国家とするためには，わが国の社会保障は，いまだなすべきことがあまりにも多いのである」[92]とまとめられている。

　続く1961（昭和36）年度白書「変動する社会と厚生行政」は，1961年7月に試案として発表された「厚生行政長期計画基本構想」と関連させた記述となっている。「はしがき」では，経済の成長を阻害する，怠け者を養成するといった社会保障制度に対する批判に反論したうえで，「わが国経済は，先進諸国に比するとなお低い段階にあり，福祉国家建設へようやく第一歩を印したといつてよい」[はしがき10]と，前年度の白書と同様に，日本は福祉国家への途を歩んでいるとの認識が示されている。

　また，社会保障制度については，各国の発展状況を踏まえ，先進国における

第Ⅰ部　社会保障制度の形成と展開

基本的動向は給付水準の引き上げだとまとめている。そこで日本も「今後国民所得のうちに占める社会保障給付費の割合を漸次引き上げることは是非とも必要」[134] であるとし，基本構想でも10年後における社会保障の水準を，経済とともに西欧の先進国並みに引き上げようとしていることが紹介されている。

　また，1960年代の白書には，児童手当創設に向けての記述も毎年のようにあるが，とりわけ1964（昭和39）年度白書「社会開発の推進」では，3ページの分量にすぎないが，「児童手当制度創設の現在的意義はなにか」と題する章が，独立して設けられている。ここではまず，児童の年齢が高くなるにつれて養育費が高くなっていくこと，とくに所得に年功的要素が小さい中小企業の従事者や農民などに「早急に児童手当を支給しなければならないことがわかる」[289] としている。また，大企業についても国民所得倍増計画で，年功賃金制度を是正し，児童手当制度の確立を検討する必要があるとしていることを紹介している。最後に，児童手当制度は「年金，医療，労災給付，失業給付各制度と相並ぶ社会保障制度の大支柱であり，わが国では残されたただ一つの社会保障の柱である」[291] と，制度実現への期待が盛り込まれている。

　1966（昭和41）年度白書「生活に密着した行政」では，大臣による「発表に際して」にて，「わが国は，日本国憲法にうたわれている『健康で文化的な生活』がすべての国民について実現されることを目標として，高度福祉国家への道を歩一歩と進みつつあります」と，「高度福祉国家」の実現が目標として示されている。

　続く総説でも「現代福祉国家は，人間の『健康で文化的な生活』が，現実の世界においては，各種の障害によつて侵害されており，または侵害のおそれをもつていることを認識しつつ，『健康で文化的な生活を営む権利』を保障するためには，行政の力によつてそれらの障害を除去し，発生を防止し，さらには，より健康でより文化的な生活を実現することが，必要であり，かつ効果的であるという考え方にたつて，そのための行政を整備することを自らの任務としている」[1] としながらも，「ことさら現代のわが国社会の特徴は，それが動的発展的な社会であることにあり，社会環境の面においても生活の面においても，

18

いわば，めまぐるしいまでの急速な変化を遂げつつある」［1］とし，白書で繰り返し取り上げられている急速な社会の変動について述べられている。

1968（昭和43）年白書「広がる障害とその克服」では，同年度の予算編成における財政硬直化論議に関連して，経済成長と社会保障の関係について検討されている。「厚生行政は，経済の側面からみれば，その成長をささえる最も基本的な分野を担当している」［15］とし，社会保障については，それが「怠け者の天国」をもたらすという議論があるが，それは「社会保障制度の仕組みを正しく理解しない俗論にすぎない」［15］とし，諸外国を例にあげながら「高い社会保障給付が経済成長を鈍化させるという関係は，見出すことができない」［18］とも述べている。加えて，「社会保障を中心とする厚生行政の当然増経費の多くは，まさにその施策が特に重要であるからこそ義務的な支出とされているとみるべきであろう」［20］とし，さらに「全体として厚生行政の予算の財政に占める割合はしだいに高まらざるを得ないし，また高めていかなければならないのである」［21］と，財政硬直化論議に対する反論が展開されている。

一方で，翌年の1969（昭和44）年白書「繁栄への基礎条件」では，社会保障給付費総額の国民所得に対して占める割合が非常に低い理由として，(1)老齢化がそれほど進んでいないこと，(2)被扶養者が私的扶養に依存する度合いが強く，企業の福利制度がかなりの負担を行っていること，(3)年金制度の未成熟，(4)経済成長率が非常に高いことをあげている。ここから「わが国の社会保障は，国民所得との対比でみた給付率が国際比較上西欧諸国の1/2ないし1/3であるという見かけほどには実質的水準が低くないことが理解できよう」［43］とはしながらも，「社会保障給付の水準を西欧諸国並みに引き上げていくことは，われわれの一つの目標」［43］であるとし，その一つの柱が年金制度による所得保障の充実であり，「被保険者の負担能力を考慮しながら，着実に推進すべき」［44］と，保険料拠出の増額によって給付を充実させる方向性が示されている。

第Ⅰ部　社会保障制度の形成と展開

（2）人口移動と人口構造の変化

　1961（昭和36）年度白書では，人口，就業，健康面での社会の変動が示されている。人口動態は多産多死型から少産少死型へと変動し，地域間の人口移動としてはとくに若年男子の大都市，大都市圏への流入超過がみられ，その行き先の多くは非一次産業であることが指摘されている。また，このような人口移動の背景として，都道府県間の所得格差，非一次産業の雇用需要の高さが指摘されている。

　若年の人口流出が著しい農村においては，農業労働力が老齢化，婦人化していることが指摘されている。また，農村の衛生状態，栄養状態にも依然として課題があり，そのような農村社会に対する厚生行政の方向として，第一に国民年金制度の充実，とくに年金額の充実があげられている。また，財政を賦課式で運営すべきという議論については，「農村社会における人口構成の変動からみると，このような意見はきわめて危険である」[67]と断じている。

　一方，都市圏では人口の大都市への集中とドーナツ型分布がみられるとともに，都市インフラが人口増加に対応できておらず，給水事情の悪化，し尿，ごみの問題が大きくなっているとして，公害の問題が取り上げられている。加えて，スラムについても「人口の都市集中は，スラムを生み出す傾向を持っている」[83]として，やや一般論的に取り上げられている。さらに，中小企業労働者の問題を取り上げ，経済の成長によって求人難となっていること，大企業労働者とは賃金面，福利厚生面での格差があることを指摘し，中小企業労働者福祉対策の第一として，5人未満事業所に対する健康保険と厚生年金保険の適用問題が取り上げられている。

　1962（昭和37）年度白書は「人口革命」と題し，現在が「人口革命ともいうべき一大変革期すなわち人口の年齢構造と就業構造の激変期」[1]であり，多産多死型から少産少死型への変動の結果，様々な社会的問題が予測されるとしている。とくに労働力については，「人口の年齢構造の変化に伴う問題」として，若年労働力の不足，老齢人口の増大，中高年齢者問題の重大化，そして人口資質の向上の要請の4つが取り上げられ，「体力，知力および精神力のす

第2章 制度の総合調整，国際社会へのキャッチアップ

べてにおいてバランスのとれた優秀な人間を育成することにより将来の労働人口不足に対処することが肝要」[4] と述べられている。この「人口資質」については，第1章で詳しく取り上げられており，妊産婦や乳幼児の健康，非行と事故の防止および健全育成，障害者のリハビリテーション，精神衛生という順で現状や問題点，対策が述べられている。

1966（昭和41）年度白書でも，出生率の低下傾向や出生抑制の原因についてふれられ，現在の出生率では「人口基調はいわゆる縮小再生産となり，将来人口が減り出す可能性がある」[7] という人口減少への懸念が，現在の出生率が続けば「それは明らかに異常現象」[7] という表現とともに述べられるようになった。そのため，「かかる事情のもとにおいて生まれた人間を大切に育てその資質を向上していくことについての要請は，ますます強いものとなつている」[7‐8] とし，母性の健康の確保，衛生教育，健康管理が必要としている。関連して，重症心身障害児の施設に年間一人50万円以上がかかっていることにふれ，「母子保健対策を強化することによって事前にかなりの程度まで防止することができるとすれば，その費用は何分の一，何十分の一ですむのである」[11] との認識が示されている。

1969（昭和44）年白書では，高齢者問題の背景として，急速な人口の老齢化，核家族化の進行，「最近の寿命延長にふさわしくない」[23] 55歳中心の定年制や，「後進に道を譲る」美徳といった高齢者と雇用市場の関連，高齢者が物心両面でうとんぜられる風潮が指摘されており，「『公園のベンチに腰をかけて終日鳩とたわむれる老人』の像は，必ずしも理想像とは思われない」「なんらかの意味で社会の一員として生きたいというのがすべての高齢者の願いであろう」[25] という高齢者の社会参加の問題が示されている。一方で，高齢者の生活を支える年金については，国が最も重点を置くべき点として「健康で文化的な生活の基盤とするに足りるだけの年金の確保」[25] という表現で最低生活保障機能との関連が示されたうえで，「今までの年金諸制度は，その成立の経緯等から，その性格が様々であり，高齢者の生活保障として純化されていない面」[25] があると指摘している。

第Ⅰ部　社会保障制度の形成と展開

（3）経済発展による「ひずみ」の解消

　1963（昭和38）年度白書「健康と福祉」では，「各種の経済指標が戦前のそれ
をしのぐにいたつた昭和30年頃を境として，公害問題は著しく市民生活を圧迫
するようになつてきた」[13] との認識が示されている。政府の取り組みとし
ては1958年に成立した水質二法，1962年に成立した，いわゆるばい煙規制法と
地盤沈下二法について述べられ，具体的な被害としても1962年末から1963年初
めにかけて東京，大阪で発生した「スモツグ」や，隅田川，寝屋川の悪臭など
の水質汚濁の問題が指摘されている。ちなみに「公害」という言葉は，1956
（昭和31）年度版の最初の白書から使用されている。

　続く1964（昭和39）年度白書でも，戦後の著しい経済の発展，国民の生活水
準の高度化の一方で，公害や住宅難，水不足といつた生活環境施設の立ち遅れ，
交通難など「国民生活のひずみ」[1] が生じていると指摘している。また，
その際に留意すべきは，国民の生活水準の向上にともなう「社会的ニードの多
様性」[1] であり，さらに「社会が提供する施設を共同で消費するという社
会消費の面がしだいに重要性を増し」[2] ている点である。そのなかで国や
地方公共団体の役割はますます大きくなるとともに，必然的に社会支出をとも
なうため，財源も必要となる。それゆえ，「社会開発は，国民の連帯思想にさ
さえられてはじめて順調に進められるもの」[2] という認識を示している。

　また，若年労働力不足のなかで幼少人口の健全な育成や資質の向上が求めら
れること，保健衛生活動の展開は労働の生産性の保持向上という観点からも必
要であること，所得保障制度による移転的支出は経済に対する刺激や，景気の
自動調整機能としても働くことを指摘し，社会開発と経済開発は「均衡をとつ
て進められることが必要となつてくる」[4] と主張している。現時点では社
会開発は相当の遅れをみせているが，「わが国が名実ともに福祉国家として完
成していくために，この際，経済開発と並んで社会開発を強力に推し進めるこ
とが必要」[4] と結んでいる。

　1965（昭和40）年度白書「40年代の道標」では，この10年の厚生行政の成果
として，死亡率の低下，とくに乳児死亡率や妊産婦死亡率の低下が著しいこと，

第2章　制度の総合調整，国際社会へのキャッチアップ

平均寿命もかなりの上昇がみられることが指摘されている。また，栄養摂取量も改善の方向に向かい，体位（身長・体重）の向上などもあげられている。医療保障制度では国民皆保険の達成が最も大きい柱であったが，一方で保険財政や総医療費の増加が問題となっていることも指摘している。生活環境については，1963年を初年度とする生活環境施設整備五か年計画が進められており，水道の普及率も増加している。公害対策についても，「30年代において，とみにその重要性が高まってきた施策の最も大きなもの」[14] であり，各種法制定がなされてきたことが説明されている。

1966（昭和41）年度白書でも，「わが国では，経済発展に比較して，とかく社会開発の遅れがみられた」[2] とし，その背景として，全体としての国民生活の向上が個人の生活向上をもたらすという意識が弱く，生活の問題は個人や家庭の問題と考える傾向があったとし，福祉国家は行政が国民生活の向上を図っていこうとするものであり，社会開発の推進が必要という認識が述べられている。具体的には，「保健福祉の面でのわが国における生活環境の整備が，経済の発展に対して立遅れを示してきた」[48] とし，具体的には，「自家用車と汲取り便所」[49] といった生活内容のアンバランスを指摘している。とくに，人口集中地域における，⑴環境衛生施設（上下水道，ごみ）の立遅れ，⑵公害の発生，⑶地縁が弱くなったことによる社会福祉・児童福祉に関する不利な生活環境や周辺部への住宅地域の無秩序な拡大（スプロール現象）問題があるが，一方で，都市と農村の生活意識の同質化によって農村の生活環境の近代化・合理化の要求もあるとしている。

1968（昭和43）年白書では「経済成長，社会変動の早いテンポに対して，これらの諸問題を解決するための対策が遅れがち」[1] との従来の認識が繰り返されている。さらに「望ましい国民生活」とは，より高い欲望の充足に向かって絶えず前進しつつ，国民生活を構成する諸要素の間に適当なバランスが保たれており，「最少限，障害を克服」[3] していることが要件だとしている。そして，経済の高度成長が個人所得の増加，個人消費の上昇をもたらした一方で，「私的消費水準の上昇に対比して，生活環境の整備は遅れておりその未整

第Ⅰ部　社会保障制度の形成と展開

備を生活の障害と感ずる程度，あるいはその機会はおそらく増大しているものと思われる」［7］との課題を示している。

　そして前述の国民生活の「障害」を3つのグループに分類し，(1)疾病，障害，老齢，失業，貧困，栄養不足，乳児死亡，基礎的な生活環境の不備といったすでに早い時代から社会的な施策の対象となってきた障害については，一部を除いて，全般的には減少の方向。ただ，無視することのできない量がある。(2)人口の老齢化，医療保険の普及等で顕在化した疾病，相対的な貧困，農村の都市的生活環境の不備は，従来から潜在的な問題であったが，経済成長等で顕在化した。(3)水俣病，薬品による事故，農薬による健康障害，大気汚染，騒音，交通事故などの時代の変化で新しく発生し，大量化する傾向の生活障害が現れており，「結論的にこれをいうのであれば，おそらく生活の障害の動向はその内容こそ異なるとはいえ，この20年に全体として大きく減少することを期待するほど楽観できないばかりでなく，われわれのこれに対する戦いのいかんによっては著しく増大する危険をはらんでいるということではないか」［14］との警鐘を鳴らしている。

　1969（昭和44）年白書では，前年に国民総生産が自由世界第2位となり，消費水準の高度化がみられながらも，「国民の大多数にとつて，それほど豊かになったという実感が現実の生活の中から湧いてこないのはなぜであろうか」［1］という問いかけから始まり，「経済発展は，それ自体に価値があるのではなく，それによって国民の福祉を向上し，人をして人たるに値する充実した生活をおくらせることに役立って，はじめて価値あるものとなるのである」［4］と述べるとともに，そのためには，「社会的アンバランスを解消する必要があ（る）」［4］との主張が，これまでの白書に引き続いて繰り返されるものとなっている。また，当時の日本は高度成長によってかなりの経済の実力を持ち，かつ働き盛りの人が多い人口構成となっており，社会資本の整備を図る好条件下にあるとしている。

（4）児童をとりまく環境と核家族化

1966（昭和41）年度白書では，児童の福祉が，社会の発展の担い手というよりは児童自身のためのものとして追求されるべき，という主張が一般化されたのは戦後のことであると述べている。一方で今日の社会変動が児童の健全育成にとって好ましくない環境をもたらし，さらに悪化させているとし，(1)婦人労働の進出，世帯規模の縮小による不十分な家庭保育，(2)「交通地獄」の発生，遊び場の不足による児童事故の頻発，不良出版物，俗悪な映画，不健全な遊び場による児童の非行化が問題とされている。

また，「青壮年そのものに関しては，厚生行政は，児童，老齢者のようには一般的な社会的援護の対象とすることはしないが，こと健康の問題に関しては，青壮年もきわめて多くの問題を厚生行政になげかけている」[16]とし，若年層のとくに男性に，自動車事故を中心とする不慮の事故死亡が多いこと，中年層の成人病の問題，「がんノイローゼ」，ストレスの増大，人間性の抑圧による精神衛生の問題などが取り上げられている。

また家庭の機能について取り上げられており，「家庭の本来的機能は，家族相互間の愛情，家族の生産活動による稼得，家事労働等による利益を共同のものとしてわかち合い，衣食住その他にわたる共同の消費生活を行ない，次代を養育していくことにあり，また，地域社会，国家社会の一構成単位としての義務を果たしていくことにある」[27]とし，核家族化の進展のなかで「厚生行政は，家庭が，変動の中にあつてもその本来の機能を失なうことのないよう，また，その本来的機能の安易な社会化を避け，それとの調和を図りつつ，社会的サービスの体制や地域社会の整備を図る必要」[31]と，「安易な社会化」という表現が特徴的である。

加えて，核家族化の傾向が顕著となったのは1960年以降であって経済の近代化の進行とはズレがあると指摘し，「老齢者の世帯が核家族型態をもつて営まれるという状態が，いまだ普遍的なものとなっていなかったということ」[33]が年金制度の発足を遅らせた一つの原因としてあげられている。

また，創設への議論が行われている児童手当制度については，「児童を家庭

で養育することは，家庭の本来的な機能であり，そのような機能をもつ家庭自体が積極的に保護されなければならないという考え方にたつ制度」[39-40] であるとしたが，出生率の低下は，「児童の扶養と家計の限度という問題が，すでにかなり一般的な事実となっていることを暗示するもの」[40] ではないかと認めている。

1969（昭和44）年白書でも，人口の純再生産率が1を割り続け，将来の総人口減少の可能性を指摘している。その環境的背景として，核家族化とその原因の一つとして劣悪な住宅事情があること，母親が児童養育の中心的役割となる一方で児童への過重な負担や過保護があること，都市化がすすむなかで生活環境の不備，社会に対する無関心さ，連帯意識の欠如，交通事故の増加，および養育費負担の増大が理想の子どもの数と実際の子どもの数の差をもたらしていることなどがあげられている。

3　考察——1960年代白書を総括する

1960年代の副題は短く，内容も総花的で年次ごとの具体的なテーマがみえにくいのが特徴といえるのかもしれない。1960年代最後の1969（昭和44）年白書になって，総論が再び設けられるようになり，それ以降は総論で副題のテーマが取り上げられ，各論で厚生行政の各分野についてまとめられるという，その後の厚生白書の構成が固まってくる。

1950年代の白書と比較すると，高度経済成長が続くなかで，白書においても貧困という言葉が使われる頻度が少なくなったことが指摘できる。一方で，農村や中小企業，不完全就業など1960年度の白書が言う「明暗二相」の問題は引き続き指摘され，「二重構造」が分立型の国民皆保険・皆年金をもたらしていることも指摘されている。

1961年に国民皆保険・皆年金が達成され，日本の社会保障制度が成立したわけであるが，1960年代の白書では，福祉国家への途はまだ遠く，社会保障制度に関しては，「福祉国家建設」を目標とし，国際比較も行いながら日本の水準

第2章　制度の総合調整，国際社会へのキャッチアップ

の低さが指摘された。財政硬直化などの問題はありながらも，基本的には福祉国家に向けて，西欧諸国へのキャッチアップを目指していた時期ととらえることができよう。

　また，経済成長によって過剰人口問題も小さくなり，むしろ（とくに若年者の）労働力不足という問題が現れるようになる。農村から都市への人口移動に加えて，出生数が減少傾向にあるなかで，労働力不足への対応として，人口の「資質」の向上に関心が寄せられるとともに，人口減少への懸念も述べられるようになる。

　また，経済発展と比較した社会開発の遅れが指摘され，高度成長がもたらした公害や交通事故の増加といった，新しい社会問題についても取り上げられはじめる。高度経済成長は国民所得を引き上げ，生活水準が高度化して豊かな社会をつくり出したようにみえるが，低所得階層の問題が残っていることに加えて，社会開発の遅れという問題をもたらし，これがとくに人口の集中が著しい都市部，とりわけ生活環境の整備面で顕著であることが繰り返し指摘されている。公害の問題については，1967年に公害対策基本法が制定され，1969年からは公害白書（現：環境白書）が発行されるようになった。環境庁（現：環境省）が発足したのは1971（昭和46）年のことである。

　ちなみに，1965（昭和40）年度白書が，10冊目の白書になるのだが，5冊目までの白書と比較すると，6冊目以降の白書（60年代前半）については批判が多かったようである。たとえば加藤（1966：26）は白書10年のあゆみを振り返り，そのなかで1961（昭和36）年度以降の白書について「もはや三五年度までに見せた迫力も意欲もなくなった」と批判している。それでもやはり，福祉国家の建設，「社会的アンバランス」を背景とした社会開発の必要性など，その主張には高度経済成長がもたらした，ないしは高度経済成長でも解決できていない社会問題に対する問題意識は読み取ることができよう。

参考文献

加藤桂二（1966）「社会保障はどうなるか――「厚生白書」10年のあゆみから」『旬刊

第Ⅰ部　社会保障制度の形成と展開

　　『賃金と社会保障』398，22-34頁。

■コラム②　年号表記

　厚生白書は年号を当初から昭和の和暦で表記していた。昭和のばあい，たとえば
昭和の30年代の高度経済成長，40年代の高度経済成長というように，日本経済の実
態が和暦の区切りにうまく対応しつつ動いていた感じもあり，学術書でも和暦表記
が多かった。ところが，元号が平成に代わってから，和暦と西暦の換算がややこし
くなったことやグローバル化という実態的な変化とも重なって，西暦の表記が多く
なってきた。

　白書では，平成に入ってからもしばらくは和暦のみの表記が続いたものの，1995
（平成7）年白書において「和暦（西暦）年」の表記が登場した。しかし，この版
では和暦のみの表記もあり，年号表記はまだ必ずしも統一されてはいなかった。と
ころが1996（平成8）年白書になると，「1996（平成8）年」というように，むし
ろ西暦年をまず表記し，括弧のなかに和暦年を表記する方法に統一され，現在に至
っている。

第3章
従属人口としての高齢者問題対策への転換
——1970年代——

佐々木　貴雄

1　1970年代社会保障政策を概観する

　1955年から続いた高度経済成長も，1973年には第一次オイルショックが発生して終了し，翌年の1974年は戦後初のマイナス成長の年となった。また，急激な物価上昇が起こり，1973年からの3年間は物価上昇率が10％を超えるなど，「狂乱物価」という言葉も生まれた。その後は，低成長の時代を迎えることになる。

　一方で1970年には高齢化率が7％に達し，「高齢化社会」となった。また，第一次ベビーブームで生まれた人口が出産適齢期を迎え，第二次ベビーブーム（1971～74年）をもたらした。合計特殊出生率は，その後2005年まで長期の減少傾向を辿ることになる。

　社会保障制度においては，とくに高齢者に対する給付の充実が図られた。1973年には老人医療費支給制度（いわゆる老人医療費の無料化）の実施や，健康保険の家族給付率の引き上げ，高額療養費制度の創設，年金の給付水準引き上げ（「五万円年金」）など各制度において給付充実が図られ，「福祉元年」とも呼ばれたところである。さらに，厚生年金については1976年の改正で「九万円年金」が実現している。また，「福祉元年」より前1971年には，1960年代の白書でもしきりに取り上げられた児童手当法が成立し，1972年から実施されている。1974年には，失業保険に失業予防や能力開発等を行う雇用保険三事業が追加されるなどの改正が行われ，雇用保険となった。

第Ⅰ部　社会保障制度の形成と展開

2　1970年代白書の中心的テーマ

（1）高齢化への対応

　1970（昭和45）年白書は，「老齢者問題をとらえつつ」と題し，老齢者問題を
その中心に据えた。これについて「はじめに」では，「この年次報告書の総論
においては本年度の新しい試みとして，厚生行政全般についてその動向をまと
めてきた従来の厚生行政年次報告書とは視点をかえ，今日の国民的課題の一つ
である老齢者問題を取り上げ，この問題について深く掘り下げて検討を行なう
こととした」[2]と説明している。そして「老齢者問題」を取り上げる理由
として，「欧米諸国が一世紀以上の歳月をかけて到達した高齢化社会を，わが
国の場合はその半分にも満たない期間で実現しようとしている。この急速な変
化は，その実現の過程においてさまざまな衝撃をわが国社会に与えずにはおか
ないであろう」[2]と，これまでの白書でも指摘されてきた日本社会の変動
の急激性をあげている。具体的には，老齢化のスピードが速く，それにともな
って老齢者（高齢者）だけからなる世帯が増加しており，「この結果として，わ
が国の老齢階層が福祉サービスに依存する度合いは今後高まることが予想され
る」[6]こと，そして引退後の期間が長期化することから「定年制の延長は，
この意味で必至といつて」[8]よいとしている。
　一方で平均寿命の伸長は，主に乳幼児・青少年階層の保健衛生水準の向上に
よるものであり，「65歳に達した人の平均余命はわずかに上向きかげんの横ば
い」[15]程度であるとしている。また，ねたきり老人のうち，5年以上が
26.6％であり，ねたきりが「5年というのは論外」[25]であると断じている。
　老齢者の8割は子と同居しており，諸外国と比べると格段に高いが，「将来
は欧米諸国のパターンに近づくことも考えられないでもないが，当面は大きな
変化は示すことはない」[35]との見解を述べている。一方で，経済面で子ど
もの扶養に頼っている者は，かなり急速に減っている状況であり，今後さらに
著しく減少すると推測している。加えて依然として定年制と年金受給開始年齢

との間のギャップがあり，定年到達者の半数が失業を経験することや，給料の低下など，定年後の不安定な生活が明らかにされている。これはやはり，「55歳という低すぎる定年年齢に問題」[45] があるとしている。

また老齢者の高い有病率（青壮年期の5倍）に対して比較的低い受療率（1.5倍）という状況から，「老齢者に対する医療保障制度の確立は最も急を要することの一つ」[65] であり，その前提条件として(1)予防からリハビリテーションまでの一貫した連携，(2)若年や急性疾病患者の医療が阻害されない配慮，(3)バランスのとれた合理的な費用が必要だとしている。

一方で，貯蓄目的の第3位は「老後の安定」であること，とくに55〜64歳では第1位となっていることを紹介し，「貯蓄としての意義を十分発揮するためには，何よりも物価の安定が基本的問題であるが，他面また，物価上昇への対応策が真剣に考えられる必要がある」[66] と述べている。

老人福祉施設については，施設の入所率は欧米諸国よりも低い状況であるが，「必ずしも福祉施設によって保護することがすべての老齢者について最善の方策というわけではない」[67] と指摘しながらも，他国との比較をもとに「現在の福祉施設の収容能力は当面少なくとも倍程度（老齢人口の2％）にまで増やしてゆく必要がある」[68] と，増設の必要性を述べている。さらに，国民経済の観点からも「積極的な治療よりもむしろケアに重点をおいた」[69] 長期慢性病床の必要性が指摘されており，そのなかで行政体系の違い（福祉と医療保険）をどうするか，加えて「老齢者のための施設について，この種の行政の一元化を検討する必要があろう」[71] と，後の介護保険を想起させるような提案がなされている。

その後，高齢化に関しては1972（昭和47）年白書「近づく年金時代」で再び取り上げられている。年金を主題とした白書ははじめてである。まず，核家族化，都市化によって，「現在の老齢者および今後の老齢者は子にたよらない老後の生活を考えざるをえなくなっている」[2] 現状が示され，拠出制年金の受給者数が「福祉年金の受給者にとって代わる昭和70年頃が本格的な年金時代」[3] となるとしている。また，わが国の年金制度の現状と問題点として，

第Ⅰ部　社会保障制度の形成と展開

国民年金受給者の急増と被保険者の減少，さらには厚生年金も受給者数が今後増加していくことを指摘している。給付額の課題としては，「福祉年金の思い切った引き上げ」［76］や，「わが国の年金制度にスライド制が欠けている」［76］ことを指摘している。

　1977（昭和52）年白書「高齢者社会の入口に立つ社会保障」では，社会保障の国際比較が総論の中心となっている。その目的として，「高福祉高負担の国々の抱える問題を探ること，また，既に人口構造の老齢化を経験済みの国々がその過程においてとった対応を明らかにすること」［3］をあげている。

　日本の社会保障給付費が比較的低位なのは，「老齢化と成熟化が本格化していないことの影響」［13］であり，潜在水準としては欧米並みであるとしている。また日本の特徴は，急速な人口転換であり，従属人口指数も日本は低位だが，20世紀末頃に向けて上昇するとの見込みを示している。

　また，労働力率はかなり高く，とくに女子や65歳以上で高いことが指摘され，全体的には，「中年以上が労働力の主力という老齢化パターン」［23］へと変化していくとしている。そのなかで，現在は低位にある雇用労働者の割合が，今後増加する傾向となり，被用者保険と地域保険に分立している社会保険制度に大きく影響するとしている。また，核家族化が「エンプティ・ネスト（空っぽの巣）」と呼ばれる中年夫婦のみの世帯の増加をもたらし，今後は老齢者のみの世帯の増加をもたらすとしている。

　医療保障においては，医療費の高騰が世界的な問題となっており，「医療費爆発」「医療費のロケット状上昇」といった表現が紹介されている。また，死因の変化や受療率の上昇を指摘し，人口の老齢化が医療費に与える影響が大きいとまとめている。医療サービスの地域格差が，各国でも問題となっている一方で，平均在院日数はとくに日本が長く，医療資源の効率的活用が今後の課題とされている。また，各国の動向を踏まえると保険財政の収支バランスの維持を超えた「適切な医療保障への接近」［69］が展開されているとしている。

　社会保障の給付水準については，多くの国で不況による賃金の伸び悩みや，大量の失業者による収入減がみられ，「従来の完全雇用を前提とした制度が十

全の機能を果たしえなくなってきたことを示すもの」[140] であると述べている。このなかで，(1)欧米では老齢者を一律に退職者としたことが，老齢化の進行と負担増を一直線に結びつけたが，それに対して日本は就業意欲が高いこと，(2)欧米では近居が一般的だが，身辺介護等は公的サービスに重点を置いていることを指摘し，日本は「日本人の資産ともいうべき親密な家族関係をいかす方向で諸施策をすすめるべき」[141] と主張している。また，欧米諸国と比較して従属人口指数が低いことから，「現在の働き手が応分の負担をするならば，我が国固有の経過的な諸問題についても解決が可能」[142] であり，「給付と負担の両面を含めた社会保障の姿について国民の選択と合意を得て日本に適合した福祉社会を形成する必要がある」[142] としている。

　1978（昭和53）年白書「健康な老後を考える　厚生省創立40周年記念号」も，前年度に続けて高齢者の問題を取り上げているが，今度は健康面を中心に取り上げている。

　総論ではまず平均寿命の動向についてふれ，日本の平均寿命は男女とも世界の最高水準になったが，同じ長寿国であるスウェーデンとの死因構造の比較をもとに，さらなる改善も可能であるとしている。平均寿命の伸長はとくに，0歳および20歳前後の死亡率低下によるところが大きく，乳児死亡率の低下や感染症疾患による死亡の減少が影響しているとしている。しかし，特定死因を除去した場合の平均余命をみると，脳血管疾患が最大の原因となって，男女とも3年前後寿命が短縮していることが示されている。

　一方で平均寿命の伸長の原因として，医学医術の進歩，医療供給体制の整備，医療費保障制度の充実もあげられている。加えて，公衆衛生活動の発展として，母子保健対策による乳児死亡の減少，抗結核薬の登場などによる結核死亡の著しい減少，急性伝染病の減少，栄養水準の向上があげられている。関連して，水道や廃棄物処理施設のような生活環境施設の整備も感染症の予防対策に大きく寄与したとしている。

　老後の生活には，1970（昭和45）年白書でもふれられていたことだが，日本の高齢者は子どもとの同居志向や実際に同居している割合が高く，その要因と

第Ⅰ部　社会保障制度の形成と展開

して一夫婦当たりの出生児数が多かったことがあげられているが，その戦後から始まる減少傾向が同居率を低下させていくことにつながると指摘している。また，寝たきり老人は約36万人おり，施設整備を促進する一方で在宅福祉サービスも充実していく必要があるとしている。そして，有病率，受療率ともに大幅に伸びており，とくに70歳以上は1973年以降，65～69歳と大きな差が出ているが，これは老人医療費支給制度の創設が影響したと指摘している。

　この老人医療費の増加は，とくに国民健康保険で大きな課題となっていることが指摘され，さらに現行制度は治療対策に重点が置かれすぎており，「老人の健康状態に応じて健康教育，健康診断，保健指導，治療，機能回復訓練，家庭看護指導が一貫して行われる制度の検討が進められている」[68] としている。

　高齢者の労働力人口比率は高いが，低下傾向にある。これは，約4割が第一次産業従事者であるという事情によるものである。定年制は55歳が最も多く，次いで60歳である。ただし，働きたい年齢とは「大きなギャップが存在」[73] しており，世論調査でも65歳未満は老後の主な収入源として就労収入をあげている。

　むすびでは，社会保障の負担の問題についてふれ，個人所得に占める税，社会保険などの負担割合は欧米諸国に比べて低く，「戦後30年にわたって作り上げられた社会保障水準の総体を切り下げることには問題」[93] があるが，必要な負担増については国民的合意を得る努力が必要であるとしている。

（2）経済の転換点

　この時期は，高度経済成長の終了という経済の大きな転換点でもあり，それに関する主題も多くみられた。1973（昭和48）年白書「転機に立つ社会保障」では，これまでの「社会保障制度の体系的整備については順調な進行」[3] の一方で，1973年に入ってからの「物価の異常な上昇や，最近の石油危機をめぐる経済の混乱等」[3] を指摘している。

　いわゆる「福祉元年」の白書ではあるが，白書のなかではこの言葉が使われ

34

ないどころか，この年の様々な改革をまとめて言及することもなく，個別の制
度改正について各所で述べるにとどまっている。むしろ，総論では健康面や福
祉面の現状分析とともに，国民生活をめぐる状況の変化として，過密化や様々
な都市問題，過疎化，核家族化，老齢化に加えて物価上昇についてふれている。
加えて国民の要望の変化として，全国紙における健康と福祉に関する投書をま
とめているのは今までにない切り口である。投書の内容については，「次第に
一層具体的な問題へ，また高度な要望内容のものに推移し，多様化してきてい
る」[99] とし，「国民，企業，地域社会に対して福祉マインドの定着を求める
声が高くなっている」[99] としている。

　続く1974（昭和49）年白書「人口変動と社会保障」は，1974年が「世界人口
年」であり，8月に世界人口会議が開催されたこともあり，人口変動がテーマ
に取り上げられた。日本の人口は長期的には静止人口となるが，しばらくは増
加人口が課題となるとともに，その急激な人口転換が急激な老齢化をもたらす
ことが説明され，従属人口指数は1970年頃がボトムであるとの分析が示されて
いる。

　日本の人口規模は世界第6位であるが，「経済に対しては我が国の人口規模
は過大である」[15] との認識が示されている。しかし，人口増加率が低かっ
たことから，近代化の促進を阻害してこなかったと指摘されている。人口転換
は，欧米諸国以外ではわが国がはじめて体験するものであるとし，加えて世帯
人員規模の減少や，人口移動も発生している状況が示されている。また，人口
の適正配置については，1969年に国土の均衡ある利用を図り，調和のとれた地
域開発を進めるため「新全国総合開発計画」が策定され，「過密・過疎問題を
同時に解消し，適切な人口配置を図る」[64] と述べられている。

　日本の従属人口指数は世界最低に属しており，「人口構成面における好条件
がこれまでの我が国の経済発展を支えてきた要因の一つであることは否定でき
ない」[73] としている。一方で今後は急速な老齢化が発生し，老後の不安は
65歳以上よりも50歳台の方が高く，「老後を子供に依存することが現実問題と
して困難であり，自ら老後保障を準備すべきであるという思想が急速に定着し

第Ⅰ部　社会保障制度の形成と展開

てきている」[76] ということで，公的年金制度に大きな期待がかけられている。一方で，医療費については「いわば老人医療費圧力といったものが生じている」[92] とし，国民健康保険の問題がここでも大きく取り上げられている。

　また，人口問題審議会の1971年10月の答申で「人口資質」が定義されており，「好ましい資質の向上と好ましくない資質の排除」[113] が必要だとしている。

　続く1975（昭和50）年白書「これからの社会保障」では，「我が国の経済は，従来の高度成長路線から安定成長路線へと転換せざるを得ない状況下にあり」（発表に際して）と書かれているように，社会保障の財源確保の問題が本格的に取り上げ始められる。日本の社会保障制度は，「欧米諸国と比べても遜色のない状況にあると言えるが，現実の給付規模の比較を社会保障給付費の国民所得に対する比率で行ってみるといまだ及ばない」[7] 状況であるとし，その理由としては，「人口の老齢化が西欧諸国ほど進行しておらず，また，年金制度の成熟度が低い」[9] ことをあげている。ただし，1970年代に入って老齢年金の給付費の増加が著しいともしている。加えて，年金の制度間調整の必要性や，生活の不安として老後生活の不安があげられ，とくに経済問題がその上位にあることから，「年金制度に対する関心の高まり」[20] が指摘されている。

　一方で，医療保障の課題として成人病対策と一貫した保健医療サービスの供給体制をあげ，「国民に保障される医療費保障の水準は，諸外国との比較によってみても，我が国の社会保障制度において最も充実した部門となるに至った」[55] と評価しつつも，給付財源の効率的使用などの観点から，患者負担のあり方や公費負担医療の再検討が必要としている。

　今後の社会保障については，人口の老齢化，経済の安定成長軌道への変化，生活環境の悪化傾向，社会保障に対する期待の大きさを踏まえ，公正の確保のための総合調整，自立性，社会性の促進が必要だとしている。水準としてはやはり西欧諸国の水準が一つの指標になるとし，「老年人口指数が現在の西欧諸国並みとなる今世紀末には現在の西欧諸国と同程度の対国民所得比にすることが一つの目安」[92] と述べるとともに，その負担についても「社会保障の充実に見合って租税や社会保障負担の増加を図っていくことが考えられてよい」

36

第3章　従属人口としての高齢者問題対策への転換

[94] としている。

　最後に各制度の今後の課題をあげているが，年金制度については就業構造の変化と制度間の不均衡があり，年金権を保障しながら制度の合理化を図る必要にふれ，「年金制度は後代負担の基盤の上に成り立つもの」[112] と説明している。

　保健医療体制については，まず先にへき地対策をあげている。医療費保障については年金制度とは逆に，医療保険の一元化は「異った形でゆがみを助長しかねない」[123] とし，老人医療制度については「医療への参加意識を促す意味である程度の一部負担を設けることも一考に値しよう」[127]，「国民全体が公平に負担を分かち合っていくことが望ましく」[129] といった，その後の老人保健制度に関する示唆がされている。福祉については，福祉施設の整備に加えて，在宅福祉対策がその重要性を増しつつあると述べられている。

（3）児童と家庭の問題

　1970年代の白書では，高齢者だけではなく，子どもを主題とした年も2回あった。その一つである1971（昭和46）年白書「こどもと社会」では，児童憲章制定20周年に際し，急速な社会の変化，さらに家族機能の変化に対し，「老人の扶養，児童の養育の両面において，弱化した家庭の機能を補うべく社会の機能は強化されただろうか」[8] と問いかけている。

　ここで児童問題をとらえる意義については「児童の人権を尊重しつつ，その健全な成長をはかり，次代をになう後継者として期待をかけることは国民共通の願いであり，児童の問題は家庭内の問題にとどまらず同時に社会の問題となる」[10] と述べている。そして，児童数の総人口に占める割合は引き続き低下することで，「今日の私たち以上に重い社会的扶養責任を課せられる現代の児童」[12] という立場が示されている。

　児童の健康状態については改善がみられるが，一方で重度の障害や重い病気をもつ児童の医療費負担や，激増する交通事故，依然として多い不慮の事故，遊び場の激減，環境汚染など環境の悪化がみられるとしている。一方で家庭環

37

第Ⅰ部　社会保障制度の形成と展開

境については，離婚件数の増加や，児童の養育に自信がもてない両親など「児童の問題は親の問題と言われるが，現在の家庭環境における問題点は問題児ならぬ問題親がふえている状況にあると言つても過言ではあるまい」[15] と述べている。

1972年から実施されることとなった児童手当制度については，「社会が国のレベルで家庭内での『こどもの座』を確保することを決定した」[16] と評価する一方で，「児童の養育が，第一義的には両親の責任に属することについては，わが国では広く容認される原則と考えられ」[16]，「児童養育における家庭と社会の役割分担についての国民的合意は，国と時代の違いにより若干の相違が生じており，各国の児童福祉対策も特に家庭との接点になる分野では異なつている」[17] と述べている。

また「わが国の純再生産率が人口の静止限界といわれる 1 を割つたのは昭和31年であるが，その後10年以上も 1 を下回るか，時にわずかに 1 をこえる程度で終始していることは縮小再生産のポテンシヤルをあらわしているといえるだろう」[23] と，今後の人口減少の可能性を示している。出産や結婚の年齢に関しては，「女子の平均初婚年齢が高ければ高年の初産につながりやすく，後に述べるように先天異常児出生の危険性も増加する」，「先天異常時の出生の可能性の高い近親婚をさけるためにも通婚圏の拡大は喜ぶべき現象」[29] としている。加えて，妊産婦死亡率の高さにもふれ，「妊産婦の栄養問題も含めた健康管理をじゆうぶん徹底すれば心身障害児の発生をかなり防ぐことができるといえよう」[40] と述べている。

さらに「問題親」の例として，育児意識の低下，過度の教育熱心などをあげ，親としての自覚と相談活動など社会的サービスが必要としている。とくに，核家族化によって「専門的な社会福祉サービスが要請される」[71] こと，「欠損家庭児童」としてとくに交通遺児の増加や，離婚の増加が原因として指摘され，住宅についても「狭小過密，高い家賃・地代という現象に表徴される住宅難は深刻であり，これが結婚，出産，育児，教育，老後の安定などあらゆる生活問題の根本的な障害となつていることは明らか」[84] など，家庭環境の変化に

38

第3章　従属人口としての高齢者問題対策への転換

ついて示されている。遊び場の不足，自然と親しむ機会の減少という項では「昆虫とはデパートで売つているものであると考える児童が笑い話でなく存在しようとしているほどになつている」[92] という話が興味深い。

　社会的援護を要する児童に関しては，社会的ニードの増大により「幼稚園と保育所の一元化を主張する意見もある」[107] が，「短時間の幼児教育を主眼とする幼稚園と，母親に代わつて教育と養護を一体化し，長時間の保育を行つている保育所とは，本来機能を異にするものと考えられる」[107] との立場を示している。加えて，婦人の職場進出によって「全国でなお相当数の保育に欠けている児童が存在しているものと推定される」[108] という課題が示されているが，一方で，「幼いこどもを持つ母親が安易な気持から就労するといつた傾向があるとすれば児童福祉の観点から」[109] 問題であるとか，乳児保育についても「いわゆる育児休職の制度をさらに普及させることの方が，母子双方にとって望ましいものである」[111] など，当時の保育への認識が反映された表現ともなっている。

　もう一つの子どもをテーマとした白書は，1979（昭和54）年白書「日本の子供たち——その現状と未来」である。この年は国際児童年で，児童権利宣言20周年であった。「はじめに」では，子どもや出産に対する考え方が変化しつつあり，その背景には戦後の「家」制度の廃止を起点とした家庭観の変化があると指摘している。

　戦後の児童福祉行政の歩みをみると，昭和20年代には戦災孤児，非行の問題があり，昭和30年代は経済成長のなかで，「要保護児童を主たる対象としたものから，母子保健対策をも含めた一般の児童の健全育成対策と心身障害児対策へ」[18] と進展していく。そして昭和40年代後半から50年代半ばにかけては，公害問題や「高度成長から低成長へ」という変化のなかで児童手当が実施されるなど，「各分野における制度の整備拡充が大幅に進展」[19] したとしている。今後は「心身障害児の発生予防対策や都会に住む児童の健全育成を図ること」[19] を課題として指摘している。

　また今後も出生率の低下傾向が続くと人口が縮小再生産に向かう危険があり，

39

第Ⅰ部　社会保障制度の形成と展開

「社会経済上様々な困難を招来するおそれがある」[32] としている。その理由として，「教育費問題と住宅問題の比重が大きい」[32] ことがあげられ，さらに戦後の出生率低下の一因として，人工妊娠中絶とともに，受胎調節の実施率の増加も指摘している。乳児や子どもの死亡率は劇的に減少しているが，児童の被患率で最も多いのはむし歯，次に近視となっており，近視の原因として受験勉強やテレビの見過ぎなどがあげられている。また，体位，体力は向上傾向だが，肥満が増加傾向にあることが懸念されている。

　子どもをとりまく家庭，社会環境としては，世帯規模の縮小，三世代家族の減少が，肉体面，精神面で育児における母親の負担となり，しつけにも「困難を感じるようになった」[74] こととともに，親たちが「子供の養育に関して社会的連帯を育てていく」[83] ことが重要と指摘されている。

　また，子どもの生活時間は「よいっぱりの朝寝型」[97] へと変化し，遊びに関する「子供の無気力化」[103] がみられるのではないかと指摘している。また，進学率は上昇し，進学熱も高まるなかで，「現状のような進学競争のなかでは，子供たちの生活に対する負担は余りにも大きなものがある」[114] と指摘している。

　子どもの生活環境をみると，都市化によって遊び場が減少していることに加え，社会や地域に関する関心は低くなっており，社会病理現象として「非行は質量ともに問題が多く憂慮すべき状況」[129] となっている。非行少年の父母の欠損率は高く，しつけ方にも課題があると指摘されており，情緒障害の心理的要因も，親の養育の欠如，過保護，過干渉，放任，無関心などと深い関連があるとしている。

　社会的に援護を要する児童のための福祉施策として，まず婦人の就労パターンの変化による保育需要の増加にふれ，今後は，「M 字型から男性と同様の山型に近づくことが欧米諸国の例などからも，予想される」[146] と指摘している。また，保育所に期待する親の意識も変化しており，「過半数以上が保育所が児童の発達に果たす積極的機能を期待」[148] としている。

　今後の方向として「父親，母親がしつけの主体者であることの再認識」

40

第3章 従属人口としての高齢者問題対策への転換

［171］がなされなければならない一方，「子供は『家庭の子供』であると同時に『社会の子供』」［173］であり，「自らの子供もそして他の子供も，同じ『社会の子供』であるということを再度認識する必要」［174］があるとまとめている。最後に，社会保障負担の後代負担の増加にふれ，「社会保障全体についての再点検を行うことは，今の世代の後代に対する最小限の責務」［185］としている。

（4）婦　人

　1976（昭和51）年白書「婦人と社会保障」では，1975年が国際婦人年ということで，「婦人」がはじめてテーマとして取り上げられた。

　「はじめに」では，1946年に制定された日本国憲法によって普遍的原理としての法の下の男女平等が保障され，そして「婦人の地位の飛躍的な向上」［5］が図られたことがあげられている。その後の社会の変化としては，生活周期では子ども数の減少によって出産，育児期間が短縮した一方，長寿化によって末子が家庭を出た後の中高年の期間が延長したことがあげられている。就労面では就業者の増加，とくに既婚婦人の増加が取り上げられている。意識面では男女の不平等感に加え，職場での不合理な男女格差も残っている状況が指摘されている。社会保障については，母性の保護，育児負担の軽減，母子世帯の援護，老後の保障でのかかわりに加えて，看護師や保母といった社会保障の担い手としてかかわっている状況が示されている。

　人口構造については，戦争による男女のバランスの崩れが未婚率に影響したことや，核家族化の進行によって，婦人が保育や教育問題で困っていること，一方で母子世帯の割合は減少していることがあげられる。卒業年齢の高まりが結婚年齢を押し上げていること，出産期は短縮したが，核家族化の進行などで負担はむしろ増大していることがあげられ，婦人の就労については，再就職によっていわゆる「M字カーブ」がよりはっきりとみられるようになったことを指摘している。そして戦争の影響による，中高年独身女性の多さに加えて，夫の死亡から本人の死亡までに8.4年の期間があること，子との同居率は他国

41

第Ⅰ部　社会保障制度の形成と展開

に比べて高いことも指摘されている。

　生活時間の変化については，家事時間が戦前と比べて大幅に減少したことや，就業増加の多くが，再就職，かつパートタイム就労となっている現状が示されている。

　社会福祉サービスでは，保育所の通所者数の著しい増加があり，「保育所は，乳幼児を抱える家庭に最も身近な施設として地域社会に定着しつつあるとさえ言える」[102]と述べている。ただし，0歳児，1歳児は極端に少ない。「就労と育児は必ずしも相対立するものではなく，また社会的に一方を婦人に押しつけるべきものではない」とも述べている。

　老齢婦人については，「経済的依存度が高く，自活能力に乏しい」[114]状況であり，夫に先立たれることで「1人暮し老人」[114]になる可能性があると指摘されている。また，生活保護の保護率や，自殺率も高いことや，遺族年金については，新たに寡婦加算[121]が設けられたことが紹介されている。課題として，離別したときの年金権や，共働きや国民年金任意加入の場合に，保障がやや「重複する」[135]ことをあげており，1976年5月から年金制度基本構想懇話会が設置されていることが紹介されている。

3　考察——1970年代白書を総括する

　社会保障が中心的テーマになることが多くなり，1970年代では5つのテーマに「社会保障」の文字が入るなど，社会保障の規模の拡大を反映したものとなっている。また，1970年に高齢化社会を迎えたこともあり，「問題をとらえつつ」(1970年版)「近づく（年金時代）」(1972年版)「入口に立つ」(1977年版)といった表現で，高齢化による諸問題が近づいていることが示している。とくに，年金制度に対する期待に加え，子どもからの扶養や同居率が減少していること，さらに定年制との関連についても繰り返し言及されている。また，社会保障費増の懸念も示されるようになっており，たとえば年金制度の成熟化はまだ低いとしながらも，同時に給付の増大が問題としてとらえられるようになっている。

第3章 従属人口としての高齢者問題対策への転換

医療保障でも，1970年代前半は医療保障の確立を主張する一方，後半では医療費の増加傾向が問題として示され，その後1983年から実施された老人保健制度に向けた方向性も示されている。

経済面では，高度経済成長が終わるとともに，物価上昇への対策が前半の大きな課題として，繰り返し言及されている。「低成長」という言葉もよく使われ，経済面での大きな変動が認識されていたことがうかがえる。社会保障財源に関しては，引き続き欧米諸国との比較を基に日本の水準を引き上げるべきという記述も多いが，1977（昭和52）年白書のように先行する欧米諸国の問題点をとらえたり，「日本に適合した福祉社会」などという視点も出てきたりしている。

児童については，第二次ベビーブームがありながらも，その後は引き続き子どもの減少傾向がみられ，人口減少（縮小再生産）への懸念が引き続き述べられている。また，そのなかで1960年代と同様に「人口資質」や社会環境の変化が問題にされる。また，1972年から児童手当制度が実施されたが，一方で子どもを育てる親の責任も強く問われており，白書でも「第一義的には親の責任」「問題親」などの言葉が使われているほか，婦人の職場進出についても，保育所よりは育児休職が母子双方にとって望ましいとの見解をとっており，当時の性別役割分業や，家庭の役割の重視がみられる。

■コラム③　福祉元年と『厚生白書』『経済白書』

　いまでは「福祉元年」は1973年のこととして人口に膾炙しているが，当時の厚生白書でも経済白書でもこの言葉は使われておらず，むしろ福祉充実，福祉優先という言葉が使われていた。厚生白書に「福祉元年」が初めて登場するのは，「福祉元年」といわれたという形ではあるが，しばらく時間が経った後の1980（昭和55）年白書であった。

　いささか意外なのだが，本文でもふれているように，1973（昭和48）年白書で「福祉元年」政策が一括した形で論じられることはなく，個別の制度改革についてそれぞれのところで淡々と記述されているにすぎない。それと対照的に1972年版と1973年版の経済白書では，「福祉元年」という言葉こそ使われていないが，1971年

第Ⅰ部　社会保障制度の形成と展開

のニクソン・ショックへの対応として，高度経済成長期のこれまでの輸出主導型経済を財政主導・内需主導型のそれに転換させなければならないとの主張の下で，福祉充実や福祉優先が繰り返し熱く説かれている。これが1972年版，1973年版経済白書のサブタイトル「新しい福祉社会の建設」，「インフレなき福祉をめざして」となる。厚生白書よりも長い歴史をもつ経済白書がそのサブタイトルに福祉を使ったのは3回しかないが，その2回がこの連続した2年間に集中しているのである。「福祉元年」政策は厚生行政というよりはむしろ経済政策といった色合いが強かったといってもよいくらいである。

　なお，「福祉元年」政策を1972年7月に誕生した田中角栄内閣の政策だとする記述を見かけることがあるが，これは正しくない。「福祉元年」の主要な政策の一つである老人医療の無料化は田中内閣ではなく佐藤栄作内閣によってつくられたものである（法律の公布1972年6月，施行73年1月）。

■コラム④　活力ある福祉社会

　「活力ある福祉社会」は1980年代の社会保障制度改革をリードした第二次臨時行政調査会で使われたものである。その内容は「個人の自助努力と家庭や近隣・地域社会等の連帯を基礎としつつ，効率の良い政府が適正な公的福祉を重点的に保障するという自由経済社会の持つ創造的活力を原動力としたわが国独自の道を選択する，いわば日本型ともいうべき新しい福祉社会の実現を目指す」ものとなっている。その前の1979年に与党自民党においてまとめられた日本型福祉社会論が「新経済社会7か年計画」として閣議決定されている。1980年代の厚生白書では「わが国独自の福祉社会の建設」あるいは単に「福祉社会の建設」といういい方が多く登場するが，いずれも「活力ある福祉社会」とほぼ同義といってよい。

　ところで，1973年の「経済社会7か年計画」でもその副題として「活力ある福祉社会」が使われている。ここでは1980年代のそれとは逆に「教育や社会保障を充実し，国民の生活に安定とゆとりを約束する」という内容のものであった。それは1972年度版経済白書の副題である「新しい福祉社会」あるいは「経済社会7か年計画」のそれとほぼ同じ内容であった。

　同じ「活力ある福祉社会」が10年も経たないうちに拡充から抑制へまったく逆の意味で使われるようになったのである。

二　社会保障制度改革

第4章
社会保障制度改革の始まり
―― 1980年代 ――

金　成垣

1　社会保障制度をめぐる1980年代の状況

（1）社会経済的状況の変化

　1980年代に入ると，以前とは異なる社会経済的状況のなかで，戦後から整備してきた社会保障制度に大きな改革の圧力がかけられるようになる。

　その改革の圧力となった社会経済的状況の変化として，何よりまず，高度経済成長の終焉をあげることができる。周知の通り，1956年の経済白書「日本経済の成長と近代化」の結びで「もはや『戦後』ではない」と記述したことに象徴されるように，敗戦によって大混乱に陥った日本の経済は，1950年代半ばには戦前の最高水準を回復し，その後20年近く，年平均10％を超える高度経済成長を遂げていった。しかしながら，1970年代になると，2度のオイルショックをきっかけに高度経済成長が終わってしまい，1980年代には安定成長期に入った。5％前後の経済成長率を維持したとはいえ，その安定成長期のなかで，それまで高度経済成長を背景に拡大一辺倒であった社会保障制度の展開に歯止めがかけられるようになった。

　高度経済成長の終焉とともに，次に，社会保障制度の改革の圧力となった重要な変化が，高齢化である。日本は，1970年に高齢化率7％を超え高齢化社会に突入した。今日の高齢化が少子化とセットとして議論されていることとは異なり，当時は，出生率の低下にはほぼ焦点がおかれず，平均寿命の伸び，つまり長寿化との関連で高齢化が議論されることが多かった。1973年が「福祉元

47

第Ⅰ部　社会保障制度の形成と展開

年」として，主に高齢者のための社会保障制度の充実が図られた象徴的な年と
なったのは，長寿化にともなう高齢期の長期化によって増加し多様化する高齢
者の生活ニーズへの対応が求められたからである。1970年代から注目され始め
た高齢化が，1980年代になると，よりいっそう，さらに急速に進み，それへの
社会的あるいは国家的対応が重大な政策課題として取り上げられるようになっ
たのである。

　以上の高度経済成長の終焉と高齢化の進展が1980年代の社会保障制度をめぐ
る政策的文脈を大きく変化させ，かつ複雑にしたことに注目しなければならない。

　すなわち，一方では，高度経済成長の終焉とともに，高齢化による経済活力
の鈍化などが，財政負担増の困難をもたらし，それが，社会保障制度改革への
圧力として働くことになった。しかしながら他方で，長寿化にともなう高齢期
の長期化が人々のニーズの増加と多様化をもたらし，それが，社会サービスを
中心とした新しい社会保障制度の導入を求める圧力として働くこととなった。
要するに，1980年代は，高齢化の進展のなかで，社会保障制度の持続的な拡大
とその抑制という2つの異なるベクトルの圧力のなかで従来の社会保障制度の
改革が始まることとなったのである。

（2）分析の焦点

　社会保障制度をめぐる1980年代の以上のような状況をまとめると，高度経済
成長の終焉を大きな背景にしつつ，次の3つの側面として整理することができ
る。まず，(1)高齢化および長寿化という側面であり，そして次に，その高齢化
および長寿化社会における社会保障制度の改革課題として，一方では，(2)給付
と負担の公平化など従来の社会保障制度の改革を通じて，長期的に安定した制
度基盤を整備すること，つまり制度抑制の側面，他方では，(3)国民の新しいニ
ーズに対応するために社会サービスを中心とした新しい社会保障制度を導入し，
それを提供する多様な担い手を確保すること，つまり新しい制度導入の側面で
ある。いずれの側面も1970年代まではっきりと認識されなかったものである。
1980年代になって，それに対する明確な状況認識のもとで社会保障制度の改革

が始まることとなったと言える。

　以上を背景に本章では，まず第2節において，主に上の3つの側面に焦点を
あてて1980年代の白書を分析し，当時，社会保障制度の改革をめぐる政策的文
脈がいかにとらえられていたのか，実際にどのような改革課題が出されていた
のかを検討する。それを踏まえ次に第3節においては，1980年代の社会保障制
度の改革展開にみられる主要論点を示し，それについて考察を行う。以上の議
論を通じて，日本における社会保障制度の歴史的展開における1980年代の意味
を明らかにすることが本章の目的である。

2　1980年代における政策的文脈と改革展開

（1）高齢・長寿化

①　高齢化および長寿化

　1980年代に限らず，白書がそれぞれの時代における社会保障制度の展開をい
かにとらえていたのかを把握するには，各年度のサブタイトルと「はじめに」
にあたる「刊行にあたって」をみるとよい[1]。それをみると，1980年代のほぼ毎
年，高齢化および長寿化がキーワードとして登場している。

　たとえば，1980（昭和55）年白書から1989（平成元）年白書のサブタイトルを
順番で列挙してみると[2]，「高齢化社会への軟着陸をめざして」「高齢化社会を支
える社会保障をめざして」「新しい時代の潮流と社会保障」「人生80年時代の生
活と健康を考える」「長寿社会に向けて選択する」「未知への挑戦──明るい長
寿社会をめざして」「社会保障を担う人々──社会サービスはこう展開する」
「新たな高齢者像と活力ある長寿・福祉社会をめざして」「長寿社会における子
ども・家庭・地域」となっており，高齢化あるいは長寿化というキーワードが
各年白書の前面に出されていることがわかる。

　「刊行にあたって」においても状況は同様である。代表的な文章として，
1980（昭和55）年白書，1984（昭和59）年白書，1988（昭和63）年白書を取り上
げてみよう。

第 I 部　社会保障制度の形成と展開

我が国は，諸外国にも例をみない速さで高齢化社会を迎えつつありますが，
来るべき本格的な高齢化社会に対処しうる厚生行政の確立が必要であります
［1980（昭和55）年白書：昭和54年度厚生行政年次報告書の発表に際して］。

我が国は，……人生80年の時代を迎えております。……長い人生を健康で生
き生きと暮らせる──これは福祉社会の基本条件です。このため，社会保障
は，国民生活の基盤を支えるものとして，長期的に安定して機能をはたして
いかなければなりません。また，必要とされる保健福祉サービスを適時適切
に提供していくことは行政の責務であります［1984（昭和59）年白書：厚生白
書の刊行に当たって］。

高齢期を迎えても社会に貢献できる一員として，長い生涯を常に社会と関わ
りを持ちつつ，生きがいと喜びをもって過ごすことこそ，高齢社会を明るい
長寿社会とする鍵ではないかと思います。……我が国の経済社会システム全
体を活力ある長寿社会にふさわしいものとしていかなければなりません
［1988（昭和63）年白書：厚生白書の刊行に当たって］。

　高齢化および長寿化に関しては，以上のサブタイトルや「刊行にあたって」
だけでなく，各年の白書の主要内容を紹介する「総論」および「序論」で，そ
の現状と展望および課題について詳しく取り上げられている。紙幅の関係上，
その詳細を紹介することはできないが，簡単にみてみると，たとえば，1980
（昭和55）年白書の総論第 3 章では，第 1 節「1980年代の展望」において，「今
後予想される社会的環境の変化のなかで，社会保障にとって最も関連の大きな
ものは人口の高齢化であろう」［155］と指摘し，高齢化のこれまでの経緯と今
後の推移に関して解説を行っている。1982（昭和57）年白書では，「高齢化社会
への本格的な対応」を序章のタイトルとして設定し，そのなかで「人生80年」
［3］というキーワードを出しながら，1980年代における「社会保障の新局面」
［1］として高齢化および長寿化社会に着目している。それ以降，1984（昭和

50

59）年白書の第1章のタイトルが「人生80年時代への社会保障の対応」[3]，1985（昭和60）年白書の第1章のタイトルが「長寿社会における社会保障」[1]となっているのも同様の文脈である。1986（昭和61）年白書においても「一層進む長寿化と人口高齢化」[1]が「社会保障制度の再構築へ向けて」の重要課題として指摘されており，1988（昭和63）年白書においても，「高齢化の急速な進展」[16]による「後期老年人口の増大」[16]を背景に，「長寿・福祉社会の実現に向けた社会保障制度の構築」[26]が改革目標として取り上げられている。

　以上に見られるように，高齢化および長寿化の進展が1980年代の社会保障制度の展開をとらえるうえで最も重要な側面になっていると言ってよい。

② 高齢化および長寿化の2つの側面

　ところで，ここで一つ指摘しておきたいのは，高齢化および長寿化が社会保障制度をめぐる1980年代の政策的文脈を説明する重要なキーワードになっているといっても，1980年代の前半と後半とで，それを語る論調が大きく変わってきたことである。

　すなわち，前半には，どちらかといえば，高齢化に焦点が置かれ，それがもたらしうる財政負担の拡大への懸念と財政支出の抑制への動きが強調されている。しかし後半になると，長寿化にもっぱら焦点が置かれ，それに随伴するニーズの増加と多様化に対応するための新しい社会保障制度の導入の必要性が強調されている。

　たとえば，1982（昭和57）年白書では「高齢化社会を支える社会保障をめざして」というサブタイトルを提示し，その「刊行にあたって」において，「我が国の社会保障制度は整備，拡充を遂げ，いまや国民の生活設計に不可欠なものとして定着しております。しかし，今後の人口の高齢化，国民の負担感の高まりが懸念されるなど，社会保障は厳しい環境におかれております」[刊行に当たって]と述べている。1980年代前半の白書には，このように高齢化による財政負担に焦点をあてた社会保障制度の抑制の必要性を強調している文脈が多くみられる。しかしながら，1980年代後半になると，1989（平成元）年白書で

「長寿社会における子ども・家庭・地域」というサブタイトルを提示し，その「はじめに」において，「高齢社会の到来に対応するために，……精神的豊かさや安心，『生活の質』を求める国民の新しいニーズに積極的に対応し，質の高い福祉社会を実現するためには，社会保障制度の動向も，今後の国民生活の動向も踏まえて，総合的な展開を目指す必要がある。なかでも，福祉サービスは喫緊の課題であると考えられる」[1] と述べているように，長寿化にともなうニーズの増加と多様化に対応するための新しい社会保障制度の導入の必要性を強調する文脈が多くなっている。

　このように1980年代前半では高齢化，後半では長寿化に主な焦点が置かれたという意味で，社会保障制度をめぐる1980年代の重要な政策的文脈を高齢・長寿化としてよいであろう。その文脈のなかで，1980年代には，従来の社会保障制度の抑制（主に前半）と新しい社会保障制度の導入（主に後半）という２つの異なるベクトルの圧力のなかで制度の改革が始まることとなる。以下，当時の厚生白書からそれぞれの状況の詳細を検討してみたい。

（2）従来の社会保障制度の抑制——長期的に安定した制度運営へ

① ポスト・キャッチアップ時代の到来

　長寿・高齢化の進展は，高齢者世代の増加など人口構成の変化を意味し，それ自体，社会保障制度に抑制の圧力をかける要因となる。それとともに1980年代には，それまでの高度経済成長が終焉し，低成長の時代に入ったことが，1970年代までの社会保障制度の拡大に歯止めをかける重要な要因となった。

　高度経済成長の終焉とそれを背景にした社会保障制度の抑制の動きは，1970年代から徐々に現れていたものの，1970年代の白書で，その動きが強く指摘されることは少なかった。社会保障制度の抑制の動きが明確に出されたのは，1981年の第二次臨時行政調査会答申における「活力ある福祉社会」，いわゆる「日本型福祉社会論」においてである。その後，1980年代に入ると，高度経済成長の終焉を強く認識し，それまでの社会保障制度の拡大による財政負担の増加への懸念と財政負担増を避けるための制度改革，つまり社会保障制度の抑制

第4章　社会保障制度改革の始まり

の必要性が明確にかつ頻繁にみられるようになる。1980（昭和55）年白書から
すでにそのような状況認識が示されるようになるが，最も象徴的な記述がみら
れるのが，「新しい時代の潮流と社会保障」というサブタイトルの1983（昭和
58）年白書の本篇「はじめに」にある次の文章である。

　　我が国と同じように豊かな社会である欧米先進国ではどうであろうか。高齢
　　化は我が国よりはるかに進んでいる。成長率や失業率の成り行きは我が国と
　　比べ好ましいものではない。そのような中で，医療費の抑制や年金水準の適
　　正化が進められている。高齢化がさらに進む我が国にとって，これら欧米先
　　進国はこれまでとは違った意味で参考となろう。……社会保障のこれからの
　　進路はいままでの延長線上にはないだろう……。社会保障制度を拡張し，そ
　　の量的水準の向上だけをめざした時代は，もはや終わっているのではあるま
　　いか［1］。

　この引用文の内容は，「経済面と同様に社会保障の面でも，西欧諸国に追い
つこうとする傾向が強く働い」[81]たと言われた1970年代の文脈［1980（昭和
55）年白書：81］と非常に対照的である。1980年代には，社会保障制度のキャ
ッチアップの時代は終わっているという認識が明確に現れているのである。他
の先進諸国の社会保障をキャッチアップする時代が終わっただけでなく，「先
進国病を避けるために我が国独自の社会保障の充実」[1982（昭和57）年白書：
19]や「欧米先進国を他山の石として，我が国独自の福祉社会の建設をめざ
す」[1983（昭和58）年白書：2]といったような形で，より積極的に，他の先進
国とは異なる「我が国独自の道」を強調する文章もしばしばみられる。1980年
代に入り，これまでの社会保障制度の拡大の時代が終わり，それを抑制する，
言うならばポスト・キャッチアップ時代になったと言えよう。
　高度経済成長の終焉によるポスト・キャッチアップ傾向に拍車をかけたのが，
長寿・高齢化の進展である。「今後，人口の高齢化とともに，増大する給付の
財源をどのように確保していくかが重要な課題である」[1980（昭和55）年白書：

53

第Ⅰ部　社会保障制度の形成と展開

169]，「我が国の高齢化のスピードが，欧米先進国の場合と比較して急ピッチ
であるから，制度を放置すれば，社会保障給付費の負担の変化率も当然大きく
なる」[1985（昭和60）年白書：13] のような認識のもとで，1980年代に入るとほ
ぼ毎年の白書において，「負担の持続的な増加」[1982（昭和57）年白書：8]，
「費用の全体的な増加」[1983（昭和58）年白書：3]，「増加する社会保障給付
費」[1984（昭和59）年白書：9]，「社会保障負担の増大」[1985（昭和60）年白
書：10]，「拡大する社会保障給付費の規模と負担」[1986（昭和61）年白書：30]
などといった項目が設けられ，長寿・高齢化にともなう負担の増加への懸念と
負担増を避けるための社会保障制度の抑制の必要性が指摘されている。

　このように，1980年代には，一方では，高度経済成長の終焉による財政余力
の減少と，他方では，長寿・高齢化の進展にともなう負担の増加への懸念が重
なり，社会保障制度に抑制の圧力をかけることとなった。「抑制」という言葉
が明示的に使われることは少なかったが，「人口の高齢化と経済の成長率の低
下の中で……長期的に安定的かつ有効に機能を果たしていくためには，量的拡
大を求めてきたこれまでのものとは違った道を選択しなければならない」
[1983（昭和58）年白書：12] という状況認識から，1970年代までの社会保障制度
の拡大とは異なり，その抑制の局面に入ったと言える。

② 　長期的に安定した制度運営と年金・医療改革に向けて

　さて，ポスト・キャッチアップ時代に入った1980年代において長期的に安定
した制度運営のために，厚生白書では具体的にどのような改革課題を出してい
たのか。「新しい時代の潮流と社会保障」というサブタイトルをつけた1983
（昭和58）年白書の第1章「社会保障の動向と課題」をみると，その答えがわか
りやすく示されている。当時を「社会保障の転換期」[11] ととらえたうえで，
今後の社会保障制度の改革課題について次のように述べている。

　　先進国へのキャッチアップをめざして整備を進めてきた我が社会保障制度
　　について，改めて社会保障の受け持つべき範囲を見直し，社会保障が担うべ
　　きものについては安定的かつ有効に機能しうる芯の強い制度としていく必要

がある。この場合においては，社会保障制度の給付として何が重要なのかを
見極め，必要度の低い給付の見直しを進めていくことが肝要である。また，
社会保障が果たすべき役割を超えるような需要に対しては，民間活力の積極
的な導入を図っていく必要がある［13-14］。

要するに，社会保障制度の「安定的かつ有効に」運営するために，一方では，
「必要度の低い給付の見直し」つまり給付を抑制あるいは削減し，他方では，
「民間活力の積極的な導入」つまり負担を軽減あるいは分散することが重要な
改革課題として指摘されていると言える。

　この給付の削減と負担の分散を軸にした社会保障制度の抑制という改革の方
向性は，上記の1983（昭和58）年白書を含む1980年代の多くの白書で頻繁にみ
られている。前者の給付の削減に関しては，主に「効率化」「重点化」「合理
化」「適正化」というキーワードが用いられ，そして後者の負担の分散に関し
ては，主に「公平化」というキーワードが用いられ，改革課題が示されている。
それぞれに関するいくつか重要な文脈を紹介してみよう。

　まず，前者に関しては，1980（昭和55）年白書をみると，「社会保障推進のた
めの基本的な方向」［169］として「給付の効率化，重点化の推進」［170］，具体
的には「個々の施策の効率化と並んで……施策相互間の有機的連携」［170］と
「増大する費用負担に応じて負担能力と受益に見合った適正な負担」［171］が
強調されている。1985年（昭和60）年白書では，「社会保障費用の適正化」［14］
を図るべく，そのために「社会保障がカバーすべき範囲，水準のあり方」の見
直し［14］や「資源の効率的，合理的活用のためのコントロール」［16］が強調
されている。

　次に，後者に関しては，1980（昭和55）年白書において「後世代の負担が過
重なものとならないよう世代間の公平を図」［171］ることの重要性が1980年代
初頭から指摘されている。1983（昭和58）年白書では「社会保障に要する費用
が増大する中で，とりわけ社会的公平が求められており」［14］，そのために，
「給付と負担の両面にわたって，同一世代のなかにおいてはもとより，世代間

第Ⅰ部　社会保障制度の形成と展開

を通じて，また各制度間においても，公平が保たれなければならない」[14]と述べられている。1984（昭和59）年白書で，「給付と負担の公正化」あるいは「給付と負担の均衡」を軸にしつつ，「財政基盤の安定化」[19]が強調されているのも，1985（昭和60）年白書で，「給付と負担の公平と安定的な制度基盤の確立」[17]が強調されているのも，同様の文脈である。

　以上のように，1980年代には，「効率化」「重点化」「合理化」「適正化」「公平化」などといったキーワードを中心に，社会保障制度の抑制の動きが強くなってきた。ここで，その抑制の動きがとくに年金や医療の分野でみられていたことも合わせて指摘しなければならない。

　1982（昭和57）年白書の本篇序章「高齢化社会への本格的対応」をみると，たしかに年金と医療に焦点をあてて，「揺るぎない社会保障を」[19]構築するための課題として，「年金制度においては……費用負担の増大に伴う世代間の負担の公平」[20]，「医療保障の分野においても……費用負担を適正な範囲内に止めつつ……国民医療費の適正化」[20]をあげている。実際，1982年には，「老人医療費の負担の公平化」[13，15]のために，1972年導入の老人医療費支給制度を廃止して老人保健制度を創設しており（1982年8月成立，1983年2月実施），同制度の発足に関して，「高齢化社会への第一着手」として強調していた。

　翌年の1983（昭和58）年白書においても，前年白書と同様に，とくに年金と医療に焦点をあてて，「医療保険制度においては，医療費適正化対策を一層推進し，……給付と負担についての公平化と合理化を軸とした制度全体にわたる基本的な改革を検討」[14]しており，「年金制度においても，……将来に向けての給付水準の適正化……を図るための制度改革の検討作業を進めている」[14]と述べている。1984（昭和59）年白書でも，同様の文脈で「高齢者が増えてくれば，医療保険や年金のための費用が増大していくことになるが，これらの2つの制度は国民共通の生活基盤として人生80年時代においても安定した機能を維持していかねばならない。このための効果的な制度設計や効率的な制度運営をめざした改革が進められている」[2]と述べられている。

　それらの改革の結果，1984年には，1982年の老人保健制度の創設に次ぎ，被

用者保険における本人負担の導入，退職者医療制度の創設を主な内容とする健康保険法の改正，基礎年金の導入による制度の再編成と給付水準および保険料負担の適正化を主な内容とする年金制度の改革が行われたことが，実際の改革の成果としてあげることができよう。

　以上のように，1980年代には，高度経済成長の終焉と長寿・高齢化の進展のなかで，前述した「効率化」「重点化」「合理化」「適正化」「公平化」などといったキーワードを中心に，主に年金と医療を中心とした従来の社会保障制度の分野で，一方では給付の削減，他方では負担の分散による制度抑制の動きが強く現れていた時期と言える。

　ところで，以上のような従来の社会保障制度の抑制の動きは，1980年代の前半に顕著に現れていたことであり，後半になると，その制度抑制の動きとは異なり，長寿・高齢化に伴うニーズの増加と多様化に対応するための新しい制度導入の動きがみられるようになる。以下，それについてみてみよう。

（3）新しい社会保障制度の導入——社会サービスの展開と多様な担い手の確保
①　ニーズの増加および多様化

　既述したように，長寿・高齢化にともなう高齢期の長期化は人々のニーズの増加と多様化を随伴し，それに従来の社会保障制度だけでは対応しきれず，新しい制度導入の圧力となる。

　周知の通り，日本は1970年に高齢化率 7 ％を超え，高齢化社会に突入した。1973年が「福祉元年」として，主に高齢者のための社会保障制度の充実が図られたのは，高齢期の長期化によって増加し多様化する高齢者の生活ニーズへの対応が求められたからである。ただし，1970年代は，1973年の老人医療費支給制度の実施や「 5 万円年金」および物価スライド制の導入などがその代表的な例としてあげられるように，主に年金と医療を中心とした分野での対応が主流であった。しかし1980年代に入ると，それだけでは不十分か，あるいはその年金や医療の分野における抑制政策が行われるなか，新しく登場するニーズとそれに対応するための新しい制度の必要性についての認識が広がるようになった。

第 I 部　社会保障制度の形成と展開

そのような認識が明確になったのは，1980年代半ば以降である。

　その最初のものが，「長寿社会に向けて選択する」というサブタイトルの1985（昭和60）年白書である。同白書では第1編第1章で，「長寿化，高齢化に伴う生活費用に関するニード及び医療や介護といったサービスに関するニードが確実に増加する」という認識を示した後，第2章のなかに「ニードの増大と多様化」[28] という項目を設け，そのニーズの中身について次のように述べている。すなわち，長寿・高齢化の進展のなかで，「保健・医療・福祉サービスに関するニードは，今後，着実に増加するとともに，多様化かつ高度化していくことが予想される。例えば，人生80年という長期間にわたって健やかに暮らしていくために，病気の治療という面ばかりでなく，壮年期からの健康づくりや疾病の予防，治療後のリハビリテーションを含め，生活管理，健康管理等に対するニードが増加している。また，高齢者の場合には，有病率が極めて高い上，病気の症状，健康状態，生活状態，所得水準等が個々人によって様々に異なることから，人口の高齢化に伴い，多様なニードが多量に生じてくることが十分予想される」[28] としている。このような長寿・高齢化にともなうニーズの増加と多様化に関する言及は，1980年代前半の白書にはほとんどみられなかったもので，1980年代半ばになってはじめて登場する。

　1980年代後半になると，「未知への挑戦──明るい長寿社会をめざして」というサブタイトルをつけた1986（昭和61）年白書においても同様の文脈がみられている。同白書では「急激な人口の高齢化や世界に冠たる長寿化の進展」[8] に着目して，個人のライフスタイルや社会のあり方に対するその影響を解説しながら，「第二の人生ともいえる長期化した高齢期をいかに健康に充実しておくことができるか，言い換えれば，『いかに健やかに老いることができるか』を中心に個人の人生設計そのものの見直しが迫られている」[8-10] と指摘している。同時に「今後の急速な高齢化と長寿化の進行は社会保障制度に対する国民のニードを量的に拡大させるだけでなく，質的にもニードが高度化し，多様化していく」[35] ということも強調している。

　以上のように1980年代後半には，長寿・高齢化にともなう高齢期の長期化お

58

よびそれらによる人々のライフスタイルの変化および多様化が広く認識され,⁽⁴⁾それに随伴する国民のニーズの増加および多様化への積極的な対応が重大な課題として指摘されるようになった。先に示した1985年（昭和60）年白書と1986（昭和61）年白書以外にも，1980年代後半の白書にはほぼ毎年，社会保障制度をめぐる以上のような文脈が示され，同時にそれに対応するための改革課題があげられている。いずれにせよ，1980年代の前半までは，長寿・高齢化にともなう財政負担の増加が懸念される傾向が強かったが，後半になると，それを認識しつつも，新しいニーズの登場やそれへの対応が積極的に論じられるようになったと言える。

② 社会サービスの導入と多様な担い手の確保に向けて

　1980年代に，長寿・高齢化にともなう新しいニーズの登場とそれへの対応についての認識が広がるなかで，厚生白書では具体的にいかなる改革課題を出していたのか。1986（昭和61）年白書と1987（昭和62）年白書に，その答えとなるものがわかりやすく示されている。

　1986（昭和61）年白書では，第1編第1章を「社会保障制度の再構築へ向けて」とし，そのなかで，長寿・高齢化のなかで増加し多様化している国民のニーズに対して新しい対応が求められているという認識のもとで，その具体的な対応として「新しい社会サービスの展開」［35］を強調している。具体的には，「長寿社会におけるニードの拡大と多様化にこたえていくために，保健，医療，福祉等のサービスを個別の分野にとらわれることなく幅広く『社会サービス』という観点からとらえて，来るべき超高齢社会に向けたあるべき社会保障制度の方向を探ってみよう」［35］と言っている。

　社会サービスの導入と展開に関しては，翌年の1987（昭和62）年白書にもその重要性がふたたび強調されている。すなわち，「国民のニードに積極的に対応」するためには「これまでの個別制度毎の給付水準の適正化や給付と負担の公平化を図るための改革だけでなく，総合的な『社会サービス』充実のための供給面の改革を重視していく必要がある」［3］という指摘である。

　要するに，1980年代とくに後半には，長寿・高齢化の進展に対応するための

第Ⅰ部　社会保障制度の形成と展開

新しい社会保障制度として，保健・医療・福祉を総合化した，いわゆる社会サービスの導入とその展開が重要な政策課題として登場してきたと言える。

　ところで，社会サービスの導入と展開に関わって，もう一つ重要な課題として登場したのが，その社会サービスの提供に必要な多様な担い手の確保である。同じく1986（昭和61）年白書と翌年の1987（昭和62）年白書にその課題が明確に指摘されている。少し長い文章であるが，重要な文脈なのでそのまま引用しておきたい。

　　社会サービスの性格がかつての救貧的，選別的な性格から一般的，普遍的な性格を有するサービスへという歴史的な変容過程にあるとも言え，例えば，福祉サービスについては，行政による一方的なサービス提供の形式から，ニードを有する者がサービスを利用するという供給方式への流れと言い換えることができる。また生活水準の向上等に伴い，画一的なサービスからきめ細かなより質の高いサービスへとニードが高度化しつつあるが，サービスの種類によっては市場機構が適切に機能すれば，むしろ民間部門の方が公的部門よりも多様なニードにより適合したサービスを安価に供給できる可能性も生まれつつある。……社会サービスは国民の日常生活の基盤を成すサービスであるところから，身近なところにサービスの供給主体があり，ニードに応じてきめ細かくサービスを提供できるシステムづくりが必要とされる［1986（昭和61）年白書：36-37］。

　　『質の高い社会サービスの安定的供給』が，今後の社会保障の大きな課題であり，そのためには，1．保健，医療，福祉の各種サービスが個別に供給されるのではなく，全体が統合化（インテグレート）され，相互に連携のとれたサービスを供給すること。2．全国画一的なサービスではなく，住民のニードに応じた地域主体の『コミュニティサービス』を提供すること。3．公的部門に加え，民間サービスの積極的な活用を図ることにより，公的部門と民間部門の役割分担を明確にした上で，供給主体を多元化し，幅の広いサービ

60

スを供給すること。また，民間サービスの質を確保するとともに，利用者の信頼をそこなうような過度の利潤追求に陥ることのないよう十分配慮することなど施策の基本的見直しが必要である［1987（昭和62）年白書：19］。

　この引用文を整理すると，第一に，長寿・高齢化社会において必要とされる社会サービスに関しては，従来の選別的な提供ではなく普遍的な提供が求められていること，第二に，それによって対応すべきニーズが多様化・高度化したため，行政による全国画一的で一方的なサービス提供ではなく，国民の身近なところにある地域でそのニーズに応じたサービス提供が求められていること，第三に，地域における実際のサービス提供にあたり，公的部門だけでなく民間部門を活用した多様な担い手の確保とそれによる幅広いサービスの提供が求められていることとまとめることができる。

　詳しい説明は省くが，このような課題設定のもとで，1987（昭和62）年白書では，「社会保障を担う人々——社会サービスはこう展開する」というサブタイトルを設定し，第1章「社会保障を担う人々」で，「高齢化社会から超高齢化社会へという社会状況の下で，保健・医療サービスだけでなく，介護サービスについても需要の増大が見込まれるところであり，超高齢化社会を支える社会保障マンパワーの量の拡大と質の向上が今後の社会保障施策の大きな課題である」［2］と指摘した後，第1節「国民生活の変容と社会保障ニードの変化」，第2節「社会保障マンパワーの現状と特質」，第3節「社会サービスの拡充と新しいマンパワー像」という構成のなかで，社会サービスの導入の必要性とそれを提供する多様な担い手，具体的には，公共部門とともに個人，家族，地域，職場，市場などの民間の役割の重要性と現状および今後の課題について本格的な考察が行われている。[5]

　以上のような改革課題が登場したとはいえ，1980年代に社会サービス分野における改革展開とその成果が明確にみられたとは言えない。長寿・高齢化の進展に伴う社会サービスの本格的な展開は，ゴールドプランや新ゴールドプラン，そしてそれを踏まえた介護保険制度の導入など，1990年代以降になるので，実

第Ⅰ部　社会保障制度の形成と展開

際の改革の展開とその成果は次章以降で確認することとしたい。ここでは，以上を踏まえ，1980年代半ば以降，年金や医療を中心として従来の社会保障制度の抑制を強調した1980年代前半までの状況とは異なって，長寿・高齢化の進展にともなうニーズの増加と多様化，そしてそれに対応するための社会サービスの導入とそれを提供する多様な担い手の確保が，社会保障制度の重大な改革課題として登場してきたということで，1980年代後半における社会保障制度の展開をまとめておきたい。

3　考察——1980年代白書を総括する

（1）社会保障制度改革の始まり

　以上，厚生白書を通じてみてきた，社会保障制度をめぐる1980年代の状況をまとめると次のようになる。

　まず，本文では明確に言及していないが，1970年代までの状況と比べて，1980年代の最も大きな特徴として指摘しなければならないのが，社会保障制度が対応すべき問題が，かつての現役世代問題＝失業・貧困問題から高齢者世代問題＝従属人口問題へと変わったことである。戦後，敗戦による深刻な社会経済的な混乱のなかで整備され，1960〜70年代を通じて拡大してきた社会保障制度は，主に現役世代の失業・貧困問題への対応のためのものであった。1950年代半ばから20年近く続いた高度経済成長のなかで，現役世代の失業や貧困問題がある程度解決されたが，今度は，高齢化が新しい社会問題として登場し，それに対する社会保障制度の改革が求められるようになったのである。

　次に，本文で指摘したように，高齢化と言っても一様ではなく，1980年代の前半には主に高齢化が，後半には主に長寿化が社会保障制度の改革をめぐる重要な文脈となっていた。具体的に言えば，その高齢・長寿化のなかで，前半においては，高齢化に随伴する財政負担への懸念が浮き彫りにされ，年金や医療など従来の社会保障制度の抑制が行われたが，後半になると，高齢期の長期化つまり長寿化にともなうニーズの増加と多様化に対応するための，社会サービ

62

スを中心とした新しい社会保障制度の導入が試みられた。

　最後に，一つ付け加えるならば，社会サービスの導入と展開にかかわって，政府だけでなく，それ以外の多様な担い手の役割が注目されたことも指摘しておきたい。戦後における社会保障制度の成立と拡大過程において，その重要な原則の一つとして「公的責任」であったことは周知の通りである。しかしながら，1980年代後半となり，従来の社会保障制度とは異なる社会サービスを中心とした新しい制度の導入が求められるようになると，その担い手として，政府とともに，個人，家族，地域，職場，市場などの民間の役割が強調された。そこには，高度経済成長の終焉によって政府の財政負担増が困難となった側面とともに，社会サービスの性質上，政府による一方的かつ一括的な給付より，利用者の多様なニーズに合わせた多様なサービスの提供が望ましいという側面があったと思われる。

　1980年代には，以上のような状況のなかで，社会保障制度の改革が求められ，様々な改革政策が開始されることになったとまとめることができる。

（2）「我が国独自」社会保障制度の構築？

　最後に，白書のなかでは明確な認識も説明もないが，1980年代は，日本の社会保障制度あるいは福祉国家のあり方を考える際に，重要な転換点であったことを指摘しておきたい。

　福祉国家の国際比較のなかで，しばしば日本は，「男性は稼ぎ手，女性はケアの担い手」（居神 2003）というモデルを内在した，いわば「家族主義」福祉国家と特徴づけられる（新川 2009；落合ほか 2010；辻 2012；鎮目・近藤編 2013；安ほか 2015）。多くの研究者が指摘しているように，日本の福祉国家においてその「家族主義」が確固たるものとして定着したのが1980年代である（大沢2010；落合ほか 2010など）。紙幅の関係上，詳しい説明は省くが，1980年代に日本政府は，「当時の欧州諸国とは正反対のジェンダー政策を選択」（落合ほか2010：7）し，共働き世帯に比べて男性稼ぎ世帯を優遇する各種社会保障改革や税制改革を行うことによって，「家族主義」が定着することになったと言える。

第Ⅰ部　社会保障制度の形成と展開

　白書に読み取れる当時の状況との関連で言えば，オイルショックをきっかけ
に高度経済成長が終わり，1980年代の安定成長のなかで，それまでの西欧先進
国へのキャッチアップの時代が終わったという認識を言い出しつつ，「我が国
独自」の道が強調されていることが注目に値する。その「我が国独自」の道の
具体的な中身について，白書では明確な説明がないが，上記のような従来の
様々な研究を参照すると，それは「家族主義」にほかならない。この点を念頭
に置きながら，1980年代の白書を吟味すると，社会保障制度をめぐる1980年代
の新たな状況が浮かび上がるであろう。この点についての検討を今後の重要な
課題として指摘し，ここで本章を閉じることにしたい。

　注
⑴　1980（昭和55）年，1981（昭和56）年白書は「発表に際して」となっているが，
　　1982（昭和57）年から1989（平成元）年白書までは「刊行にあたって」となっている。
⑵　「国際障害年」（1981年）を記念して発刊されたもので1981（昭和56）年白書は，
　　本章で取り上げないこととする。
⑶　たとえば，1980（昭和55）年白書の総論「はじめに」には，次のように書かれて
　　いる。「経済の安定成長路線への転換によって社会保障の財源確保は，次第に厳し
　　くなることを覚悟しなければならならず，また，従来の既得権に過度に執着したり
　　高い給付と低い負担のみを求めようとすれば，社会保障制度の崩壊を招くことにな
　　ろう」[5‐6]として，社会保障制度の持続的な拡大への懸念を強く表している。
　　同様の文脈で1982（昭和57）年白書においても，「安定成長が定着しパイがそれ程
　　増加しない時代においては，国民所得のどれだけを社会保障にまわすかという分配
　　の問題が中心となってきた」[6]という指摘，「経済成長率の低下が安着し，負担
　　の限界も懸念されて」[6]きたという指摘，また1983（昭和58）年白書において
　　も「安定経済成長の時代に入って，このままでは国民の負担能力の限界を超えるの
　　ではないかとの懸念が生じている」[12]という指摘がみられている。このように
　　1980年代初頭から，これまで拡大一辺倒であった社会保障制度に歯止めをかける必
　　要性を強調する指摘が頻繁に登場する。
⑷　長寿・高齢化社会における人々のライフスタイルの変化について，最初に指摘が
　　みられたのは，「人生80年時代の生活と健康を考える」というサブタイトルの1984
　　（昭和59）年白書である。本篇の「はじめに」において「長い人生を前提としたさ
　　まざまな準備が必要となってくる」[1]と述べた後，第1章第1節で「人生80年

64

第4章　社会保障制度改革の始まり

時代とライフサイクルの変化」という項目を設け，長寿化によって人々のライフス
タイルが大きく変化したことを強調している。つまり「単線型から複線型へのライ
フスタイルの変化」［8］であり，かつての「男性は仕事にあけくれ，女性は子育
て」という時代は終わり，とくに高齢期の長期化による多様な活動とそれに対す
る「積極的な対応が社会保障，教育，雇用等の分野で求められている」［8-9］と
指摘している。

(5) 合わせて，1988（昭和63）年白書（サブタイトル：新たな高齢者像と活力ある長
寿・福祉社会をめざして）や1989（平成元）年白書（サブタイトル：長寿社会にお
ける子ども・家庭・地域）においても，ほぼ同様の文脈で，社会保障制度の改革課
題が提示されていることも指摘しておきたい。

参考文献

安周永・林成蔚・新川敏光（2015）「日韓台の家族主義レジームの多様性」新川敏光
編『福祉レジーム』ミネルヴァ書房，7-34頁。

居神浩（2003）「福祉国家動態論への展開」埋橋孝文編著『比較の中の福祉国家』ミ
ネルヴァ書房，43-68頁。

大沢真理（2007）『現代日本の生活保障システム』岩波書店。

落合恵美子・阿部彩・埋橋孝文・田宮遊子・四方理人（2010）「日本におけるケア・
ダイアモンドの再編成」『海外社会保障研究』170，4-19頁。

鎮目真人・近藤正基編（2013）『比較福祉国家』ミネルヴァ書房。

新川敏光（2009）「福祉レジーム変容の比較と日本の軌跡」宮島洋・西村周三・京極
高宣編『社会保障と経済1 企業と労働』東京大学出版会，29-51頁。

辻由希（2012）『家族主義福祉レジームの再編とジェンダー政治』ミネルヴァ書房。

■コラム⑤　「人生50年」時代から「人生80年」時代へ

　高齢化社会のなかで，1984年に日本の女子の平均寿命（＝0歳児の平均余命）が
初めて80歳を超え，日本は世界一の長寿国となった。第二次世界大戦前の日本人の
平均寿命は50歳未満であり，男女ともに50歳を超えたのは1947年のことであった。
つまり戦前から長らく日本では「人生50年」と言われてきた。その後高度経済成長
の実現や社会保障制度の整備，医療技術の進歩などによって個々人の寿命が大きく
伸び，1980年代に平均寿命が80歳を超えるに至った。こうしてこれまで言われてき
た「人生50年」は，「人生80年」に置き換えられ，「人生80年」時代と言われるよう
になった。人類長年の夢を事実上叶えたのである。

第5章

少子高齢化対策の新展開
—— 1990年代 ——

金　成垣

1　社会保障制度をめぐる1990年代の状況

（1）社会経済的状況の変化

　1990年代には，高齢化および長寿化の進展のなかで1980年代に始まった社会保障制度の改革がさらに本格的に展開されることになる。

　前章で指摘したように，1980年代の社会保障制度の展開にみられた最も重要な特徴は，社会保障制度が対応すべき問題が，現役世代問題＝失業・貧困問題から高齢者世代問題＝従属人口問題へと変容したことである。戦後，日本社会に深刻な危機をもたらした大量失業・貧困問題は，1950年代半ばからの高度経済成長と社会保障制度の整備によって大きく改善されるが，1970年代には，高齢化が新しい社会問題として登場し，それへの対応が社会保障制度の重大な課題になった。その過程で，現役世代の失業・貧困問題に対応するためにつくられた社会保障制度が高齢者世代の生活問題に適切に対応できず，そこで制度改革が求められるようになったのである。

　それにより拍車をかけたのが，1990年代に入って新しく登場した少子化問題である。周知の通り，日本で少子化が深刻な社会問題として認識されたのは，1989年の合計特殊出生率が丙午の年であった1966年のそれを下回る1.57であることが判明した1990年のことであり，「1.57ショック」といわれた。「1.57ショック」をきっかけに少子化が認識され，対策が徐々に始まったものの，1990年には1.54，1993年には1.46，1996年には1.43，1999年には1.34へと，1990年代

67

第Ⅰ部　社会保障制度の形成と展開

を通じて出生率は持続的に低下した。この少子化が，1970年代から始まった高齢化の進展をより加速化させる要因となり，いわゆる少子高齢化が言われるようになった。この少子高齢化のなかで，従属人口問題への対応という1980年代に始まった社会保障制度の改革がより本格的に展開されることになったのである。

　1980年代，とくにその後半からの制度改革の動きをみると，何より，高齢者世代の生活問題に対応するために，従来の所得保障制度とは異なり，社会サービスを中心とした新しい制度導入が試みられていた。1990年代の少子高齢化は，その延長線上で，社会サービスのさらなる拡充を促す要因として働くことになったが，その具体的な中身においては明確な違いもみられた。すなわち，1980年代には，高齢化といっても長寿化に焦点が置かれたとすれば，1990年代には少子化に焦点が置かれた。そのため，1980年代にはもっぱら高齢者のニーズに対応するための制度導入を求められたのに対して，1990年代には，それに加え，子どもと子どものいる若年層のニーズに対応するための新しい制度導入が試みられるようになった。その意味において，1980年代に始まった社会保障制度の改革は，1990年代に入って新しい展開をみることになったと言える。

　いずれにせよ，以上のようにして，1990年代は，少子高齢化を大きな背景としながら，社会サービスを中心とした新しい制度導入のための改革が展開されることになるが，その改革をめぐる環境的条件が良好ではなかったことも指摘しておかなければならない。すなわち，1990年代初頭にバブル景気が崩壊し，その後，「失われた10年」と言われる低成長期に入ったことが，少子高齢化に対応するための新しい制度導入を抑制する圧力となった。1980年代と同様，1990年代においても，一方では，少子高齢化のなかで新しい制度導入の動きが試みられながらも，他方では，低成長時代のなかで制度の拡大を抑制する動きが強くなり，このベクトルの異なる2つの圧力のなかで社会保障制度の改革が展開されることになる。

（2）分析の焦点

　1990年代における社会保障制度の改革をめぐる以上のような状況をまとめてみると，次の３つの側面として整理することができる。まず，(1)1980年代に引き続き，高齢者世代のための社会サービスのさらなる拡大を求める側面，次に，(2)1990年代の新しい動きとして子どもと子どものいる若い世代のための新しいサービスの導入を求める側面，最後に，(3)それらを含む社会保障制度全体をめぐる環境的要因として，低成長時代の到来による制度の拡大を抑制する側面である。

　これらの諸側面は，前章で分析した1980年代の動きとおおむね似ている。その意味において，1990年代は1980年代の延長線上でとらえられる。しかしながら，その具体的な中身をみると，異なる側面も明確であり，そこに21世紀に向けての1990年代の新しい動きを見出すことができる。

　以下，第２節においては，1980年代との連続と断絶を意識しながら，上の３つの側面に焦点をあてて1990年代の白書を読み，当時，社会保障制度の改革をめぐる政策的文脈がいかにとらえられていたのか，そして実際にどのような改革が展開されていたのかを検討する。それを踏まえ第３節においては，1990年代の社会保障制度の改革展開に見られる主な特徴を示し，それについての考察を行う。これを通じて，日本の社会保障制度の歴史的展開における1990年代の意味を明らかにすることが，本章の目的である。

2　1990年代における政策的文脈と改革展開

（1）高齢化とゴールドプランの展開

①　さらなる高齢化の進展

　1990年代に入って少子化が新しく注目されることになったとはいえ，1990年代全体を通じて1980年代に引き続き高齢化および長寿化への対応が社会保障制度の重要な課題となっていた。1990年代初頭の1991（平成３）年白書は，まさに1980年代後半からの続きであったといえる。同年白書の「刊行にあたって」

第Ⅰ部　社会保障制度の形成と展開

には次のようなことが述べられている。

　来たるべき21世紀には，かつて経験したことのない高齢社会を迎えることに
なりますが，国民誰もが，生涯を通じて健やかで安心し，生きがいをもって
暮らせるよう，社会経済の変化に応じて，社会保障政策の舵取りをしていく
ことが必要である。こうした観点から，国民生活の基盤としての社会保障施
策の充実に向けてできるかぎりの努力を行っているところです［1991（平成
3）年白書：厚生白書の刊行に当たって］。

　この内容はたしかに，「長寿社会に向けて選択する」というサブタイトルの
1985（昭和60）年白書，「未知への挑戦——明るい長寿社会をめざして」という
サブタイトルの1986（昭和61）年白書，「新たな高齢者像と活力ある長寿・福祉
社会をめざして」というサブタイトルの1988（昭和63）年白書，「長寿社会にお
ける子供・家庭・地域」というサブタイトルの1989（平成元）年白書など，前
章で取り上げた1980年代後半の白書とほぼ同様の時代認識であると言える。
　その時代認識とともに，1991（平成3）年同年白書で出された長寿化にとも
なうニーズの増加および多様化への対応についての政策課題も，1980年代の連
続線上でとらえられる。社会サービスの多様な担い手の確保という課題である。
「刊行にあたって」の上記の引用文に続く文章にそれが明確に現れている。

　近年，社会保障分野においても，公的サービス以外の民間の活動が目立って
きています。国民の需要が，より高度で多様なものになってきていることに
対応して，有料老人ホーム，在宅サービスなどの市場が拡大しており，今後
の健全な発展が期待されています。また，高齢者の介護などを身近な問題，
自分自身の問題としてとらえて，個人がボランティア活動をしたり，企業が
社会貢献活動に取り組んだりする社会参加の動きが活発になっています。今
後とも公的施策を充実すべきであるのはもちろんのことですが，民間サービ
スやボランティア活動などがさらに広がっていけば，いろいろなサービスの

70

第**5**章　少子高齢化対策の新展開

選択肢が提供され，また，各人が相互に助け合い支え合う新しい福祉社会の展望を開けてくると思います［1991（平成3）年白書：厚生白書の刊行に当たって］。

　これは，社会サービスの多様な担い手の重要性を強調した1987（昭和62）年白書（サブタイトル：社会保障を担う人々——社会サービスはこう展開する）の見解と一致していると言ってよい。1991（平成3）年白書では，以上のような趣旨のもとで，「広がりゆく福祉の担い手たち——活性化する民間サービスと社会参加活動」をサブタイトルとして設定し，社会サービスの多様な担い手に着目している。第1編第1部第3章では「民間サービス」，第4章では「福祉公社等住民参加による福祉サービス」，第5章では「ボランティア活動」，第6章では「企業の社会貢献活動（フィンランソロピー）」を取り上げ，これまでの展開と現状，今後の活性化に向けての課題を検討している。

　1990年代の白書のなかで，このように1980年代に引き続く高齢化，とくに長寿化への対応の課題が明確に指摘されたのは，1991（平成3）年白書であり，それ以降，社会サービスの導入とその多様な担い手の確保といった長寿化への対応課題が，メインテーマとして登場する白書は見当たらない。とはいえ，高齢化および長寿化に対する問題関心は，1990年代の白書で散見される。

　たとえば，1995（平成7）年白書は，「医療——『質』『情報』『選択』そして『納得』と」というタイトルにみられるように，高齢者のみならず，国民一般の生活や病気とそれを対象とした医療サービスや医療保障の問題を扱っているが，そのなかで，「平均寿命の伸びは次第に鈍ってきており，後期高齢者が増大する中で死亡数はこのところ毎年増えてきている。また，生活の変化や高齢化が進むなかで，がん，心疾患，脳血管疾病といった成人病の患者の状態も変化してきている」［5］ということを強調し，高齢者の病気および医療問題に着目している。

　「『健康』と『生活の質』の向上をめざして」というサブタイトルの1997（平成9）年白書においても，高齢者世代に限らず，国際的な感染病とともに，現

71

第Ⅰ部　社会保障制度の形成と展開

代社会に広くみられる生活習慣病や心の病気に着目しているが，とくに生活習慣病の広がりの背後にある高齢化の進展に関して強く認識していることが読み取れる。すなわち，同年白書の「刊行にあたって」をみると，「高齢化の進行に伴い，介護の問題などが深刻化してきています。……高齢社会においては，平均寿命がどれだけ伸びたかということのみでなく，健康で生きがいのある自立した生活を高齢者が送ることができるようにしていくことが，厚生白書の基本的な目標になります」［2］と述べつつ，高齢化への対応が重要な政策課題であることを明確に指摘している。それを反映する形で，第1編第1部第2章「生活習慣病」では，高齢化および長寿化との関連で，日本の疾病構造の変化やその特徴および予防のための生活習慣の改善など対策の課題が具体的に検討されている。

　以上のように，1990年代の白書をみると，1980年代における社会保障制度の改革を牽引した高齢化および長寿化が依然として重要なキーワードとして登場し，以下でみるように，それが実際の対策展開としてつながっていく。

②　ゴールドプランの展開と介護保険の創設

　高齢化および長寿化に対応するための対策として，1990年代に行われた最も代表的なものが「高齢者保健福祉推進十か年戦略」，いわゆるゴールドプランの策定とその展開を踏まえたうえでの介護保険制度の創設である。これについては，本書の第Ⅱ部第4章で詳しく扱っているため，ここではその概況を簡単に紹介することにとどめたい。

　そもそもゴールドプランは，1989年12月に，「高齢者の保健福祉の分野における在宅福祉，施設福祉等の次の事業について今世紀中に実現を図るべき十か年の目標を揚げ，これらの事業の強力な推進を図る」［1989（平成元）年白書：53］ことを目的として策定された。その「次の事業」とは，「1市町村における在宅福祉対策の緊急整備，2『ねたきり老人ゼロ作戦』の展開，3在宅福祉等充実のための『長寿社会福祉基金』の設置，4施設の緊急整備，5高齢者の生きがい対策の推進，6長寿科学研究推進十か年事業，7高齢者のための総合的な福祉施設の整備」［同］であった。

第**5**章　少子高齢化対策の新展開

　上記の「広がりゆく福祉の担い手たち——活性化する民間サービスと社会参加活動」をサブタイトルとする1991（平成3）年白書では，福祉の多様な担い手のうち，政府の役割として，1990年代におけるゴールドプランの積極的推進を強調している。とくに，「ホームヘルパー，ショートステイおよびデイケアサービスを柱とする在宅福祉対策や，特別養護老人ホーム，老人保健施設等の施設対策」[22] が重点対策として取り上げられ，それらの対策が本格的に展開されることとなった。

　1991（平成3）年白書をはじめとして，その後毎年の白書ではゴールドプランの進行状況と課題を検討している。そのなかで，1994年は，ゴールドプランが始まって5年目を迎えた年であり，同年白書では，これまでのゴールドプランの総括をし，その課題を踏まえた新ゴールドプランを策定することになった。その経緯を概略的に述べている文章を紹介する。

　ゴールドプランの策定，実施により，高齢者保健福祉サービスは，概ね順調にその基盤整備が図られてきた。しかし，全国の地方公共団体が自らの行政サービスの目標を設定するために策定した老人福祉計画により，全国に必要となるサービスの総量が明らかになると，ゴールドプランを大幅に上回るサービス量の整備の必要性が明白となった。また，ゴールドプランの策定後，老人訪問看護や福祉用具の開発普及などの新たな施策が展開されるとともに，痴呆性老人対策の総合的実施など，新たに対応していくべき課題も生じてきた。……また，平成6年3月28日には，厚生大臣の懇談会である『高齢社会福祉ビジョン懇談会』において『21世紀福祉ビジョン——高齢社会に向けて』と題する報告書が提出され……介護施策の充実については，ゴールドプラン策定当初との事情変更に応じて，ゴールドプランの見直しにより，目標水準の引き上げを行うとともに，質的にも充実して，介護基盤の緊急整備を図っていく必要があるなどの提言が行われた。（これをふまえ）ゴールドプランを全面的に見直し，平成6年12月『新ゴールドプラン』が策定され，7年度より実施されることとなった [202]。

73

第Ⅰ部　社会保障制度の形成と展開

　このようにして，1995年には新ゴールドプランが始まるが，引用文のなかの
「21世紀福祉ビジョン」では，新ゴールドプランとは別に，21世紀に向けた新
しい介護システムについて「国民誰もが，身近に，必要な介護サービスをスム
ーズに手に入れるシステム」［1996（平成8）年白書：113］の構築の必要性を提
起したことが注目に値する。その基本的な視点は，「高齢者の介護に必要な医
療・福祉の総合的なサービス」「専門家の助言を得ながら，高齢者本人が選べ
るサービス」「多様なサービス提供機関の健全な競争による質の高いサービス」
「介護費用の国民全体で公平に負担ができるシステム」「施設・在宅を通じて費
用負担の公平化を図られるシステム」［113］であった。1994年3月に提案され
たこの新しい介護システムの提案を受けて，1994年9月には社会保障制度審議
会・社会保障将来像委員会第2次報告で，介護保険制度の創設が提唱され，そ
の後，様々な検討が進められ，1996年11月には介護保険法案が国会に提出され
た。その後の審議を経て，翌年の1997年12月に同法案が国会で成立するに至っ
た（2000年実施）。

　1989年にスタートしたゴールドプランの策定の背景とその内容，その後の同
プランの展開過程と介護保険法案の成立までの経緯については，1997（平成9）
年白書と1998（平成10）年白書で詳しく取り上げている。とくに1998（平成10）
年白書では，法成立を踏まえ次のように述べている。

　　平均寿命が短かった時代とは異なり，介護の問題は今や国民の誰にでも起こ
　　り得る問題となっている。また，介護期間の長期化，介護者の高齢化などに
　　より，家族だけで介護負担を担うことは不可能に近い。介護を社会的に支え
　　る仕組みが必要である［112］。

　いわゆる「介護の社会化」のための介護保険制度の創設といえる。1980年代，
とくにその後半から始まった高齢化および長寿化に対応するための，社会サー
ビスを中心とした新しい制度導入の動きが，1989年のゴールドプランから始ま
り，その1990年代の展開を経て，介護保険制度の創設に至ったのである。1980

年代から高齢化および長寿化に対応するために始まった社会保障制度改革が，介護保険制度の創設をもってここで一段落したと言ってよいであろう。

（2）少子化とエンゼルプランの展開

① 少子化問題の登場

「1.57ショック」が言われたのは1990年であるが，厚生白書で少子化という言葉が初めて登場するのは，1993（平成5）年白書である。同白書では，「未来をひらく子どもたちのために——子育ての社会的支援を考える」というサブタイトルを付け，その「刊行にあたって」において次のように述べられている。

> 我が国は，急速な少子化，高齢化の進展に伴い，21世紀前半には未だ経験したことのない本格的な少子・高齢化社会を迎えます。……今回の白書においては，メインテーマとして子どもをめぐる問題をとり上げておりますが，これは，高齢化への対応と並んで，厚生行政のいわば車の両輪ともいうべき重要な課題であると考えたからである［1993（平成5）年白書：厚生白書の刊行に当たって］。

1980年代に引き続き高齢化への対応が重要な課題として取り上げられながらも，長寿化との関連ではなく，少子化との関連で高齢化が言及されていることが，この1993（平成5）年白書から読み取れる1990年代の新しさである。実際，1990年代を通じてほぼ毎年の白書のサブタイトルと「刊行にあたって」においては，少子高齢化がキーワードあるいは重要な背景として登場している。そのすべてを丁寧に紹介する余裕はないため，ここでは，少子化をメインテーマとして取り上げ，それをめぐる社会経済的状況を詳細に検討している1998（平成10）年白書を中心に，当時，少子化の原因と現状についてどのようにとらえられていたかを少し詳しくみてみたい。

「少子社会を考える——子どもを産み育てることに『夢』を持てる社会を」というサブタイトルを付けた1998（平成10）年白書の「刊行にあたって」にお

第 I 部　社会保障制度の形成と展開

いて，少子化の原因とそれが及ぼす影響について次のように述べられている。

　　昭和50年代以降，我が国は，晩婚化の進行などを背景として，出生率の低下
　　とともに子どもの数が減り続け，『少子化』が急速に進んでいます。21世紀
　　の半ばには，総人口は今より約 2 割減少するとともに，国民の約 3 人に 1 人
　　が65歳以上となることが見込まれており，今後，人口減少と高齢化が同時に
　　進むというこれまで経験したことのない時代を迎えることが予測されていま
　　す。このような少子化の進行は，将来の我が国の経済社会に様々な深刻な影
　　響を及ぼすことが懸念されています［1998（平成10）年白書：厚生白書の刊行に
　　当たって］。

　以上のような状況認識のもとで，同年白書の第 1 部「少子社会を考える」で
は，少子化の推移と展望を踏まえたうえで，少子化の原因とそれが及ぼす影響
について詳細な検討が行われている。
　まず，少子化の主な原因としては，何より晩婚化が注目され，その背景とし
て，「 1 ．雇用者化，生活空間の郊外化が，母親に子育て負担を集中させた」
「 2 ．仕事と家事・育児の両立を志向する女性には，極めて負担が重かった」
「 3 ．専業主婦にとっても，結婚の実現は『優雅』なものではなかった」「 4 ．
学（校）歴偏重社会は，母親にも大きな負担をもたらした」「 5 ．結婚に積極
的な夢や希望を感じられなくなってきた」「 6 ．男性にとっても結婚は急ぐ必
要のないものになっている」「 7 ．画一的・固定的な社会の状況が結婚や過程
の魅力をなくし，子育ての負担感を増やしてきたのではないか」［30-36］とい
う 7 つの要因が，その背後にある社会経済的変化についての分析とともに詳し
く検討されている。
　次に，少子化がもたらす影響としては，何より人口減少社会の到来が着目さ
れ，その経済的な影響と社会的な影響についての検討が行われている。経済的
な影響に関しては，「労働力人口が減少する」「経済成長を制約するおそれがあ
る」「現役世代の負担が増大する」「現役世代の手取り所得が低迷する」［10］

などといったことが指摘され，社会的な影響に関しては，「家族の形態が多様化し，家族概念そのものが変化することも予想される」「子どもの健全な成長への影響が懸念される」「住民に対する基礎的なサービスの提供が困難になることが懸念される」「地域社会が担ってきた国土資源管理等の役割が維持できなくなるおそれがある」[12] などが指摘されている。

　以上のように，1990年代には，1980年代までみられなかった少子化という新しい問題が登場し，その原因とそれがもたらしうる社会経済的な危機が注目され，解決に向けての議論が活発に行われることとなった。それに基づいて実際の対策も展開していく。

②　エンゼルプランの策定と少子化対策の展開

　「1.57ショック」以降，数年間の検討を踏まえ，1994年にはじめての具体的な対策として「今後の子育て支援のための施策の基本的方向に向けて」が打ち出された。これが，いわゆる「エンゼルプラン」と呼ばれたものである。このエンゼルプランの後，少子化対策という名のもとで出生率の回復を目的とする様々な施策が展開されることとなる。少子化対策については本書の第Ⅱ部第5章で詳しく検討しているため，ここではその概況を簡単に紹介することにとどめたい。

　エンゼルプランでは，子育てを夫婦や家庭だけの問題としてとらえるのではなく，国や地方公共団体をはじめ，職場や地域社会を含めた社会全体で子育てを支援していくことが目標とされ，その子育ての社会的支援を総合的かつ計画的に推進するために，今後10年間に取り組むべき基本的な政策方向性が定められた。その方向性としては，「ア，子育てと仕事の両立支援の推進，イ，家庭における子育て支援，ウ，子育てのための住宅および生活環境の整備，エ，ゆとりのある教育の実現と健全育成の推進，オ，子育てコストの軽減」[1996（平成8）年白書：136] が取り上げられた。そしてその方向性の具体化のために，1995〜99年の5年間緊急に整備すべき保育対策の基本的枠組みとして，「緊急保育対策等5か年事業」が策定され，低年齢児（0〜2歳児）保育，延長保育，一時的保育，乳幼児健康支援デイサービス事業，放課後児童クラブ，多機能化

第Ⅰ部　社会保障制度の形成と展開

保育所，地域子育て支援センターなどが重点施策として展開されることとなった。

　もちろん，それらの施策が少子化の改善にすぐ効果があったとは言えない。冒頭で述べたように，エンゼルプランをはじめとして様々な少子化対策が展開されるようになったあとも，出生率は改善されずむしろ落ち続けていくような状況がみられたからである。1996（平成 8）年白書は，そのような状況を認識し次のように述べている。

　　平成に入って以降，子育てや保育施策のあり方については幾度となく検討が
　　重ねられ，エンゼルプランの策定という形で具体的な施策も実現しつつある。
　　しかし，我が国の出生率が回復するきざしはいまだみられず，出生率の低下
　　にどう対応するかが大きな課題となりつつある［139］。

　このような状況認識および問題意識を踏まえて，少子化をメインテーマとして1998（平成10）年白書が企画されたと思われる。上記のように，同年白書では，少子化の推移と展望，そしてその原因とそれがもたらす経済的および社会的影響についてふれたあと，その少子化の解決あるいは改善に向けての対策が積極的に検討されている。

　同年白書では，少子化対策の基本的な方向性として，21世紀の日本社会を「男女が共に暮らし子どもを産み育てることに夢を持てる社会」［218］にすることが強調され，そういった社会の全体像に関しては，「いろいろな役割を持つ自立した個人が，相互に結びつき，支え合い，『家庭，地域，職場，学校』といった生活に深く関わる場に多様なかたちで関わっていけるような社会」と想定している。

　その社会に向けて，それぞれの役割については次のように指摘している。すなわち，まず家庭に関しては，「家族内の個人が自立し，それぞれの生き方を尊重する中で，お互いを支え合えるようになれば，家族は潤いの感じられるものとなり，子育てに喜びを感じることのできるものになるだろう」［218］，次

78

に地域に関しては，「生活圏にあったまちづくりにより，地域社会に新たな共同性が生まれると，地域による子育て支援力が増し，親たちの子育ての負担が軽減され，子育ての喜びが増していくだろう」[219]，さらに職場に関しては，「職場における新規学卒採用の偏重と年功序列型賃金制度の見直し」[220]，また「職場優先の企業風土の是正と多様な働き方の適切な評価により，男性も女性も家庭や地域での生活と両立する働き方ができるようになるだろう」[219]，最後に学校に関しては，「学校教育における多様化・流動化の動きによって，就業や就学と子育てが両立する人生をより柔軟に設計できるようになる」[220] とするとともに，「過度の受験競争が是正され，親子関係がより多面的なものとなり，教育に対する親の不安感も軽減されるだろう」[222] ということである。

　以上により，「家族，地域，職場，学校がそれぞれ変わっていくことで，『男女が共に暮らし，子どもを産み育てることに夢を持てる社会』の形成につながっていくことが期待される」[222] と述べられている。要するに，子育てに対して，家族，地域，職場，学校など社会の多様な主体が助け合い支え合う「子育ての社会化」が，少子化対策の重要な課題として登場したのである。

　以上の1998（平成10）年白書が，「1.57ショック」以来10年が経過した少子化問題に対して社会の関心を喚起させるきっかけとなり，エンゼルプラン後，1997年には児童福祉法の改正，1999年には新エンゼルプランの策定，2002年には「少子化対策プラスワン」の発表，2003年には「次世代育成支援対策推進法」の制定，2004年には「子ども・子育て応援プラン」の発表，2005年には「新しい少子化対策について」の発表，2007年には「子どもと家庭を応援する日本」重点戦略の発表，2009年には「子ども・子育てビジョン」の発表等々，次々と新しい対策が打ち出されていく。これら諸対策の具体的な展開や成果については，2000年代以降の白書の分析に委ねたい。ここでは，1990年代に新しい社会問題として少子化が登場し，その解決あるいは改善に向けての子育ての社会化が，社会保障制度改革の新展開をもたらす重要なきっかけとなったことを指摘することにとどめておく。

第Ⅰ部　社会保障制度の形成と展開

（3）低成長時代の到来と制度抑制の圧力

① 制度拡大と抑制の狭間で

　これまでみてきたように，1990年代は，少子高齢化の進展のなかで，一方では，介護の社会化，他方では，子育ての社会化のための新しい制度導入が強く求められるようになった時期であった。実際の政策展開に関しても，前者に関しては，ゴールドプランの策定と介護保険制度の創設，後者に関しては，エンゼルプランの策定と「緊急保育対策等5か年事業」の実施，児童福祉法の改定などが行われた。

　しかしながら，少子高齢化が新しい制度導入をもたらす要因としてのみ作用しているわけではない。1980年代の高齢化および長寿化と同様，少子高齢化に関しても，労働力人口の減少や経済活力の鈍化などが，財政負担増の困難をもたらし，それが，社会保障制度の運営に大きな影響を及ぼすことになる。しかも，冒頭で述べたように，1990年代に入って，バブル景気の崩壊と低成長時代の到来という環境的な要因が，新しい制度の導入と拡充に不利な条件となり，実際，1990年代における社会保障制度は抑制の圧力下に置かれることになったのである。

　そのような状況が明確に現れているのが，1996（平成8）年白書である。同年白書の「刊行にあたって」では次のように述べられている。少し長い文章であるが，重要なポイントが書かれているので，そのまま引用しておきたい。

　厚生行政は，今，大きな転機に立っております。21世紀を目前に控え，急速な少子・高齢化が進行する中で，新たな高齢者介護制度の創設や少子化に対応した育児支援策のあり方など厚生行政をめぐる課題は山積しております。他方，我が国の経済は安定成長へと移行しており，かつてのような経済成長は望めず，社会保障負担をいかにして適正なものとするかが大きな課題となっております。……戦後50年が経過し，我が国の社会・経済のみならず，家族の姿も大きく変容する中で，家族を社会的に支援し，個々人が自由にかつ尊厳をもって生活できるようにするためには，高齢者介護を始めとする新た

80

第**5**章　少子高齢化対策の新展開

なニーズに対応した社会保障制度の確立が求められております。経済環境の変化を踏まえ，このようなニーズに対応するためには，これまでの社会保障制度の枠組みを大胆に見直し，効率性と公平性に基づく社会保障制度を確立することが必要となります。このため，負担の問題も含め，少子・高齢化社会に対応した社会保障制度を確立するための課題を提示し，国民の皆様方の幅広い議論に供することとしております［1996（平成8）年白書：厚生白書の刊行に当たって］。

　すなわち，少子高齢化に対応するための介護の社会化や子育ての社会化の必要性を強く認識しがらも，低成長時代の到来を背景にしつつ，制度抑制の側面，つまり社会保障制度の負担の適正化を図り，効率性および公平性に基づく社会保障制度を確立することが重要な課題として指摘されている。

　同白書では，「刊行にあたって」だけでなく，第1編第1部全体を通して，少子高齢化にともなった家族の変容に着目して，戦後まで遡り日本の家族がどのように変容してきたか（第1章），それに合わせて社会保障制度がいかに展開されてきたか（第2章）を踏まえたうえで，少子高齢化に対応した新たな社会保障制度の確立に向けての提案を行っている（第3章）。この第1～3章を通じて，「家族の多様化により，多様なニーズに対応できる社会保障制度の構築が必要」［5］であることと，「安定成長の下，効率的で公平な社会保障制度の確立が必要である」と述べている。つまり，少子高齢化にともなう家族構造や機能の変容に対応するための新しい制度導入の必要性と，バブル景気の崩壊と低成長時代における制度抑制の必要性の両方が同時に強調されているのである。

② 　制度抑制の視点

　以上の1996（平成8）年白書が，新しい制度導入の必要性と制度抑制の必要性の狭間で議論が行われ，1990年代の最後の白書である1999（平成11）年白書では，「社会保障と国民生活」というサブタイトルを付け，国民の生活との関連で戦後における社会保障制度の歴史的な展開を網羅的に検討しながら，21世紀に向けての社会保障制度の「長期的な持続可能性」を重視する視点がより前

第Ⅰ部　社会保障制度の形成と展開

面に出された議論が展開されている。とくに第1編第1部序章にその視点が明確に現れている。

　序章は，社会保障制度の歴史的な展開を解説したあと，「社会保障制度に対する不安が高まっているのはなぜか」［5］という問いを設定し，その主な原因として，バブル崩壊後の低成長時代のなかで社会保障制度の負担が大きくなっていること，そして，高齢者世代が増え続ける社会において，社会保障制度を支える現役世代の負担が大きくなっていることが強調されている。そのような状況を背景にしながら，第3章「我が国の社会保障制度はどのような水準に到達しているか」［96］では，日本の現状を検討し，続く第4章「社会保障は今後どのような方向に向かうのか」においては，日本に先立って「人口の高齢化と経済基調の変化の中で，社会保障と経済・財政との調和を図るために，社会保障制度の見直し・調整が行われている欧米諸国の最近の動向」［154］を検討している。それを踏まえ，社会保障制度改革のためのいくつかの視点を出している。それを簡潔にまとめれば，「国民経済面からみて大きな規模となってきた社会保障各制度の効率化」［6］を追求し，「世代間の給付と負担の見直し等を通じて社会連帯意識の再構築を目指す」［7］必要があることが，「21世紀の社会保障に向けて」［6］の基本的な方向性として強調されていると言える。

　このような方向性に基づく本格的な改革展開は，2000年代以降，とくに小泉内閣の時期であり，その具体的な状況についても，次章以降で確認することにしたい。ここでは，以上を踏まえ，1990年代以降，少子高齢化の進展のなかで，介護の社会化や子育ての社会的支援とかかわる新しい制度導入が試みられながらも，それが，以上のような制度抑制の圧力のなかで行われてきたことを確認することで，1990年代における社会保障制度の全体的な展開をまとめておきたい。

3　考察——1990年代白書を総括する

（1）少子高齢社会対策への転換

　以上，白書を通じてみてきた社会保障制度をめぐる1990年代の状況を，1980

年代と対比しながらまとめると次のようになる。

　まず，1980年代が，高齢化および長寿化のなかで，それまでの現役世代問題＝失業・貧困問題から高齢者世代問題＝従属人口問題へと変わった時期であったとすれば，1990年代は，少子高齢化のなかで，その従属人口問題として，高齢者世代に加えて，子どもと子どものいる世代の生活問題が浮き彫りになった時期であった。そのような状況のなかで，1980年代には，高齢者世代を中心とした従属人口問題に対応するための高齢社会対策を推進することで改革が始まった社会保障制度が，1990年代に入っては，高齢者世代のみならず，それに子どもと，子どものいる世代の生活問題への対応を合わせて少子高齢社会対策を推進することで改革の新展開をみることになったと言える。

　次に，その新展開のなかで，白書における制度改革の議論の対象がもっぱら社会サービスとなった。1980年代には，少なくともその前半においては，年金や医療など従来の社会保障制度の改革に関する積極的な議論が行われたが，1990年代に入ると，従来の社会保障制度の改革に関する言及はほとんど見当たらず，介護の社会化と子育ての社会化に向けての社会サービスのあり方やその導入および改革課題を中心とした議論が展開された。

　もちろん，1990年代を通じて実際には，年金や医療など従来の社会保障制度について改革が展開されたことを想起しなければならない。支給開始年齢の引き上げや賞与からの特別保険料拠出を主な内容とする年金改革や，医療費の患者負担の引き上げを主な内容とする健康保険法改正などが，その代表的なものである。いずれも，政府の財政負担増が厳しい状況のなかで，利用者個人あるいはその家族にその負担を転嫁させる形での改革であった（田多 2009：228-230）。言うまでもなく，このような改革は，国民に対して社会保障制度に対するマイナスのイメージをもたせることとなり，白書でそれを積極的に紹介することはできなかったのであろう。そのため，1990年代の白書では，それら従来の社会保障制度の改革より，新しい問題としての少子高齢化に対応するための社会サービスの導入と拡充に焦点を当てた議論が積極的に行われたと理解できる。

第Ⅰ部　社会保障制度の形成と展開

　最後に，社会サービスの導入と拡充との関連で，その社会サービスの制度化が進んだことも，1990年代における社会保障制度の改革展開にみられた重要な出来事であった。介護保険制度の創設がその代表的なものである。同制度の創設には，高齢者医療費の削減という，上記の従来の社会保障制度の改革と同様の文脈もみられるが，それとともに，1980年代半ば以降から展開されてきた社会サービスの導入と拡充が，新しい制度として法制化したことは大きな意味がある。この介護保険制度の創設によって，高齢者とかかわる社会サービスが，権利性をもって普遍的かつ体系的に給付されるきっかけとなったと言えよう。利用者が保育所を選択できるようにし，利用しやすい保育所づくりが図られた1997年児童福祉法の改正も同様の文脈で把握できよう。

（2）「家族主義」からの脱皮？

　前章において，1980年代における社会保障制度の展開のなかで，国際比較からみた場合，日本の社会保障制度の主な特徴とされる「家族主義」が強く現れるようになったことを指摘した。白書のなかに明確な認識はないが，関連研究を参照すれば，その「家族主義」が日本の社会保障制度あるいは福祉国家において確固たるものとして定着したのは1980年代である（大沢 2007：落合ほか2010など）。これに対して，1990年代の状況はどうとらえればよいのか。

　この点を考える際に，本章で検討したように，1990年代には少子高齢化のなかで，介護の社会化と子育ての社会化が，社会保障制度の改革課題として登場したことが重要である。これまで家族に任されてきた介護や子育てに対する社会的支援が求められ，それとかかわる社会サービスの制度化が進んだことを考えれば，1990年代には，1980年代に定着した「家族主義」からの脱皮が試みられたと言ってよい。

　その試みが典型的に現れたのが，1996（平成8）年白書である。本文中でも紹介したように，同年白書は，「家庭と社会保障——家族の社会的支援のために」というサブタイトルを付け，第1編第1部で，日本の家族の構造と機能が大きく変わっている現状を検討したうえで，「このような家族の変容に対応し，

人々の多様な生き方を支えるためには，多様なニーズに対応できる社会保障制度の構築が必要となる。特に，少子・高齢社会が現実のものとなっている今日，最も緊急かつ重要な課題となっているのは，家族の高齢者扶養機能および子どもの養育機能の低下に対応した新たな高齢者介護制度の創設と育児支援策のあり方である」[4] と述べつつ，介護の社会化と子育ての社会化の必要性を強調している。そして実際，上記のように，1990年代には，その介護の社会化と子育ての社会化のための様々な制度導入が行われた。このような状況を踏まえると，1990年代にはたしかに，「家族主義」が定着した1980年代とは異なり，そこからの脱皮の試みがみられたと言える。

ただし，1990年代におけるその試みが，実際に「家族主義」からの脱皮にどれほどの成果を出しているのかについて，判断は留保しなければならない。なぜなら，それから20年近くの年月を経た現時点（2017年12月）においても，介護の分野では介護離職，介護疲れ，介護殺人など，そして子育ての分野では，保育士不足，待機児童，育児疲れ，児童虐待などが深刻な社会問題になっているからである。このような状況をみると，1990年代の試みに関してはけっしていい評価を与えることはできないであろう。

このような点を念頭に置きながら厚生白書を再検討すると，1990年代における社会保障制度改革に対する新たな解釈ができるであろう。そして，2000年代以降における厚生白書の分析の際にも，この点は重要な論点を提供してくれると思われる。これらの諸点についての検討を今後の課題と指摘し，ここで本章を閉じることにしたい。

注
(1) 1990（平成2）年版は，社会保障制度とは直接的な関係のない廃棄物問題を取り上げており，1992（平成4）年版は，1983年からの「国連・障害者の十年」と1993年からの「アジア太平洋障害者の十年」を記念して発刊されたものであるため，本章では取り上げないこととする。なお，1994（平成6）年版は欠号である。

第Ⅰ部　社会保障制度の形成と展開

参考文献

大沢真理（2007）『現代日本の生活保障システム』岩波書店。

落合恵美子・阿部彩・埋橋孝文・田宮遊子・四方理人（2010）「日本におけるケア・ダイアモンドの再編成」『海外社会保障研究』170，4‐19頁。

田多英範（2009）『日本社会保障制度成立史論』光生館。

■コラム⑥　少子化

　いまや少子（化）は，子どもが少ない（少なくしか生まれない）という意味以外にないと思っている人が多数派になっているのではなかろうか。だが少子は，本来子どもが少ないことではなく年齢が少ないことを意味し，年齢が最も少ない人，つまり末っ子を意味していた。たとえば，日本の代表的な国語辞典である岩波書店の『広辞苑』は，その第3版（1983年），第4版（1991年）まで，少子について「一番年わかい子。末子」という意味しか載せていなかった。第5版（1998年）では，従来通り少子の意味を「一番年若い子。末子」としつつ，はじめて少子化が追加され，その意味は「出生率が低下し，子どもの数が減少すること」だとしている。

　子どもが少ないという現在のような意味で少子（化）が使われるようになったのは，経済企画庁編『国民生活白書　1992年版』が少子（化）をこの意味で使って以降のことである。同白書はその年のテーマを「少子社会の到来―その影響と対応」とした。経済企画庁の執筆者が少子を子どもが少ないという意味に誤用したのではないか，と思われる。しかし，この用語が誤用とは思われないほどぴったりの感じだったので，翌年の1993（平成5）年白書で，1994年には高齢社会福祉ビジョン懇談会の有名な「21世紀福祉ビジョン」（1994年3月）で使われ，その後あっという間に多くの人によって使われ出した。

三　従属人口問題対策の多様化と制度改革の継続

第6章
介護保険制度の実施と改革の継続
——2000年代——

森田　慎二郎

1　2000年代社会保障政策の概観

　まず2000年代社会保障政策の歴史的位置づけを確認しよう。

　1970年代の改革は，給付水準や財政面で劣っていた制度（国民健康保険や国民年金）に国庫負担を投入することによって，給付水準の引上げや財政補強を行い，国民皆保険・皆年金の格差の縮小を図ろうとした。それに対して1980年代の改革は，高度経済成長の終焉により国庫負担を投入できなくなったため，保険者間の財政調整（老人保健拠出金，基礎年金制度の導入など）の仕組みを導入し，制度の維持・改善を図ろうとした。

　しかし1990年代には，これらの保険者間の財政調整の結果，それまで財政的に比較的余裕のあった制度（組合管掌健保組合や厚生年金保険など）も，厳しい状況に追い込まれた。また，バブル崩壊後の長期不況により税収の伸び悩みと景気浮揚のための無理な公共事業支出により財政赤字が増大した。さらにグローバル競争のなか，企業のコスト抑制圧力が強くなり，安易な社会保険料引上げが難しくなった。そのような時代背景のなかで，2000年代の抜本的な制度改革が必要となった。

　また，先行した社会保険分野に対して，これまで相対的に立ち遅れていた社会福祉分野において，急速な少子高齢化などを背景に，1990年代には本格的な対策の検討が求められるようになった。その中心が，2000年度からスタートした介護保険制度であった。

第Ⅰ部　社会保障制度の形成と展開

　2000年代の社会保障制度改革を政治的に主導したのは，「官から民へ」「国から地方へ」「改革なくして成長なし」などを掲げて2001年に発足した小泉純一郎政権であった。政治主導による「経済財政諮問会議」を設置し，その「骨太の方針」により，財政再建優先，規制緩和，公共事業削減などの流れで，消費税5％を据え置いたまま，社会保障支出の圧縮を優先させる諸改革を断行した。

　医療，年金，介護，障害者福祉などの分野で押し進められた小泉構造改革路線に対して，国民の間に不満感が広がった。すでに2006年5月には「社会保障の在り方に関する懇談会」は，社会保障の「給付の抑制」ではなく，介護予防や医療費抑制など「需要の抑制」という方針を打ち出すとともに，消費税率の引上げによる財源確保も示唆する報告書をまとめた。さらに2008年11月に「社会保障国民会議」は社会保障の機能強化と消費増税を打ち出した。しかし，社会保険庁の不祥事，年金記録問題，リーマンショック後の厳しい経済情勢などで国民の不信は高まり，2009年9月の総選挙で民主党が圧勝し，政権交代となった。

2　2000年代白書の中心的テーマ

　このような政策展開を受けて，2000年代の白書の巻頭言や総論部分が取り上げたテーマから，時代横断的に共通する社会問題・政策課題のキーワードの抽出を試みてみよう。

　第一には，継続課題であり続ける「少子高齢化」であり，人口構造的にとらえれば「支える人々の縮減と支えられる人々の増大」である。日本社会がさらに急速な少子高齢化に直面するなかで，社会保障制度の持続可能性に向けた制度改革が問われ続けた。

　第二には，第一の視点とも関連するが，「自立を基礎とした新たな支え合い」の提言ととらえることができる。生産人口と従属人口，国（中央）と地方という従来型の発想を超えた新たな支え合いが強調されることになる。

　第三には，同時期の社会保障政策に底流する「更なる費用抑制の追求」であ

90

第6章　介護保険制度の実施と改革の継続

る。ただし，後にみるように，2000年代の白書は，小泉構造改革路線で断行された縮小的制度改革そのものを中心的に特集したことはなく，改革にともなう国民サイドの「痛み」を緩和させるある種のバッファーとして機能させようとしたメッセージとも解釈できる。

　第四には，以上の３つの視点ではくくりきれない部分として，「時代状況に応じた社会保障の機能」の確認である。リーマンショック後の2009年白書で提示された「セーフティネット」がその典型であろう。

　以上の視点は一種の理念形であり，現実的には当該年度の白書のなかで重層的に語られる部分があることは言うまでもない。

（1）支える人々の縮減と支えられる人々の増大

　2000（平成12）年白書「新たな高齢者像を求めて——21世紀の高齢社会を迎えるにあたって」のはしがきでは，社会保障の給付がこの30年間に大きく拡大し，「そのほぼ３分の２が，年金，高齢者医療，介護といった高齢者関係の施策」［はしがき］であり，急速な高齢化が進む21世紀に，いかに社会保障制度を長期的に安定した制度とするかという課題認識が示されている。この白書では，高齢者を一律に弱者・支えられる側とする見方を変え，豊かな能力と意欲をもち社会に積極的に参加する新たな高齢者像とすべての世代がともに支え合う社会を提唱した。

　さらに「高齢者は何歳からか」という問いに対し，60歳以上の人の半分が「70歳以上」ととらえ，４分の１が「75歳以上」ととらえている総務省の調査結果を紹介し，65歳以上をひとくくりに高齢者とすることは65歳以上の人口が少なかった時代の発想であり，新たな高齢者像を社会全体で構築する必要性を訴えている［159］。

　その一方で，2000年は介護保険制度がスタートした年であり，白書は「高齢者の自立を支える新しい介護制度」に１章をあてて，高齢者を等しく社会の構成員ととらえながら，老後の最大の不安である介護を国民皆で支え合い，高齢者の自立を支援していこうとする理念を強調している［148］。

91

第Ⅰ部　社会保障制度の形成と展開

　介護保険制度では65歳以上の者も第1号被保険者として保険料を納付し制度の担い手としての役割をもつことになったとはいえ，介護保険の財源の大半は公費と第2号被保険者の保険料に依存する。今後の少子高齢化のなかでは，支える人々の縮減と支えられる人々の増大という構図は介護保険制度の展開において現実化するであろう。

　「活力ある高齢者像と世代間の新たな関係の構築」を掲げた2003（平成15）年白書は，不況で高齢者や若年層の雇用情勢が厳しさを増す一方で，30～40歳台の子育て世代で長時間労働が進んでいると指摘し，各世代が働き方を見直して仕事を分かち合う「世代間ワークシェアリング」を提唱した。

　この提言の背景には，目前に迫った人口減少社会の到来がある。白書は，「総人口は2006（平成18）年を最大に減少に転じ，2050（平成62）年には2006年より2割以上の減少となる」という国立社会保障・人口問題研究所の平成14年推計を引用する［5］。

　日本の合計特殊出生率は2002年には1.32にまで減少した［89］。出生数減少の要因として，未婚率の上昇や夫婦の子どもの数の減少をあげるとともに，長時間労働者比率が高く，3世代同居比率が低い地域ほど出生率が低いなどと白書は分析した。さらに1990年代後半から急増した児童虐待にも言及し，子育てに協力する者のいない母親ほど児童虐待の割合が高いと指摘した［123］。

　また白書は，導入から3年経過した介護保険制度は地域に定着しつつあるが，給付費が急増し保険料が相当高額な市町村も出てきていると財政上の問題点も指摘し，介護予防の重要性を訴えている。

　高齢期を「第二の現役期」として生き生きと送るための条件として，社会的な役割をもち続けることが重要だが，現実的には社会の人間関係が希薄になるなかで難しい。全体のまとめとして，白書は，「世代間ワークシェアリング」とともに「高齢者の地域福祉活動での活躍」を二つめの問題提起としている［186］。介護，子育てなどの分野で地域のボランティア・NPO活動に参加することは，行政を補完しつつ現役世代が抱える問題の軽減に役立つとともに，参加した高齢者も生きがいや新たな人間関係をもたらすと指摘する。

92

第6章　介護保険制度の実施と改革の継続

　年齢にかかわらず元気に就業・社会参加できる高齢者像が，2000年代の白書
では繰り返し描かれていることが印象的である。そこには，医療，年金，介護
など社会保障の中核をなす制度では定着している「増大する高齢者＝支えられ
る人々」と「生産人口＝支える人々」という構造を，意識面・生活行動面など
変えられる部分から変えていこうとする政策意図をみることができよう。

（2）自立を基礎とした新たな支え合い

　「生涯にわたり個人の自立を支援する厚生労働行政」を掲げた2001（平成13）
年白書は，第1部「はじめに」で，個人の心身の自立，経済的自立など「自立
の達成を支援するセーフティネットとしての社会保障制度の役割も重要となっ
ている」[2]と指摘している。生活習慣病やメンタルなど心身の健康面の不
安，企業倒産など経済的不安も広がっており，職場や家族には以前のようには
依存できないなかで，生涯にわたる個人の自立が強調されている。生涯を通じ
た健康づくりの重要性として，2000年より開始した「健康日本21」の国民運動
により，健康寿命を伸ばしていくことが最も重要な課題の一つとされている
[132]。さらに，心身の自立を支える基盤となる制度として，医療制度と介護
保険制度をあげ，高齢者数の増加にともなって老人医療費の増大は避けられな
いとしながら，将来にわたり安定的に高齢者の医療を支えていくためには，
「老人医療費の伸びを経済の動向と大きく乖離しないものとすることが求めら
れる」[138]と指摘する部分は，小泉政権下の経済財政諮問会議の影響が感じ
られる。

　また高齢者の経済的自立では，持続可能な年金制度構築に向けて，後世代の
負担を過重なものにしないため，保険料や給付の見直しだけでなく，支え手を
増やすことも重要とし，「年齢や性別等にかかわらず，働く意欲のある者が働
くことができるように」する改革も必要とする[144]。とくに団塊の世代が高
齢化するなか，「意欲と能力がある限り年齢にかかわりなく働ける社会を実現
していく必要がある」[146]と指摘している。白書はその一歩として，少なく
とも65歳まで働き続けられる社会の実現を強調し，「高年齢者等の雇用の安定

第 I 部　社会保障制度の形成と展開

等に関する法律」にも言及している。

　また，公的年金を補完する企業年金の整備として，新たな確定給付企業年金法および確定拠出年金法も紹介している。とくに加入者自身が自己責任で資産運用を行い，転職の際のもち運びが可能な確定拠出年金の導入は，個人の「自立」を象徴化したものと言えよう [145]。

　また，2001年1月中央省庁再編により「厚生労働省」が発足した最初の年の白書であり，「個人の自立を支援する厚生労働行政」に1章をあてている点でも注目される。社会保障の役割として，個人の責任や努力では対応できない様々なリスクに備えて社会全体で支え合う仕組みであり，「個人の自立した生活を下支えしていく」，つまり「個人の自立を社会の連帯で支えるセーフティネット機能」が強調されている [124, 130]。

　また社会保障と経済との関連では，社会保障が医療福祉分野の雇用創出や消費活動の下支えをするなど，経済成長が社会保障を支え，社会保障が経済成長に寄与する相互関係依存の関係にあるという役割も強調する [126]。ただし，潜在的国民負担率の上昇さらに経済成長を上回る給付と負担の増大が見込まれるなか，社会保障制度全体に「不断の見直しが求められている」[130] とも指摘している。

　2002（平成14）年白書「現役世代の生活像──経済的側面を中心として」は，高齢化の進展で医療，年金などの社会保障負担が膨らんでいるなか，それを支える現役世代の所得水準や働き方に焦点をあてたものである。

　2000年代には妻が雇用者である共働き世帯が専業主婦世帯を上回り，さらに基幹的・専門的な労働力として働く女性も増加し，女性や夫婦の働き方が変わりつつあることを指摘する。また，団塊の世代が50歳台前半に達し，賃金コスト増やポスト不足が生じるなかで，年功賃金や長期雇用など日本型雇用慣行が崩れつつあることも指摘し，複数の会社に勤務して自己の専門性を磨いていくような働き方を支援する環境整備が必要としている。その一方，1990年代を通して若年層を中心に非正規社員比率が増加したこと，その要因として正社員で働ける会社がなかったから契約社員や派遣・パートなどを選択した「非自発的

94

な」多様化も指摘されている [44]。

「おわりに」では，引き続き少子高齢化が進展するなか，現役世代の負担増は避けられないとしながら，一定の経済成長によって物価動向を上回る収入の伸びを確保し，かつ，「社会保障制度の負担と給付の見直しを行うこと等により，現役世代の負担の増加を収入の伸びの範囲内におさめていくことができれば」[102]，現役世代の可処分所得と生活水準の向上は可能としている。この総論部分は楽観的な展望のようだが，「これ（老人医療費）を支える国民，特に保険料の主たる負担者である若年者層の負担が過重なものとなる」[113] など医療，年金の制度改革論を叙述する各論とあわせ読めば，現役世代も納得できる社会保障制度の負担と給付の見直しが必要とされる状況が垣間見られる。

現役世代の働き方に焦点をあてたこの白書の内容から，「自立を基礎とした新たな支え合い」の側面に着目すれば，次の視点が重要であろう。すなわち，今後の少子高齢化で労働力人口が中長期的な減少が見込まれるなかで経済成長を維持するには，女性や高齢者を含めた幅広い労働者が主体的に自らの働き方を考え，適切にキャリア形成を図りつつ，その有する能力を十分発揮できるようにすることが必要である [101]。社会保障との関連では，専業主婦，年金世代など「支えられる人々」を，自立した「支える人々」に可能な限り転換していくことにつながっており，政策的にはパートタイマーへの社会保険適用や在職老齢年金の拡充などと関連している。

2005（平成17）年白書「地域とともに支えるこれからの社会保障」は，社会保障へのニーズの多様化と地域差に焦点をあて，国と都道府県，市町村が重層的に連携して地域の多様なニーズに対応するあり方を示したものである。

まず，地域差の類型として，(1)地域の多様性ととらえられるべき地域差（例：介護保険の上乗せ・横だしサービス），(2)格差として是正すべき地域差，(3)全国的な観点に立って底上げが必要な地域差の3つにまとめている。そのうえで(2)の例として「医療費の地域差」，(3)の例として「合計特殊出生率の引上げ」に多くのページを用いて分析している点に厚労省の課題認識が感じられる [213]。

第Ⅰ部　社会保障制度の形成と展開

　当該地域にかかる医療費の負担は，保険料・税という形で他地域の人々も負担しており，医療費の地域差は負担の公平という観点から是正すべき格差とされる。したがって，医療費の高い地域は，必要かつ適切な医療を確保しつつ，医療費の低い地域のレベルを目指して，効率的な医療提供体制や生活習慣病の予防などに都道府県・市町村が主体的に取り組む必要性が強調される。

　2004年に合計特殊出生率は1.29まで低下したが，沖縄県は1.72，東京都が1.01と都道府県別の地域差が大きい。白書は，女性が働く割合が高くても男性の長時間労働の割合が低ければ，出生率は高くなる傾向にあり，さらに保育所の入所者割合や三世代同居の割合も高いなど仕事と家庭の両立しやすい環境もプラスの要因となっていると分析している。

　2005年4月から次世代育成支援対策推進法が施行されるなど自治体の取り組みの支援を進めているとされるが，日本の社会保障給付は，高齢者関係の比重が約7割と高く，児童・家族関係の比重は低く3.8％にすぎないこともデータで示されており［123］，実効性のある少子化対策には結びついていないのが現実であろう。

　「持続可能な社会保障制度と支え合いの循環──「地域」への参加と「働き方」の見直し」を掲げた2006（平成18）年白書は，仕事に偏った生き方を生活重視に転換し，家族や地域による支え合いを活性化させるという社会の将来像を提起した。

　この白書では，副題の前半部分「持続可能な社会保障制度」というフレーズが重要であると思われる。総論のまとめの部分で，「今後，社会保障制度については，自立・自助を基本にセーフティネットとして機能しつつ持続可能性を確保するため，給付と負担の見直しを踏まえながら，国民の合意を得つつ，短期的な状況に左右されない議論を行うことが重要である」［201］と指摘される。

　また白書の冒頭では，人口減少時代の到来が繰り返し宣言されることも印象的である。白書の第2章「社会保障の各分野の変遷」では，年金，介護，医療，障害者福祉など小泉政権により進められた諸制度改革が概観され，その改革効果として社会保障の給付と負担の将来見通しがどれほど抑制されたかが示され

る[176]。人口が減少し、社会保障の機能も縮小していくなかで、その穴埋め
を家族や地域で支え合う互助機能に期待しているとも読める白書である。

　以上のように、2000年代中盤までの白書の底流には「自立を基礎とした新た
な支え合い」という共通した問題意識がみられる。そのことは、同時代に直面
した社会問題およびそれらを踏まえた社会保障政策とどのような関連にあるで
あろうか。

　第一には、高齢者中心の社会保障給付を費用抑制的に改革して、国民の自立
自助を誘導するタイプである。100年先までの持続可能性を求めて、保険料水
準固定とマクロ経済スライドを導入した2004年年金改革がその代表と言える。

　第二には、自立をキーワードとしながら、社会問題を解決するために新たな
制度創設に踏み切るタイプであり、2000年度に導入された5つめの社会保険と
しての介護保険がそれにあたる。「自立」には、在宅介護の充実など給付増を
伴う側面と、社会的入院の是正など給付抑制につながる側面という相矛盾した
両面があるのである。自立支援をより徹底する観点から新予防給付の創設など
を含む2005年の介護保険法改正は給付抑制の表れである。

　そのような矛盾が表出した分野が、この時代における障害者福祉政策であろ
う。1990年代後半からの社会福祉基礎構造改革の流れで2003年に「支援費制
度」が導入されたが、サービス給付の急増に対応するため、2006年に応益負担
とケアマネジメントなど費用抑制的な「障害者自立支援法」を導入した点をあ
げることができる。

　いずれの動向も、1990年代からの政策課題を時代状況のなかで、解決策を模
索した結果と言える。

（3）さらなる費用抑制の追求

　2007（平成19）年白書「医療構造改革の目指すもの」は、2006年6月に成立
した医療構造改革関連法を特集したもので、急速な高齢化の進展のなかでも公
的医療保険制度を持続可能なものとするため、長期入院の是正や生活習慣病の
予防などの医療費の適正化（抑制）の推進が必要と指摘した。

第Ⅰ部　社会保障制度の形成と展開

その推進にあたっては，健康増進計画，医療計画，介護保険事業支援計画とともに医療費適正化計画を新たに策定・実施する都道府県の役割がますます重要になったことが強調される。1人当たりの老人医療費が都道府県間で1.5倍の格差があることの要因分析も行い，健診受診率が高い都道府県では1人当たりの老人医療費が低くなっており，受診率の引上げを求めている。

白書は，開業医の役割の重視や在宅医療の推進も強調，入院から在宅までの切れ目のない医療を提供し，多職種が連携して高齢者の生活を総合的に支援する地域の体制づくりが重要であると指摘している。

また長期入院の温床となっている懸案の療養病床の再編成については，都道府県の実情に応じた対応ができるよう，必要な支援措置を行い円滑な転換を図るとされた。

小泉政権下では診療報酬のマイナス改定という手段で医療費を削減する手法を取り続けたが，この白書は，あるべき論も含めてその後に展開される医療費抑制の政策手段を一通り集約・開示したという性格をもっている。その推進には，行政だけでなく，保険者，医療機関，企業，国民などの関係者全員が取り組むべきことが強調されている。

医療制度，年金制度，障害者福祉，生活保護など支出抑制的な改革を実施した後，さらなる費用抑制を追求した特集と言えよう。

（4）時代状況に応じた社会保障の機能

「現代社会を取り巻く健康リスク――情報と協働でつくる安全と安心」を掲げた2004（平成16）年白書は，1997年以来7年ぶりの健康問題を特集，生活習慣病，メンタルヘルス，新興感染症，食品汚染や医療の安全など健康を脅かす新たな要因が発生し，社会問題化したことへの対応とみられる。行政だけでなく，国民，企業・保健医療事業者が，情報を共有し，健康リスク低減へ協働することを提唱している。

度重なる医療事故の社会問題化を背景に，白書としてはじめてまとまった形で医療安全をテーマとしたが，医療従事者側の組織的・体系的な安全対策だけ

でなく，患者側も治療に主体的に参加して信頼関係を築く重要性を指摘している。

2004年当時の医療政策論議を振り返れば，規制緩和路線のなかで混合診療の解禁が大きなテーマとなっていたが，この年の白書はそのような論争には踏み込まず，国民に正しい知識を提供し適切に行動してもらう「啓発型」白書を目指したものである。日常生活で直面する健康リスクへの知恵をまとめたお役立ち情報源「くらしの処方せん」が巻末に付されているのもこの白書の性格を物語っていると言えよう。

2008（平成20）年白書「生涯を通じた自立と助け合い──暮らしの基盤と社会保障を考える」は，次世代育成支援と，暮らしの基盤を支える就労と所得確保という観点から今後の方向性を示すとともに，現在の社会保障の姿と効果をわかりやすく示すものである。

白書は，冒頭に社会保障の役割を整理している。すなわち，個人の責任や自助努力のみでは対応できないリスクに対して，相互に連帯して支え合うことによって安心した生活を保障し（共助），自助や共助で対応できない状況に対し，必要な生活保障を行う（公助）ことが社会保障の基本的考え方であり，社会保障の機能は，(1)生活安定・向上機能，(2)所得再分配機能，(3)経済安定機能の3つである。とくに注目されるのは，社会保障は，税・保険料の負担や公的部門の非効率など経済へのマイナス効果をもつという指摘に対して，国民の暮らしを支えるという本来の目的だけでなく，個人消費を支え，生産波及効果や雇用誘発効果も高いなどの経済へのプラス効果を強調している点である [28-32]。

また社会保障の給付と負担の関係に関する国民意識調査では，「現在程度の給付水準を維持する必要があり，少子高齢化に伴う負担増もやむを得ない」が全体としては35.2％でトップだが，若い世代では給付見直しもやむを得ないという意見と拮抗している [130]。白書は，2008年1月に設置された社会保障国民会議が，「必要な財源の確保を図るべきである」という中間報告をコラムで紹介しており，重要な機能を有する社会保障を維持するため消費増税もあり得ることを匂わせる論調となっている。

第Ⅰ部　社会保障制度の形成と展開

2009（平成21）年白書「暮らしと社会の安定に向けた自立支援」は，2008年秋以降の不況で若者の内定取消しや非正規労働者が失職して住居を失うなど多くの人が生活基盤を損なわれる社会問題に対して，雇用施策と福祉施策の両面から社会保障のセーフティネット機能を強化し自立支援策を拡充する必要を強調した。

白書は，若者，高齢者，障害者，母子家庭の母，非正規労働者，生活困窮者など就労面で弱い立場にある人々の状況と自立支援策を検討している。2008年10月以降に約22万9000人の非正規労働者が雇止めや解雇になり，その居住状況が判明した約12万5000人のうち，約3400人が社宅などの住まいを失った [81]。白書は，蓄えもなく生活基盤を失えば再就職活動にも支障をきたすという問題が顕在化すると分析し，行政が住宅確保や再就職支援に力を入れ，さらに安易な雇用打切りを行わないよう雇い主に求める必要があると指摘している [85]。

「雇用問題」に焦点をあてたことは，2000年代に限らず，厚生（労働）白書の歴史のなかではきわめて珍しい。それほどにリーマンショック後の雇用情勢が深刻であったことの反映と言えよう。

3　考察——2000年代白書を総括する

最後に2000年代の白書が取り上げた諸問題を構造的にとらえてみよう。まず，急速な少子高齢化と厳しい財源制約のなかで，負担と給付を抑制する高齢者中心の社会保障制度の縮小的改革が政策課題であり続けた。そのためには，国に依存して給付を受ける弱者ではなく，元気に社会で活動し続ける高齢者像と，社会保障を構成する個人の生涯にわたる自立がテーマとされた。

国の社会保障制度は最後のセーフティネットであり，自治体，各団体等との役割分担や地域や家族などの互助活動が重要な意味をもつことも強調された。それは，社会保障制度の展開過程において，年金などのような所得保障から，介護，育児などサービス給付のウェイトが高まったことの反映でもあった。医療構造改革を特集した2007年白書も，保険者，医療機関，企業，国民など関係

100

者全員が取り組むとされた。

2000年代半ば以降，下げ止まらない出生率を背景に人口減少社会が現実化し，少子化対策が白書の直面する新たな課題と認識された。しかし高齢者に張り付いている社会保障給付は簡単には抑制できない状況で，白書の特集テーマとされるまでには至らなかった。

消費増税を行わない社会保障政策には限界があることが，2000年代後半に明らかになった。そして自民党との対立軸として，社会保障充実を掲げる民主党への政権交代により，2010年代を迎えることとなった。

■コラム⑦　厚生労働省のシンボルマーク

　現在，厚生労働省のホームページを閲覧すると厚生労働省という文字の前に赤と青の人が手をつなぐ形をしたシンボルマークが目に入る。白書でもその背表紙や白書の最初の頁にこのシンボルマークがプリントされている。白書にこのシンボルマークが使われるようになったのは，2008（平成20）年版からである。この白書では，厚生労働省のシンボルマークについて，そのモチーフは国民の喜ぶ姿で，その意図は国民が手を取り合い，1つになって幸福を目指すことにあり，2人の喜ぶ姿の間に幸せのハートが隠されているとしている。厚生労働省改革の一環としてシンボルマークを公募して，706点の応募作品の中からグラフィックデザイナーの日高美明さんの作品を選定し，2008年7月に決定した，と書かれている。なお，2010（平成22）年版からこのシンボルマークの下に「ひと，くらし，みらいのために」の標語が付けられるようになった。2012（平成24）年版からは白書の裏表紙にもこのマークが印刷されるようになっている。

　

■コラム⑧　白書にコラム記事が挿入されたのはいつからか

　白書本文の説明を補強する意味の事例を示すものとして，コラムが2009（平成21）年白書から登場した。この年の白書では，若者の自立支援に取り組んでいる福島県喜多方のハローワークや民間企業のフレスタ，障害者の自立支援に取り組んでいる民間企業の大協製作所，社会福祉法人世田谷区就労支援ネットワーク，社会福祉法人電機神奈川福祉センター，NPO法人こころんの直売所・カフェこころやさらには母子家庭の自立支援に取り組んでいるマザーズハローワーク，養育費相談支援センター，NPO法人Wink などを紹介している。

第7章
社会保障と税の一体改革
——2010年代——

森田　慎二郎

1　2010年代社会保障政策の概観

　民主党政権は，消費税5％を据え置いたまま，2万6000円の子ども手当，後期高齢者医療制度の廃止，年金一元化などの政策をマニフェストに掲げたが，ほとんど実施されずに終わった。2010年代初頭の社会保障政策を主導したのは，消費増税を前提とした社会保障と税の一体改革であり，それは2000年代後半からの動向を継承したものであった。

　強い経済，強い財政，強い社会保障の実現を掲げた菅政権は，消費増税を容認する方向に政策転換し，2010年12月「社会保障改革の推進について」を閣議決定し，翌2011年7月には「社会保障・税一体改革成案」を閣議に報告した。一体改革成案では，消費税を社会保障の安定財源とすることを明示し，その消費税収は年金，医療，介護，少子化の社会保障4経費にすべて充てるとしたうえで，消費税を2010年代半ばまでに段階的に10％まで引き上げるとした。2012年8月には，消費税の引き上げを含む社会保障と税の一体改革関連8法が成立した。年金制度の改正として，受給資格期間の短縮（25年から10年），短時間労働者に対する厚生年金，健康保険の適用拡大などを含む年金機能強化法や，共済年金を厚生年金に統合する被用者年金一元化法が成立した。

　さらに社会保障制度改革推進法に基づき設置された社会保障制度改革国民会議は，2013年8月に報告書を政権交代した安倍首相に提出した。報告書は，社会保障制度を，高度成長期に確立された「1970年代モデル」から，超高齢化の

進行，家族・地域の変容，非正規労働者の増加などの環境変化に対応した「21世紀（2025年）日本モデル」への転換を提案し，すべての世代を給付やサービスの対象とする全世代型の社会保障やすべての世代が年齢ではなく，負担能力に応じて負担し支え合う仕組みの構築を求めた。進めるべき改革を，消費税の増収が段階的に生じる期間内に集中的に実施すべき短期の改革と，団塊の世代がすべて75歳以上となる2025年を念頭においた中長期の改革に整理した。医療・介護については，「病院完結型」から，地域全体で治し支える「地域完結型」への転換の必要性を指摘した。

　いわゆるアベノミクスは，大胆な金融政策，機動的な財政政策，民間投資を喚起する成長戦略の 3 本の矢によるデフレ脱却の実現を目指すとともに，社会保障と税の一体改革が，持続的な経済成長の下支えとして機能し，新しいプラスの循環をつくり出すものとして，社会保障制度の安定化を積極的に評価した。これは，2000年代小泉政権下の新自由主義的な縮小的改革とは一線を画するものと思われる。

　2014年 4 月消費税は 8 ％に引上げられたが，10％への引上げは当初予定の2015年10月から，景気への悪影響などが懸念され，2017年 4 月さらに2019年10月に先送りされた。

　2010年代の社会保障政策は，基本的には社会保障と税の一体改革と国民会議報告書の描いた方向性で理解することができよう。

2　2010年代白書の中心的テーマ

　2010年代白書は，2000年代と同様に，少子高齢化における社会保障制度の持続可能性を継続課題としていると言える。

　しかし，大きな相違点としてあげられる第一の特徴は「費用抑制から機能強化へ」その観点をシフトさせた点である。全般的に国民会議が提唱した「2025年型・全世代型社会保障」への転換が基調とされている。これは，白書のテーマ特集としては，社会保障の本来機能の再確認を含んだものでもある。

第二に，「支え手としての若者を増やす」少子化対策をテーマの前面に置いている点である。現実のものとなった人口減少そのものを大きな社会問題ととらえ，「まち・ひと・しごと創生本部」を中心に自治体を巻き込んだ出生率向上策に取り組んでいる。

第三には，「健康寿命効果の最大化」という視点である。2025年以降に後期高齢者の急増が予測されるなか，医療費・介護費の抑制だけでなく，高齢者の社会参加，さらには社会の支え手を増やすという相乗効果を追求しようとしている。

第四には，ニッポン一億総活躍プランと一体となった「地域共生社会の提唱」である。国が中心となり，生産人口が従属人口を支える従来型社会保障の限界を踏まえ，2000年代から模索してきた新たな支え合いの進化系と位置づけることができよう。

（1）費用抑制から機能強化へ

2010（平成22）年白書は，「厚生労働省改革元年」のスローガンのもと「生活者の立場に立つ信頼される厚生労働省」と「参加型社会保障の確立にむけて」の2つのサブタイトルを掲げ，厚生労働省の反省点と改革への取り組みを特集する異例の内容となった。年金記録問題など旧社会保険庁の不祥事を追及してきた民主党長妻昭厚生労働大臣の主張がストレートに表現された白書となった。「100人でみた日本」「日本の1日」で国民生活と社会保障の関係を絵解きしたり，「厚生労働カルタ」を付録に付けるなど，国民が親しみやすいように工夫している。

これから目標とすべき社会保障のキーワード「参加型社会保障（ポジティブ・ウェルフェア）」は，これまでの消費型・保護型社会保障の対立概念で，「機会の平等」の保障のみならず，国民自らの可能性を引出し，発揮することを支援する，社会的包摂の考え方に立って，労働市場，地域社会，家庭への参加を保障するなどとされ，経済成長の足を引っ張るものではなく，経済成長の基盤をつくる未来への投資であると強調される。

第Ⅰ部　社会保障制度の形成と展開

　白書の第1部「厚生労働省改革元年──「役所文化」を変える」の末尾には，2010年4月20日に公表した「平成22年度厚生労働省の目標」の全文が掲げられている。それは長妻大臣の巻頭言でも引用されており，当時の重要な政策文書と考えられる。注目されるのは，「厚生労働省が目指す目標」に表された次のことばである。

　　世界に誇る少子高齢社会の日本モデルを策定し，国民と共有する。
　　目指す社会は，格差が少なく，何歳になっても働きたい男女が働くことができ，安心して子どもが産め，地域で健康に長寿を迎えられる等の姿 [86]。

　この目標を達成するためには，「医療，介護，雇用，年金等の各制度が相まって国民一人ひとりが安心して暮らせる社会を構築することが必要」[144] であるとされた。

　たとえば年金については，かつての社会保障では，就労構造が変化するなかで，厚生年金に加入できない非正規労働者の増加や低年金の問題があった。これからの参加型社会保障（ポジティブ・ウェルフェア）では，職業により差がない一元的な所得比例年金と最低保障年金により，職業や多様な働き方に対して公平かつ柔軟に対応できるようにし，国民の安心を確保する [145] と構想された。

　政権交代直後であり，社会保障の明るい将来像を描いた白書だが，マニフェストの延長として財源の裏づけのない夢物語とも読める。

　その一方で，2000年代と大きく異なる時代の転換を感じさせるのは，参加型社会保障を，経済成長の足を引っ張るものではなく，経済成長の基盤をつくる未来への投資である [156] と位置づけている点である。社会保障関連事業，とりわけ医療・介護分野は，高齢者を中心に確実に需要の増大が見込まれ，経済成長と雇用創出が期待される。さらに人口減少社会対策として，若者や女性，高齢者の労働市場参加の実現と，希望する結婚や出産・子育ての実現を同時に達成する好循環も新成長戦略に織り込んでいる [161]。

106

第**7**章　社会保障と税の一体改革

　さらに，格差への問題意識は，厚生労働省が2009年10月に相対的貧困率の公表をはじめて行い，全体で15.7％，子どもで14.2％と，OECD加盟国のなかでも高い水準にあることを明らかにした［169］ことも，ナショナルミニマムの構築という課題設定のもとに，2000年代の新自由主義的政策への批判が読み取れるであろう。

　2011（平成23）年白書「社会保障の検証と展望──国民皆保険・皆年金制度実現から半世紀」は，皆保険・皆年金から半世紀の歴史を踏まえて今後の社会保障を冷静に展望するという，前年の白書とは異なり現実的な内容となっている。現在の社会保障改革の議論も整理されており，2011年7月すでに社会保障・税一体改革成案が成立したことが反映されたものであろう。

　細川律夫厚生労働大臣の巻頭言では，共働き世代や単身世帯の増加，貧困・格差の深刻化などを背景に，社会保障が国民に提供すべき「安心」が，国民相互の「共助」によって担保されて，同時に国民相互の「公平性」も確保するという三位一体の実現が社会保障改革で求められるというメッセージが注目される。そこには2000年代に強調された自立・自助といったキーワードは登場しない。企業，家族，地域などの諸側面から「不安社会」となっている現代日本社会のなかで社会保障制度は「国民相互の支え合いが基本」［4］であるという特集である第1部の「はじめに」の指摘とも認識が共有されている。この「はじめに」の参考文献として紹介されているただ1冊の本が，神野直彦『「分かち合い」の経済学』（岩波書店，2010年）であることは示唆的である。

　白書編集に先立ち，2011年3月東日本大震災が発生し，第2部「現下の政策課題への対応」冒頭には大震災に対する厚生労働省の対応が特集されている。「国民全体が相互扶助と連帯の下でそれぞれの役割を担い」［165］，日本の再生につながる復興構想を早期にまとめることが重要であった時代背景も，白書の論調に影響しているのかもしれない。

　さらにこの白書では，今後の展望として，現役世代の社会保障への不満・不安を大きく取り上げた点が注目される。すなわち，雇用・失業対策や子育て支援など現役世代における社会保障ニーズが高まっているが，40歳代以下では

第Ⅰ部　社会保障制度の形成と展開

50％以上の者が「自分が一生涯で負担した分よりもかなり少ない給付しか受けられないと思う」と回答している［117］。さらに現役世代の6割以上が「現状の給付内容は維持できない」と社会保障の将来へ不安をもっている［123］。白書は，現役世代へのニーズ対応，既存制度の重点化・効率化と安定財源の確保が必須であり，今後の制度改革や消費増税の必要性を訴えるものとなっている。

　2012（平成24）年白書「社会保障を考える」は，野田政権が社会保障と税の一体改革を進行させるなかで，「なぜ社会保障は重要か」という問いに始まり，社会保障の仕組みや国際比較などを踏まえたうえで，「これからの日本に相応しい社会保障とは？」という国民的議論を深める狙いで編集された。「社会保障の教科書」的な性格の白書としては，1999（平成11）年白書を継承したものと位置づけられる。

　第1章「なぜ社会保障は重要か」では，日本が先進諸国と同様に，社会保障の「発展」と「見直し」を経験した歴史を確認している。世界的には，1980年代に新自由主義的な政策が導入され社会保障・福祉国家の見直しが行われたが，失業者の増大，格差の拡大，公的サービスの質の低下などの弊害が顕在化した。そのため1990年代以降は，社会の安定および経済の成長などの機能をもつ社会保障の重要性が再認識され，そのあり方が重要な政策課題となった。

　日本の場合は，石油ショック後の安定成長で社会保障の見直しが求められ，さらに1990年代以降のバブル崩壊と少子高齢化の進展により，社会保障は持続可能性の確保と新たなニーズへの対応の達成が求められた。さらに2000年代以降の持続可能性を重視した社会保障構造改革により，セーフティネット機能の低下，医療・介護現場の疲弊などの問題が顕著となったため，2008年の「社会保障国民会議」以降は，機能強化はもとより，受益感覚が得られ，納得感のある社会保障の実現も求められるようになったとされる［15］。

　社会保障の負担のあり方についての国民意識調査は，「すべての世代で支えていくべきだ」と答えた割合が51.9％とあり，「現役世代に現在以上の負担を求めるべきでなく，高齢者の負担増はやむを得ない（22.3％）」「高齢者に現在以上の負担を求めるべきでなく，現役世代の負担増はやむを得ない（15.0％）」

を大きく上回った [223]。別の調査でも世代間の対立関係はそれほど強くないことが示されており，社会保障制度を国民全体で支えようという意識が高いと白書は指摘しており，公平な負担を目指す消費増税を全世代型社会保障の安定財源とする進行中の政策と親和的である。

民主党政権下の最後の白書であるが，「参加型社会保障」といった独自のメッセージ性はなくなり，現代社会における社会保障の存在意義を様々な角度から掘り下げて豊富な参考文献から理解を深める内容となっている。

社会保障の理念として，個人の自立を前提に連帯で支え合うことが引き続き強調されているが，社会保障の概念定義がきっちりされているわけではないことには注意が必要である。たとえば，1880年代のビスマルクによる世界初の社会保険制度が「近代的な社会保障制度の創設」[6]だとする記述や，「国家による血縁，地縁機能の代替＝社会保障の誕生」[7]，「日本の社会保障は，戦時体制の下で，社会保険制度を中心に形成」[13]などの記述には，疑問が残る。

（2）支え手としての若者を増やす

2013（平成25）年白書「若者の意識を探る」は，同年にまとめられた社会保障制度改革国民会議が子ども・子育て支援など若い人々の希望につながる投資を積極的に行う全世代型の社会保障を提唱したことを受け，はじめて「若者」をテーマとした。その背景としては，若者向けに効果的な少子化対策をいかに進められるかという政策課題が感じられる。

議論の出発点として第一に認識されるのは，急速な人口減少社会への移行である。まず日本の長期人口趨勢が示され，明治維新以降から近年に至るまで増加し続けた日本の総人口が，1970年代以降人口増加率は低下し，2005年前後からは一転して人口減少社会に突入した。そして「誰も経験したことのないような人口減少社会の入り口に現在の若者は立っている」[4]という厳しい現状認識からスタートする。このことは当然に，生産年齢人口の高齢化と社会保障の支え手の減少につながっていくことが諸外国との比較などからも示される。

第Ⅰ部　社会保障制度の形成と展開

　それ以外にも，長引く厳しい経済雇用情勢，国際的な競争の激化，高学歴化とネットワーク社会の進展など若者を取り巻く社会経済の変化が指摘される。とくに若者の雇用に関連して，若い世代において失業率および非正規雇用の増加が指摘される。15～24歳の非正規雇用率は，1991年に9.5％であったのに対し，2010年には30.4％と大幅に増加した［20］。この問題意識は，この白書の分析部分にも関連していくものとなっている。

　次に多様化する若者のライフコースが取り上げられ，少子化につながる若者の未婚率の上昇については，18～39歳の未婚者の9割が結婚願望があるが，交際相手のいない割合が男性6割，女性5割であり，恋愛結婚が9割を占めるなかで，自力で理想の交際相手を見つけることが困難な若者が多いという調査を引用している。さらに結婚できない理由の第二には，結婚資金が足りないことがあげられ，年収の低い非正規雇用の増加は未婚率を上昇させると指摘する。

　また日本人の平均初婚年齢は，2012年で夫30.8歳，妻29.2歳と晩婚化が進展しており，諸外国と比較して婚外子の割合がきわめて低い日本では，晩婚化は晩産化（第1子の出産年齢の上昇）とセットで進行し，そのことが夫婦の平均出生子ども数を低下させる一つの要因として指摘されている。

　まとめとして，結婚，出産，子育てを若者の希望する形で実現できる社会に向けて，社会全体で考え，その担い手となる世代を支えていく重要性が指摘されるが，「保育サービスの質的・量的充実」［123］の実現が政策的な課題であり続けている。

　白書はまた，正社員として働ける会社がなかったからという本人にとって不本意な非正規雇用の増加が最大の理由となっているとし，初職での正社員就職や非正規の正社員への転換など，社会全体として「人財」として育成し，付加価値を高めて処遇の改善につなげていく重要性を指摘していること［145］は，未婚率上昇への歯止めを期待したものであろう。

　この年の白書は，第2部「現下の政策課題への対応」の冒頭である第1章に「子どもを産み育てやすい環境づくり」を置いている点も，これからの社会保障の支え手を増やさなければならないという国の問題意識を感じさせる編集内

容となっている。

　2015（平成27）年白書「人口減少社会を考える——希望の実現と安心して暮らせる社会を目指して」は，日本がいよいよ本格的な人口減少局面を迎えたことを踏まえ，この少子化に歯止めをかける取り組みの重要性を強調したものである。

　政府は2014年9月，地方創生・人口減少克服という構造的課題に正面から取り組むために内閣総理大臣を本部長とする「まち・ひと・しごと創生本部」を設置，12月に「まち・ひと・しごと創生長期ビジョン」を策定した。現状の将来人口推計では，2060年8674万人，2090年は5727万人に減少するが，長期ビジョンでは，出生率を向上させて，人口減少に歯止めをかけることで，2060年には1億人，2090年には9000万人で人口の定常状態となると見込んでいる。未婚率は年々上昇しているが，独身者のほとんどは結婚を望んでおり，若い世代の結婚・子育ての希望が実現すれば，合計特殊出生率は1.8に向上とするとしている［20］。長期ビジョンでは，この1.8という数字を「国民希望出生率」と呼んで算出した［23］。

　白書は，国際比較として，出生率を2前後まで回復させたスウェーデンとフランスが，家族関係支出の対GDP比では日本の2倍以上であり，(1)経済的給付，(2)保育サービス，(3)出産・育児と就労の両立支援策の組み合わせが効果的であると指摘している。

　政府は，2015年より少子化社会対策大綱，子ども・子育て支援新制度を本格的に始動させて，人口減少対策に真剣に取り組んでいることが紹介されている。少子化社会対策大綱は，「個々人が希望する時期に結婚でき，希望する子供の数と生まれる子供の数との乖離をなくしていくための環境を整備し，国民が希望を実現できる社会をつくる」を基本目標とし，今後5年間の集中取組期間で実現すべき主な施策の数値目標を掲げた［211］。地域の特性に即した地域課題の解決という視点から，結婚・妊娠・出産・子育ての各段階に対応した総合的な少子化対策を実施している市区町村の割合を，2014年末約14％であったものを70％以上に引き上げることを目標とした。

第Ⅰ部　社会保障制度の形成と展開

　また人口減少と高齢化が急速に進むなかでも，住み慣れた地域で安心して暮らす仕組みとして，団塊の世代が75歳以上となる2025年に向けて，地域包括ケアシステムを構築する必要性も強調した。地域の実情に応じて，介護が必要な状態になっても，高齢者が可能な限り自立した生活を続けられるよう，医療・介護・住まい・生活支援が包括的に確保される体制を構築していくとされる。

　人口減少社会への取り組みに焦点をあてた2つの白書を比較すると，2015（平成27）年白書は，人口減少の克服と地方創生を一体的に取り組もうとしている点が大きな特徴であり，「まち・ひと・しごと創生長期ビジョン」の一部として人口減少対策が位置づけられている。その背景には，国全体としての人口減少の危機感とともに，過疎化や人口縮小により自治体の運営や存続が危ぶまれる事態も生じかねない［2］という危機感が深刻化したことを指摘できる。基本的視点として強調されるのは，(1)東京一極集中の是正，(2)若い世代の就労・結婚・子育ての希望の実現，(3)地域の特性に即した地域課題の解決の3点である［206］。また，高まっている「人口減少に対する国民の危機感」［204］，「人口減少克服のためには，国民が危機意識を共有することが最も重要」［264］など，国民意識に訴える表現が2015（平成27）年白書には随所に登場するのも，当局の深刻な問題意識を表している。

（3）健康寿命効果の最大化

　2014（平成26）年白書「健康長寿社会の実現にむけて――健康・予防元年」は，社会保障給付費抑制の観点から，個人，自治体，企業などが一丸となって健康づくりに取り組み，健康上の問題で日常生活を制限されることなく送ることができる「健康寿命」を延ばすことが重要だと指摘した。幸せかどうかを判断するうえで，とくに高齢者の場合は健康が最も重視されているという調査結果も示された。

　白書によれば，2010年の平均寿命は男性79.55歳，女性86.30歳で，健康寿命は男性70.42歳，女性73.62歳と，それぞれ9.13年，12.68年の開きがあった［135］。日常の健康づくりや特定健診の受診率向上などにより健康寿命を延ば

112

すことで，医療・介護に係る費用の増加を抑えることができれば，国民負担が
軽減し社会保障制度の持続可能性が高まると，対策の重要性を強調している。

　健康寿命の延伸は，2013年6月に閣議決定した「日本再興戦略」でも，戦略
市場創造プランのテーマとしてあげられ，中短期工程表では，2020年までに国
民の健康寿命を1歳以上延伸させるという目標を掲げた [158]。この方針は，
健康・医療分野に係る産業を戦略産業として育成し，経済成長に寄与させると
いう健康・医療戦略の一環でもある。厚生労働省は，この日本再興戦略を踏ま
え，2013年8月，団塊の世代が75歳となる2025年に向けて，「『国民の健康寿命
が延伸する社会』に向けた予防・健康管理に関する取組の推進」を取りまとめ，
公表した [160]。この取り組みにより，5兆円規模の医療費・介護費の削減効
果額の目標が示された。

　この2014（平成26）年白書を，ほぼ同様な医療費問題を特集した2007（平成
19）年白書と比較して，時代変化を考察する。2007（平成19）年白書では，
2006年に成立した医療構造改革関連法を背景に，生活習慣病予防，医療提供体
制，医療保険制度全般について，関係当事者の全員参加による実現を強調した，
ある種「総花的」なものであった。それに対して，2014（平成26）年白書は，
健康寿命の延伸という高齢者の保健医療に焦点を絞ったものである。両者とも
医療費抑制による制度の持続可能性という点では問題意識は共通と言えるが，
2014（平成26）年白書では，組織的には厚生労働省の上位にある閣議が決定し
た「日本再興戦略」の一環として，医療費のみならず介護費の給付抑制目標が
明示された点が大きな特徴と言えよう。その背景には，団塊の世代がすべて75
歳となる「2025年問題」が目前に迫り，その対策が待ったなしの状況にあると
いう危機感があると思われる。

（4）地域共生社会の提唱

　2016（平成28）年白書「人口高齢化を乗り越える社会モデルを考える」は，
日本が高齢化問題を克服する「高齢化先進国」として世界のモデルとなれるよ
う，高齢者が年齢に関わらず働き続け，地域社会にも貢献できる生涯現役社会

第Ⅰ部　社会保障制度の形成と展開

の必要性を強調した。

　国民の意識調査で「高齢者だと思う年齢」を尋ねた設問では，最も多かったのは70歳以上で41.1％であり，65歳以上は20.2％にとどまった［68］。別の設問では健康上の問題で日常生活に影響がある年齢も70歳以降に急増しており，高齢者になると思う年齢は健康寿命に近い70歳を超えたあたりと言えると白書は指摘している。また「何歳まで働きたいか」という設問には，60歳以上の約７割が65歳を超えて働きたいと答え，経済上の理由だけでなく，生きがい・社会参加や健康上の理由も高くなっている。国際比較からも日本の高齢者の就労意欲は高く，白書は，意欲と能力のある高齢者が活躍できる「生涯現役社会」の実現を提唱した。

　また，労働力人口の減少が見込まれるなか，高齢者施策の地域包括ケアシステムを深化させ，すべての人々が地域に暮らし，生きがいをともに創る「地域共生社会」というコンセプトを提示した。すでに厚生労働省が2015年９月にとりまとめた「新たな時代に対応した福祉の提供ビジョン」を実行するものとして，政府が2016年６月閣議決定した「ニッポン一億総活躍プラン」において，この「地域共生社会」を実現することとした。支え手と受け手を二分するのではなく，あらゆる住民が支え合いながら自分らしく活躍できる地域コミュニティを育成する方針を具体化できるよう，2016年７月「『我が事・丸ごと』地域共生社会実現本部」を設置した。

　「我が事」とは他人事になりがちな地域づくりを住民が主体的に取り組むこと，「丸ごと」とは，住民の取組みと公的サービスへのつなぎを含めた「丸ごと」の総合相談支援，さらに対象者ごとの「縦割り」の公的福祉サービスを「丸ごと」へ転換することとされる。高齢者は，現役世代や子ども，障害者などとともに，ボランティアや就労等の形で，見守り・安否確認，外出の手伝いやちょっとした力仕事などの地域活動に参加することが期待されるとしている。

　この2016（平成28）年白書は，日本がすでに「世界で最も高齢化が進んだ国」となり，「今後更に少子高齢化が進む」［2］という認識に基づいた特集を組んだものだが，その上位概念としての国策は，第２部冒頭にも特集されている

「一億総活躍社会の実現」である。そのためには，(1)希望を生み出す強い経済，(2)夢をつむぐ子育て支援（希望出生率1.8など），(3)安心につながる社会保障（介護離職ゼロなど）という新たな3本の矢が提示された［231］。地域共生社会という新たな提言を含めた全員参加型の一億総活躍社会の実現は，政府による取り組みだけでは限界があり，「多様な生活課題について住民参画の下に広く地域の中で受け止める共助の取組みを進める」［238］とされている。これらの内容には，少子化対策など領域は特化されているとはいえ，2010年代の特徴として指摘してきた「社会保障の機能強化」の政策意図が反映していると言えよう。

3　考察──2010年代白書を総括する

　2010年代の白書が取り上げた社会問題群はどのように構造化できるだろうか。2025年に向けて急速な高齢化が進展するなか，高齢者中心の社会保障制度の持続可能性は重要課題であり続けたが，2000年代と異なる点は，消費税の引き上げがプログラム決定されたことで，財政再建優先による給付抑制には一定の歯止めがかかったことである。社会保障の重要性を訴えた2012（平成24）年白書は，2000年代には考えられなかったであろう。医療費抑制という問題でも，自己負担引き上げや診療報酬引き下げではなく，健康寿命の延伸というアプローチが中心となった。ただし「費用抑制から機能強化へ」は，社会保障制度全般に言えるわけではなく，高齢化で自然増が予測される高齢者関連については抑制策が堅持されつつ，少子化対策に重点的に配分されるという構図となっている。

　2010年代に重要性を増した問題は，人口減少社会が現実化した後の少子化対策である。1998（平成10）年白書が「少子社会を考える」を特集して以来，2000年代には一度も特集されなかったが，2010年代は，2013年，2015年と二度にわたり取り上げている。とくに「まち・ひと・しごと創生本部」を設置し，出生率を1.8～2に引き上げる長期ビジョンを策定した直後の2015（平成27）年白書は，具体的な数値目標を掲げた本格的な対策を打ち出した。

第Ⅰ部　社会保障制度の形成と展開

　人口減少は労働力人口の減少に直結し経済成長のボトルネックとなるとともに，社会保障分野では介護，育児などの専門人材の不足につながる。これら労働力不足問題への突破策が「ニッポン一億総活躍プラン」であり，それを踏まえた2016（平成28）年白書における「生涯現役の高齢者像」と位置づけることができる。同プランでは，成長と分配の好循環を実現する一手段として，子育て支援や介護の環境整備を位置づけている点が特徴的である。

　ただし社会保障政策の効率化・重点化という視点は，2010年代以降も各施策の底流に存在し続けていることは間違いないであろう。あらゆる住民が役割をもって活躍するとされる「我が事・丸ごと」の地域共生社会構想には，新たな支え合いとしてある種の給付抑制策が内蔵されていると言えるが，今後の展開が注目される。

■コラム⑨　健康寿命

　健康寿命が厚生労働白書で最初に取り上げられたのは1999（平成11）年白書においてであり，この時には健康寿命とは痴呆や寝たきりにならない状態で生活できる期間のことと定義されていた。翌年の白書では，より詳しく健康寿命を取り上げた。長寿が長らく人々の願いだったが，これを実現したいまでは，この長寿が心身に障害のない自立した期間となるか，疾病や障害を抱えた介護を必要とする期間となるかでは高齢者の生活の質からみて大きく異なる。健康な長寿が実現できるなら高齢者はより充実した生活を送ることができるのであるから，できるだけ長く健康長寿を維持したいとした。この考え方（活動的平均余命ともいう）がアメリカの研究者によって提唱されたことも紹介している。

　以後この言葉はほとんど毎年白書に登場し，2014（平成26）年白書（健康長寿社会の実現に向けて――健康・予防元年）では260回以上も使われている。

第Ⅱ部

様々な社会問題のとらえ方

一　社会保険制度にかかわる諸問題

第1章
公的医療制度

松本　由美・尾玉　剛士

1　厚生（労働）白書における医療

　医療をめぐる厚生行政の領域は広範に及ぶ。今日的な課題をあげてみると，持続可能な医療保険制度の実現，医療費の適正化，質の高い医療提供体制の構築，予防・健康管理の推進など多岐にわたる。医療をめぐる政策は，今も昔も厚生（労働）行政の重要な柱の一つであるが，医療政策の課題や目的は時代によって大きく変化している。

　本章では，白書において，医療をめぐる課題やそれへの対応がどのように論じられてきたのかを検討する。医療保険制度を中心に検討を行うが，必要に応じて保健衛生や医療提供体制の整備などに関する制度・政策も取り上げる。また，対象期間を10年ごとに区切り，それぞれの期間の主要な政策課題に焦点をあてて検討を行う。

　最初の厚生白書が発表された1956年には，すでに日本の医療保障政策には一定の進展がみられていた。とくに医療保険制度については，被用者を対象とした健康保険法（1922年制定，1927年実施）や地域住民を対象とした国民健康保険法（1938年制定）等によって，その後の医療保険体系の基礎となる制度がつくられていた。また，医療サービスの提供に関しては，1948年に制定された医療法に基づいて公的医療機関を中心とした医療提供体制の整備が行われていた。以下では，これらをベースにして展開された1950年代からの厚生行政についてみていく。

第Ⅱ部　様々な社会問題のとらえ方

2　医療による貧困対策——1950年代

（1）貧困問題を背景とした医療保障の確立

　国民皆保険が実現する前の1950年代は，医療保障に関して国民の間での格差が歴然と存在した時代である。1956（昭和31）年度白書によれば，当時の医療保険の普及率は総人口の68.1％であった[170]。また，一人当たりの年間医療費は，加入している医療保険の種類，あるいは加入の有無によって大きく異なっており，受療の費用負担が医療へのアクセスを妨げていた。このような状況のもとで，疾病が貧困の原因となり，また貧困が疾病を招くという「疾病と貧困の悪循環」が国民生活に影を落としていた。1957（昭和32）年度白書では，「疾病が貧困の最大原因の一つであり，医療保障の確立が社会保障の充実の中でも特に緊急を要することは，つとに知られていたところである」[46]と述べられている。

　医療保障を確立するための最重要の柱は国民皆保険の実現であり，それは戦後間もない時期から厚生行政の向かうべき方向として示されていた。1950年の社会保障制度審議会の「社会保障制度に関する勧告」では，被用者保険と一般国民の保険の二本立ての医療保険が全国民をカバーする前提での提案が行われた。また同審議会による1956年の「医療保障制度に関する勧告」では，国民皆保険体制の確立のための諸方策が提案された。

　1957（昭和32）年度白書によれば，「医療保険制度の全国民への適用ということは，昭和30年ころから，一部政党の政策目標に掲げられていたが，厚生省としても，昭和31年5月，……昭和35年度に医療の国民皆保険を達成するという方針を，大臣が明らかにするに至った」[57]。これを受けて厚生省は，国民健康保険（以下，国保）の対象拡大による皆保険の実現を目指し，1957年を初年度とする「国民健康保険全国普及4カ年計画」を策定した。1958年には国民健康保険法の全面改正が行われ，1961年4月に国民皆保険体制が確立することとなった。

第 1 章　公的医療制度

（2）社会保障の最重要部門としての医療

　1950年代の厚生行政において医療保障の確立が重視された結果として，当時の日本の社会保障給付の構成は医療部門に偏重したものとなった。1964（昭和39）年度白書によれば，制度別社会保障給付費の「医療保険」の構成比は，1955年度の34.2%（これに恩給（27.6%），生活保護（11.4%）が続く）から，1963年度の43.1%へと急増した [71]。社会保障の給付が医療部門重視型となった原因としては，同白書では，(1)医療が国民の生命・健康にとって不可欠のものであり，何よりもまず医療部門の充実を推進すべき必要性が強かったこと，(2)疾病が貧困の最大の原因であり，貧困から脱出し，また貧困への転落を防止するためには医療部門の充実が必須の要件であったこと，(3)医療面の著しい技術革新にともなって医療内容の向上があったことなどがあげられている [91]。

（3）結核対策

　戦後から1950年代にかけて，保健衛生分野において厚生行政が最大の課題としたのは結核対策である。昭和の初期から1950年に至るまで毎年10万人以上が死亡し，国民病ともいわれた結核については，1950年代の白書では大きく取り上げられた。結核は長い間，国民の死因順位の首位を占めてきたが，1951年に脳卒中が第1位となって以降，その順位は急速に低下した。その背景には，1951年に制定された結核予防法により，結核医学の飛躍的発展を背景とした結核予防体系が確立され，その強力な推進が行われたことがある。

　1960（昭和35）年度白書は，死亡率の顕著な低下傾向に対して，「明らかに結核対策の勝利のあとがうかがえる」[276] としており，厚生行政における結核対策は一つの区切りを迎えた。この後，厚生行政の取り組む保健衛生施策の重点は，結核を中心とした伝染病対策から成人病（脳卒中，がん，心臓疾患など）や精神衛生の問題へと移行していく。

123

第Ⅱ部　様々な社会問題のとらえ方

3　国民皆保険のもとでの格差縮小──1960年代

（1）総合調整と格差縮小

　1965（昭和40）年度白書で述べられたように，「国民皆保険が達成された段階においては，各制度が給付内容，給付率，保険料負担等において不均衡であることが最も重要な問題として注目されるに至った。これが医療保険の総合調整の問題」[185]であった。総合調整をめぐる問題は，医療保険の将来のあり方にかかわるものであるため，1960年代を通して政治や行政，医療にかかわる関係当事者の間で様々な議論が展開された。この流れが後述の医療保険の抜本改正論議へとつながる一方で，給付の制度間格差に関しては，早い段階から改善が図られていった。

　国民皆保険が実現した当時，国保では，財政事情などから往診，歯科診療における補綴，入院の際の給食などを行わないといった給付範囲の制限が行われていたことに加えて，低い給付率（5割）が設定されていた。このため受診率や一人当たり給付費は，被用者保険と比べると低い水準でしかなかった。

　1960（昭和35）年度白書では，「5割給付を行なっている保険者が圧倒的に多く，この程度の給付率では，必ずしも必要なときの医療が保障されているとはいいがたい」[222]ため，「少なくとも，これを7割程度まで引き上げる必要があると思われる」[222-223]という見解が示された。このような状況のもとで，国保の世帯主については，1961年10月から結核と精神疾患，1963年10月から全疾患の7割給付が実現した。家族についても1964年から4か年計画で給付率が引き上げられ，1968年1月からは，国保のすべての被保険者に対する7割給付が実現した。

　さらに国保の給付制限については，1963（昭和38）年度白書によると，「最近におけるこれらの制限の撤廃は急速に促進され，大部分の保険者が健康保険等と同等程度となるにいたった」[94]ことを受けて，1965年4月以降は認められないこととなった。あわせて，同一の傷病について3年間と定められていた

124

給付期間の制限も1963年4月以降は撤廃された。

　また，病院や診療所などの保険医療機関に支払われる診療報酬には，従来，特定の大都市（甲地）とその他の地域（乙地）との間に地域差が設けられていたが，1963年にはこれが撤廃され，全国一律に同一の医療行為に対しては同額の診療報酬が支払われることとなった［1963（昭和38）年度白書：120］。

（2）国庫負担の引き上げ

　1960年代には国庫負担の引き上げがたびたび行われ，医療保険財源としての国庫負担の重要性が高まっていった。とくに国庫負担が必要であったのは，低所得者層を多く包含している国保であった。

　国保の療養給付費に対する国庫補助は1953年に始まり，療養給付費の総額の2割相当額の補助が行われていた。1958年の新国民健康保険法によって国庫負担の制度に改められるが，1959（昭和34）年度白書では，「これまでの事務費および療養給付費に対する国の補助金制度を，国が義務として支出する負担金制度に改め，……国民皆保険体制に対する国の責任を明確にした」［91］と説明されている。同法により，療養給付費の2割の国庫負担と5分に相当する調整交付金を設けることが定められた。この後，国保の国庫負担の必要性について白書では，(1)被用者保険と異なり保険料の事業主負担がないこと，(2)被保険者の保険料負担能力が全般的に低いためその財政基盤が強固でないことを考慮するとともに，(3)医療保障に対する国の責任を明らかにするためという説明が繰り返し行われる。

　国保の療養給付費に対する国庫負担の割合は，1962年には，診療報酬の大幅引き上げ（12.5％）と給付率の引き上げへの保険財政への影響が考慮され，それまでの2割から2割5分に改められた。続いて1965年の改正により，給付率7割の実現と国庫負担率の4割への引き上げが行われた。

　一方，政府管掌健康保険（以下，政管健保）においては，1950年代に財政状況が悪化したことを受けて，1956年から「健康保険の健全な発達を図るため」［1959（昭和34）年度白書：110］の国庫補助金が保険財政に投入されるようにな

第Ⅱ部　様々な社会問題のとらえ方

ったが，経済の好転を背景としていったん財政は安定した。しかしながら1960
年代に入ると医療給付費の増大を背景として，1962年に16億円の単年度赤字が
発生してから赤字続きとなり，累積赤字が膨らんでいく事態となった。この赤
字問題は，1966（昭和41）年度白書において「赤字が常態化した医療保険財政」
［229］という小見出しがつけられるほど深刻であり，1960年代の後半の白書で
は繰り返し論じられた。

　赤字問題に対する臨時応急的な財政対策として，1967年8月に2年間の時限
立法として「臨時特例法」が制定され，大幅な国庫負担の実施と保険料率の引
き上げなどが行われた。しかしながら，根本的な解決には至らず，単年度赤字
も解消されることはなかった。

（3）医療保険の抜本改正

　1962年に社会保障制度審議会が行った「社会保障制度の総合調整に関する勧
告」は，医療保険制度全体を再検討する重要な契機となった。この勧告のなか
で，社会保障の諸制度はバランスを欠いたものとなっており，とりわけ医療保
険では負担能力や給付に甚だしい差があるとして，プール制による保険者間の
財政調整などが提案された。

　こうした議論を受けて，医療保険制度に関する種々の問題を解決するために
は，制度の基本に立ち戻り，根本的な立て直しを図る必要があることが，1960
年代後半からの白書において論じられるようになった。とりわけ1968～72（昭
和43～47）年白書においては，毎年のように「医療保険の抜本改正」をめぐる
動きが取り上げられている。

　この時代の医療保険は「制度の抜本改正（制度の分立と制度間格差の問題）」を
めぐる議論と「政管健保の赤字対策（保険財政の問題）」をめぐる動きが交錯し
ながら展開していった（土田 2011：249-250）。政府と与党は，政管健保の赤字
問題の解決も視野に入れた抜本改正案の策定に力を注いだが，臨時特例法の失
効への対応をめぐって国会が紛糾するなど，抜本改正をめぐる議論は政治問題
化した。1969（昭和44）年白書は合意形成の難しさについて，「抜本改革をめぐ

る問題はきわめて広範，多岐にわたるほか，根深い問題もあり，関係各界の意見にもかなりの懸隔がある」[254] と表現している。その後，1970年代はじめまで医療保険制度の抜本改革を目指した政策努力が続けられたものの，実現には至らなかった［1972（昭和47）年白書：172-174］。

（4）医療提供体制の整備

1950年代から1960年代にかけて，病院や診療所の数が増し，病床数も増大していくなかで，それらの分布の不均衡が問題となった。1961（昭和36）年度白書では，「医療機関の体系的整備が医療保険の発展に比し著しく立ち遅れており，……医療保険による医療費の保障があっても，実際に医療を受けうる施設がないためにその効果が著しく減殺される結果となっている」[321] との認識が示されている。また，1962（昭和37）年度白書は，医療機関の整備を通じて「国民のすべてに適正な医療を受ける機会を与えることは，福祉国家として欠くことのできない責務の一つであろう」[184] としている。

このような問題認識のもとで，とりわけ無医地区対策は厚生行政の喫緊の課題であった。このため1956年度から1973年度までの三次にわたる年次計画に基づき，へき地出張診療所などの整備が集中的に進められた。また，1960年には医療金融公庫法が制定され，私立病院，診療所などに対する融資が行われることとなり，「公」「私」の医療機関による医療提供体制の整備が目指された。

4　給付の拡充と高齢者の医療問題——1970年代

（1）給付の拡充

1970年代前半には，制度改正を求める機運の高まりや貿易黒字に対する海外からの批判（それによる内需拡大の必要の高まり）などを背景として，医療保障の大幅な拡充が実現された。とりわけ，1973年の健保法改正の影響は大きく，健康保険の家族給付率の5割から7割への引き上げ，高額療養費支給制度の創設，分娩費・埋葬料の改善が行われた。また，未解決であった政管健保の財政赤字

第Ⅱ部　様々な社会問題のとらえ方

の問題に対応するため，1973年度末までの膨大な累積赤字を棚上げし，累積損失を国庫で負担することとされ，⁽³⁾あわせて主要な保険給付費の10％の定率国庫補助制度が新設された。

　1960年代に展開された抜本改革の議論と1973年改正との関係について，1974（昭和49）年白書では，「同改正法は，医療保険制度の抜本改正を念頭に置きつつ，実現可能な面から着手するとの方針のもとに，国民皆保険達成以来の懸案であった健康保険等の大幅な給付改善を主眼とし，一方においてこの給付改善と表裏の関係にある財政の長期的な健全化の礎石を築くことを趣旨としていたもの」[236] であると説明されている。医療保険制度全体を視野に入れた抜本改革論議は，「福祉元年」改革において給付の拡充などが実現された後，白書から姿を消してしまった。

（2）高齢者と医療

　高齢者の医療の問題が白書において言及されるようになるのは1960年代はじめであり，当初は医療費の自己負担をめぐる高齢者福祉の課題として登場した。「老齢者問題をとらえつつ」と題された1970（昭和45）年白書では，老齢者階層における有病率の高さ（青壮年期の5倍程度）に対して，受療率が低いこと（同1.5倍程度）が問題視され [62]，「老齢者に関する医療保障制度の確立は最も急を要することの一つである」[65] とされた。

　深刻化する高齢者の医療費負担の問題に対応するため，厚生省は1969年度の予算要求において低所得の70歳以上高齢者の医療費自己負担の軽減を提案したが，実現には至らなかった。さらに，1969年に政府が社会保険審議会と社会保障制度審議会に諮問した抜本改正案には「老齢保険制度」の創設が含まれていたが，両審議会の賛意は得られなかった。このようななか，1972（昭和47）年白書によれば，「早急に制度の確立を図るためには公費負担制度によることが適切であるとの考え方から」[398]，1972年度の予算要求に基づく老人医療費支給制度の実施が決定された。

　老人医療費支給制度は，70歳以上の者（本人または扶養親族の所得が一定以下）

が医療保険による医療を受けた場合に，自己負担を公費により支給する制度である。同制度は，1973（昭和48）年白書では，「扶養意識の減退，年金制度の未成熟という状況の下で，医療費の自己負担能力の十分でない老人に対し，福祉の措置の一環として経済給付を行うもので，いわば医療保険制度の補完的な機能を果たしているもの」[444] と説明されている。効果はてきめんであり，各年の白書によると，高齢者の受診率（入院外）は，制度導入時（1973年）には56.8％であったものが1978年には96.0％へと急上昇した。これにより，1960年代からの懸案であった高齢者の医療問題は解決したが，ほどなく高齢者医療費の増大という新たな課題が浮上することとなる。

（3）医療費の増大

　1970年代後半には，医療費の高騰が注目されるようになった。1977（昭和52）年白書では，1973年を境として，国民医療費の伸びが国民所得の伸びを上回るようになったと説明されている [51]。また1965〜75年の間に日本の医療費は約5.8倍の伸びを示し，先進諸国に比べて伸びが大きいことが指摘され，その要因として，日本では(1)医療保障制度の改善が進められてきたこと，(2)老人医療費の伸びが高いこと，(3)物価上昇に対応するため診療報酬が引き上げられたことなどが考えられるとされた [52-53]。

　老人医療費については，1975（昭和50）年白書において，一人当たりの診療費が70歳以上において急激に増大しつつあるデータを示しながら，早くも制度の合理化や一部負担の導入についての言及がなされた [127]。さらに1977（昭和52）年白書では，「我が国の人口の老齢化の速度が前例のないほど早いことを考えると，老人問題の国民医療に与える影響が，かなり早い時期に深刻になることは，明らかである」[71] との見解が示された。このようななか国保では深刻な状況となった。1978（昭和53）年白書によれば，高齢者を多くかかえている国保では，すでに給付費の27.2％を老人医療費が占める状況であり，これが50％以上に達する市町村もあった [67]。

第Ⅱ部　様々な社会問題のとらえ方

5　医療費抑制と医療保険制度体系の改革——1980年代

（1）医療費の適正化——1980年代前半①

　医療に関する1980年代前半の厚生省の目標は，ますます高齢化が進んでいくなかで持続可能な医療保険制度体系を確立することであった。この時期の白書のなかで厚生省が重視していたのは，(1)医療保険の財政問題（医療費の伸びの問題）と(2)医療保険各制度を通じた給付と負担の公平性の問題（医療保険制度体系のあり方の問題）の二つに大別できる。

　まず，財政問題に関しては，経済情勢の変化にともない保険料収入が伸び悩む一方，医療費が急増傾向にあることが指摘されている［1980（昭和55）年白書：256；1981（昭和56）年白書：245］。とくに，1982（昭和57）年白書からは，第二次臨時行政調査会の答申や自民党政権の「増税なき財政再建」路線に沿うように，国民負担率を抑制する必要が強調され，財政対策として「医療費の適正化」が重視されるようになった［73-90］。

　この時期にとられた主な医療費適正化策は，第一に予防・健康づくりである。厚生省は高齢者医療費の抑制を重視し，1982年8月に成立した老人保健法では，市町村によって40歳以上の者を対象として健康教育・健康相談・健康診査などの保健事業が実施され，高齢者には健康手帳が配布されることになった。第二は患者負担の引き上げであり，老人保健法による高齢者医療費無料化の廃止（定額負担導入）や，1984年の健康保険法改正による被用者1割負担の導入は受診の適正化による医療費適正化を目指したものだった［1984（昭和59）年白書：107-108］。第三に，診療報酬の抑制・包括化である。1980年代には薬価は大幅に引き下げられ，診療報酬本体の引き上げ率も低く抑えられるようになった。また，検査料の逓減方式の導入や検査・注射・処置料の包括化も進められた［1982（昭和57）年白書：85；1983（昭和58）年白書：72-73, 186-187］。

　以上のように，1980年代前半には医療費適正化が重要課題とされ，厚生省は給付水準の引き下げや出来高払い方式の修正といった重要な改革に着手した。

第1章　公的医療制度

他方，財政難の医療保険制度を救うためには収入の確保も重要である。そこで，次にみる制度間の財政調整の仕組みが導入された。

（2）給付と負担の公平化──1980年代前半②

　厚生省は，国保加入者の年齢構成が高く，老人医療費の負担が集中している点を問題視していた［1980（昭和55）年白書：261など］。そこで，1982年の老人保健法によって保険制度間の財政調整の仕組みを導入したのである。これにより，70歳以上の高齢者の医療給付費のうち3割は公費，7割は医療保険各制度からの拠出金によって賄われることになり，被用者保険の負担が増加する一方，国保の負担が軽減された。さらに，1984年の健保改正では70歳未満の元被用者について「退職者医療制度」が導入され，同様の財政効果が得られた。こうして高齢者医療費について医療保険制度間の負担の公平化が図られた。

　また，1980年代に入った時点で70歳上の高齢者は無料，被用者は10割給付（定額負担あり），被用者の家族と国保加入者は7割給付というように給付率に格差があった。1970年代後半には，厚生省は給付率の引き上げによる格差是正を目指していたが，1980年代に入ると医療費適正化が政策目標として重視され，1982年の老人保健法，1984年の健保改正では患者負担の引き上げが始まった。そこで，この時期に厚生省は給付率の8割への統一を目指すようになった［1985（昭和60）年白書：81］。

　このように，老人保健法制定，1984年健保改正という1980年代の二大医療保険改革は医療費抑制のみならず，医療保険各制度を通じた負担と給付の格差の縮小を図るものであった。医療保険制度の改革が一息つくと，1980年代後半には医療提供体制の改革が進められるようになる。

（3）医療提供体制の改革──1980年代後半

　1986（昭和61）年白書は，医療施設・医療従事者数は全体として充足しつつあるとしつつも，医療提供体制の問題点として，病床数や医療従事者数の地域差，医療機関の機能分担が不明確であること（軽症患者の病院への集中，重装備

第Ⅱ部　様々な社会問題のとらえ方

過ぎる診療所)，病院・診療所間の連携不足，医師・歯科医師の将来的な過剰な
どをあげている［79］。

　そこで，1985年の第一次医療法改正によって都道府県単位の「地域医療計
画」が，1986年の第一次老人保健法改正によって病院（医療施設）と介護施設
の中間形態として「老人保健施設」が新設され，医療提供体制の改革が進められ
た。また，1985年度から医学部の定員削減が開始された。なお，以上のよう
な医療提供体制改革は医療費抑制政策の一環としても位置づけられていた［た
とえば，1988（昭和63）年白書：149-150］。

　1980年代前半には医療保険改革を通じた医療費抑制と医療保険制度間の給付
と負担の公平化が進められたのに対し，後半には医療費抑制を念頭に置いた医
療提供体制の改革が進められた。老人医療費の伸びの抑制や，国民医療費の伸
びを国民所得の伸び以下に抑えるといった厚生省の目標は一時的とはいえ達成
された。しかし，1990年代には高齢化の加速と景気の低迷が待ち受けていた。

6　高齢化に対応した医療・介護システムの構築と
　医療保険の赤字対策——1990年代

（1）高齢化に対応した医療・介護システムの構築——1990年代前半

　1990年代の白書と医療政策もおおむね前半と後半に分けられる。1989年には
「高齢者保健福祉推進十か年戦略」（ゴールドプラン）が策定され，1990年代前
半の白書では，高齢化に対応した医療・介護システムの構築が重視された。
1990（平成2）年白書は，本格的な高齢化に対応した医療サービスを実現する
ためには，「保健，医療，福祉サービスの連携を含め，サービス供給体制にま
で踏み込んだ施策が強く求められている」と述べている［144］。

　実際に，1990年代前半には医療提供体制の改革や介護・看護の重点化が進め
られた。1991年には第二次老人保健法改正によって高齢者介護に関する給付費
の公費負担割合が3割から5割へと引き上げられ，老人訪問看護の創設も行わ
れた。翌1992年の第二次医療法改正では特定機能病院・療養型病床群という新

132

第1章　公的医療制度

たな病院・病床類型の導入によって医療機関の機能分化が進められ，同年の診療報酬改定では看護の重点化が図られている。1994年の健保改正でも，看護が医療保険の給付対象として明確に位置づけられ，院内・在宅の看護サービスの強化が推進された。

　このように1990年代前半の医療政策は高齢者介護・看護に関する充実を図ったが，景気後退により医療保険各制度の赤字が深刻化していくと，白書の内容や実際の政策も厳しい医療費抑制へと傾斜していった。また，医療保険制度の財政圧迫要因である老人保健制度の抜本改革が盛んに議論されるようになる。

（2）医療保険の赤字対策——1990年代後半①

　1990年代には，高齢化が進む一方で景気低迷が長期化し，増大する医療費と保険料収入の乖離が拡大していった。財政対策の強化は不可避であった。1995（平成7）年白書は医療をメインテーマとした初の白書だが，キーワードは「質」「選択」「納得」「情報」「連帯」「発展」の6つであり［7］，医療保険の財政対策の具体案には踏み込んでいない［141-142］。

　これに対して，1996（平成8）年白書は，医療保険の赤字拡大を強調し，高齢者・被用者の患者負担増を提案する医療保険審議会の議論を紹介しながら，1997年度の「抜本的改革」実現を訴えている［196-202］。さらに，1997（平成9）年白書では，第二次橋本内閣が掲げる「社会保障構造改革」の名のもとに国民負担率の抑制と医療費抑制を重視する1980年代前半の論調が復活する［170-171］。患者負担の引き上げのみならず，「民間医療保険の活用等も含めた公的医療保険の守備範囲の見直し」［194］さえ言及されている。

　1997年6月に成立した健保法改正では，被用者本人負担の1割から2割への引き上げと保険料率の引き上げによって財政危機を切り抜けることが目指された。また，薬剤の多用傾向に歯止めをかけるために，外来の薬剤について新たな定額負担が導入された。翌1998年の診療報酬改定は医科プラス1.5％，薬価マイナス2.7％という1984年改定以来の差し引きマイナス改定となり，診療側に対する医療費抑制も強化されている。

133

第Ⅱ部　様々な社会問題のとらえ方

　要介護者の増加などに対応するために医療提供体制の改革も進められ，1997
年12月の第三次医療法改正によって，診療所での療養型病床群設置や医療計画
が定める事項の追加などが行われている［1998（平成10）年白書：255］。なお，
1990年代後半の白書では社会的入院や入院期間の長さが繰り返し問題視されて
いるが，「介護保険の創設を契機に社会的入院の解消が進むなどにより医療の
費用の効率化が期待できる」とされていた［1997（平成 9 ）年白書：170］。介護
保険法は1997年12月に成立し，2000年度から実施されている。

（3）老人保健制度の抜本改革へ──1990年代後半②

　医療保険各制度の財政状況が深刻化していったことにともない，1990年代後
半の白書は老人保健制度の抜本改革に度々言及している。1997（平成 9 ）年白
書では，「今後，世代間の負担の公平を図っていくことが必要であり，高齢者
にも応分の負担を求めることが課題」とされている［188］。また，「介護保険
制度の施行を目途に，老人保健制度に代わる新たな仕組みの創設を含め，老人
医療の費用負担の仕組みを見直す」との医療保険審議会の建議書（1996年11月
27日）の方針が引かれている［190］。

　健保改正案が1997年の 6 月に成立した後，8 月に厚生省は「21世紀の医療保
険制度」を，同月に与党医療保険制度改革協議会は「21世紀の国民医療」をそ
れぞれまとめ，いずれも高齢者の一部負担の定率化，全高齢者からの保険料徴
収，新たな高齢者医療制度の創設を唱えている［1998（平成10）年白書：250-
253］。しかし，新たな高齢者医療制度のあり方について医療保険福祉審議会で
は意見が一本化されず［2000（平成12）年白書：194-195］，高齢者医療制度改革
は2000年代に持ち越される。

7　厳しい医療費抑制と高齢者医療制度改革──2000年代

（1）医療構造改革に至るまで

　2000年代に入ってからの白書では，⑴老人医療費の伸びの適正化と，⑵新た

134

な高齢者医療制度の創設が大きなテーマとなっている[(4)]。2001（平成13）年白書
では，「高齢者数の増加に伴う老人医療費の伸びは避けられないものの，持続
可能で安定的な医療保険制度を実現していくためには，経済の動向と大きく乖
離しないよう，その伸びを抑制するための枠組みを構築することが重要であ
る」と述べられている［169］。また，「医療制度改革の中心的な課題が高齢者
医療制度の見直しにあるのは言うまでもない」との記述もある［170］。

　しかしながら，2000年代に入ってからもこれらの課題に関する対策はなかな
か進まなかった。2000（平成12）年白書は2000年の健保改正を「抜本改革の第
一歩」と位置づけているものの［192］，実際の内容は高齢者の患者負担を定額
制から月額上限付き定率1割負担に変更するなどといった小規模な改革にとど
まった。続く2002年の健保改正においても，新たな高齢者医療制度については
具体像が示されぬままとなった。

　医療費の伸びと保険料収入の伸びの乖離によって医療保険各制度が深刻な赤
字を抱えるなか，2002年改正では被用者の自己負担が2割から3割へと引き上
げられ，現役世代の給付率が7割に統一されることになった（2003年度実施）。
1980年代の白書で繰り返し言及されていた8割程度への統一という目標は下方
修正されたのである。また，被用者保険の保険料徴収について総報酬制を導入
したり，診療報酬本体の初のマイナス改定（薬価も引き下げ）を行うことで，医
療保険財政の健全化が図られた。マイナス改定が実施された2002年度には国民
医療費の伸びがマイナスに抑え込まれている。同じ2002年改正によって，老人
保健制度については対象年齢を5年かけて75歳に引き上げ，公費負担割合を3
割から5割に引き上げることが決められた。こうした制度変更は「後期高齢者
への施策の重点化」と説明されている［2002（平成14）年白書：115，117］。一方，
70歳以上の高齢者の患者負担割合は1割とされたが，一定所得以上の場合には
2割負担とされ，高齢者の自己負担引き上げも行われている。

　こうして老人保健制度の延命が図られたのだが，翌2003年3月に閣議決定さ
れた「医療保険制度体系及び診療報酬体系に関する基本方針」のなかで，新た
な高齢者医療制度は前期・後期高齢別の制度とし，後者については新制度を

第Ⅱ部　様々な社会問題のとらえ方

導入することとされた［2003（平成15）年白書：271-275］。また，既存の医療保
険各制度に関しては，「都道府県を軸として保険者の再編・統合」を行うとの
方向性が示され，以降の白書でも都道府県単位の医療政策（医療費適正化・保険
料設定など）が提案されている［2004（平成16）年白書：241，243，245；2005（平
成17）年白書：308，313］。

（2）医療構造改革──2006年

　2006年の「医療構造改革」は「医療費適正化計画」と「後期高齢者医療制
度」の導入によって，医療費の伸びの抑制と新たな高齢者医療制度の創設とい
う二大問題に応えようとしたものであった。2007（平成19）年白書の副題は
「医療構造改革の目指すもの」とされ，「国民皆保険制度創設以来の大改革」と
いった表現さえ登場している［2］。この改革により，国と都道府県はそれぞ
れ5年単位の医療費適正化計画を策定し，中長期的な医療費適正化に取り組む
ことになった。具体的には，生活習慣病予防と平均在院日数短縮が二本柱とな
っており，前者については保険者による40歳以上の被保険者を対象とした特定
検診・特定保健指導が義務づけられ，後者に関連して介護療養病床の廃止（後
に見直し）が打ち出された。また，老人保健制度に代わる後期高齢者医療制度
が創設され，財源の構成は75歳以上の高齢者の保険料1割，現役世代の保険者
からの支援金4割，公費5割とされた。新たな制度の運営は都道府県単位の広
域連合が担うことになり，政管健保も全国健康保険協会（国から独立した公法
人）に改組され都道府県別の保険料設定が行われるようになるなど，都道府県
を単位とした医療保険制度運営が具体化していった。

　医療費適正化計画の導入の他に，現役並みの所得がある70歳以上の高齢者に
ついては患者負担を3割に引き上げるなど短期的な医療費抑制策も並行して推
進された。また，2006年診療報酬改定では再び本体部分のマイナス改定が決め
られた。

　その他，2000年代後半の白書では，医師不足や病院勤務医の疲弊といった問
題がとりあげられ，医学部定員増（2008年度から実施）などの対策も紹介されて

第 1 章　公的医療制度

いる。また，2004年に新・臨床研修制度が始まって以降の研修医の大都市集中
の是正，後期高齢者医療制度実施にともなう自己負担増・保険料負担増の延
期・軽減措置などのように，政策の見直しも実施された。

8　都道府県単位の医療保険・医療提供体制政策の強化──2010年代

（1）民主党政権と白書──医療費抑制から医療不安対策へ

　2009年夏の政権交代にともない，2010（平成22）年から2012（平成24）年の白
書は民主党政権によるものとなった。2009年の総選挙マニフェストのなかで民
主党は後期高齢者医療制度の廃止を掲げていた。また，自公政権末期には医学
部定員の増員（2008年度および翌年度）や診療報酬本体のプラス改定（2008年 4
月）が行われていたが，民主党は医療従事者の増員，診療報酬（入院）の増額
などを公約することで，2000年代の（さらには1980年代にまでさかのぼる）医療費
抑制路線からの離脱をさらに進めようとした。医療に関する不安の軽減が目指
されたのである（2009年総選挙マニフェスト）。

　2010（平成22）年白書では，後期高齢者医療制度の廃止に向けた検討状況や，
医学部定員増員の継続などの人材確保策，10年ぶりのネットプラス改定となっ
た2010年診療報酬改定などが紹介されている。この改定では，救急，産科，小
児科，外科や勤務医の負担軽減に関して診療報酬の引き上げが行われた[5]。その
後も医師不足対策は継続され，2012年診療報酬改定では医療・介護連携や在宅
医療への重点配分などが行われたが［2011（平成23）年白書；2012（平成24）年白
書］，後期高齢者医療制度の廃止を実現せぬまま民主党は2012年末の総選挙で
大敗し，下野してしまった。なお，2012年の診療報酬改定はわずかなネットプ
ラス改定であった。

（2）2013年以降の医療政策と白書──医療政策の都道府県単位化の進展

　2012年末に自民・公明両党が政権に復帰し，翌年 8 月に社会保障制度改革国
民会議が報告書をまとめた。報告書では後期高齢者医療制度の維持・改善が指

137

第Ⅱ部　様々な社会問題のとらえ方

摘され，同制度は存続していくこととなった［2014（平成26）年白書：395］。その後の医療保険制度に関する重要な改革としては，2015年5月に国保法等の改正が行われたことで，都道府県が国保の財政運営の責任主体となったことがあげられる（2018年度実施）［2015（平成27）年白書；2016（平成28）年白書］。

　医療提供体制については，2014年6月に医療介護総合確保推進法が成立し，医療機関が都道府県に対して病床の機能（急性期機能，慢性期機能など）を報告し（病床機能報告制度），都道府県はこれを受けて「地域医療構想」を策定して医療計画に盛り込み，病床機能の分化・連携を進めるという仕組みが導入された［2014（平成26）年白書；2015（平成27）年白書］。同時に，医療・介護の連携を含む地域包括ケアシステムの確立も推進されている。すでに2012（平成24）年版以来，白書では医療と介護をまとめて扱った章が置かれるようになっていた（2013（平成25）年白書から2017（平成29）年白書まで，タイトルは同じ「国民が安心できる持続可能な医療・介護の実現」となっている）。

　医療費適正化については引き続き生活習慣病予防が重視され，2013（平成25）年白書ではレセプトや検診のデータを用いた保健事業の推進が紹介されている［311-312］。2013年は新たな医療計画・医療費適正化計画の初年度であり，2010年代には医療提供体制の合理化や保健事業を通じて中長期的に医療費を適正化していくという厚労省の路線がさらに推し進められたといえよう。ただし，2014年には2008年以来凍結されていた70〜74歳の高齢者の患者負担の2割への引き上げが実施され，診療報酬改定が差し引きマイナス改定に戻っており，即効性が期待される医療保険財政対策もとられている。

　以上のように，2015年の国保改革，前年の医療介護総合確保推進法といった2010年代の重要な改革は，都道府県を単位として医療政策を立案・実施するという枠組みをさらに強化したものとまとめられるだろう。

9　考察——白書は医療をどのように論じてきたか

　白書において論じられる「医療」は，時代によって変化している。1950年代

第1章　公的医療制度

の医療政策は貧困問題と結びついていた。白書では医療保険を皆保険化することの必要性は，多くの場合，貧困対策としての医療の重要性の観点から説明されていた。当時の日本社会が直面していた貧困と疾病の問題の深刻さは，国民「皆」保険という徹底した政策的対応を可能とした背景の一つであるといえるのではないだろうか。

1960年代には不均衡の是正や格差縮小が医療政策の重要な目標となったが，これは主に国庫負担の引き上げを通じて実現されていった。この時代，国庫負担は医療保障に関する国家責任を果たすという大義のもとで，格差縮小を実現[6]する積極的な意味をもつものであった。一方で，国庫負担の範囲や限度について白書で言及されることはなく，国庫負担に依存しやすい体制がつくられた時代であるといえる。

1950～60年代の厚生行政においては，貧困や格差などの社会的な問題の解決という上位の政策課題が存在し，普遍的で公平な医療保障を実現することは貧困や格差の解消の手段として重要であった。これに対して1970年代には，高度経済成長により従来の社会的な問題が一定程度解決されたため，医療保障の拡充そのものが医療政策の目的となった。この時代に日本の医療保障の水準は飛躍的に高まったといえる。一方，高齢者の医療に関する厚生行政の主要な関心は，1970年代前半には医療保障の充実，後半には医療費高騰への懸念というように短期間で大きく変化した。厚生行政には，生産年齢人口に加えて，従属人口（高齢者）の医療問題への対応が求められるようになった。

1980年代の白書では，医療費，とりわけ老人医療費の伸びの抑制が課題とされ，国保に高齢者が集中してしまうという構造的問題もたびたび指摘されている。厚生省は1982年の老人保健法と1984年の健保改正をはじめとした施策によって，医療費の伸びを抑制する仕組みや，高齢者医療費を制度間財政調整によって負担する仕組みを制度化していった。高齢化の進展に耐えうるように医療保険制度体系の再構築が進められたのである。

1990年代に入ると，白書では高齢化に対応した医療提供体制の改革が強調され，看護や介護の充実が進められた。その後，景気後退・医療保険財政の悪化

第Ⅱ部　様々な社会問題のとらえ方

にともない，1990年代後半の白書では医療提供体制の改革に加えて，患者自己
負担の引き上げをはじめとする医療保険の赤字対策が重視されるようになった。
また，老人保健制度に代わる新たな制度の導入が言及されるようになったのも
1990年代後半の白書の特徴である。

　2000年代前半の白書では，老人医療費の伸びの抑制と新たな高齢者医療制度
の創設が二大課題とされ，2007（平成19）年白書では，前年の「医療構造改革」
によって導入された医療費適正化計画（生活習慣病予防・平均在院日数短縮）や後
期高齢者医療制度の解説が行われている。なお，2000年代には診療報酬本体の
マイナス改定や患者自己負担の引き上げなど厳しい医療費抑制策も実施された。

　2010年代に入ってからは，医師不足対策をはじめとした医療不安の解消に向
けた取り組みが解説されている。また，政権交代にともなって後期高齢者医療
制度の廃止に向けた議論の状況が白書でも紹介されたが，結局これは実施には
至らなかった。2012年に再度政権が交代してからは，都道府県を単位とした医
療保険制度運営・医療提供体制の合理化といった2000年代以来の方針が追求さ
れている。

　以上，本章では時代ごとの特徴・主要なテーマに注意しながら，医療に関す
る白書の記述を振り返ってきた。再度要約するならば，1970年代までは国民皆
保険の実現・充実が，1980年代以降には国民皆保険を維持していくための給付
の合理化や医療提供体制の再編が重視されているといえよう。一方，本章は，
白書や厚生（労働）省の立場が歴史的にどのように連続し，変化してきたのか
を詳しく明らかにするには至っていない。医療保険の給付率や給付対象とされ
るサービスの範囲，医療費の財源などのテーマ別の検討作業が必要となろう。

注
⑴　政管健保の赤字問題については，定額の国庫負担を投入することによって部分的
　　な対応が行われていた（吉原，和田 1999：172-186）。
⑵　1973年の医療保険改革を促した要因については，土田 2011：251参照。
⑶　1973年度末の累積収支不足額は2,945億円に達したが，この1973年度末までの累
　　積借入金については，いわゆる棚上げの措置が講ぜられた［1975（昭和50）年白

書：213]。

⑷　この他に，医療安全の確保（医療事故防止）が「医療政策における最も重要な課題の一つ」としてたびたびとりあげられており，2004（平成16）年白書には独立した章も設けられている。

⑸　なお，2010（平成22）年白書前半部の特集タイトルは「厚生労働省改革元年～「役所文化」を変える～」であり，医療に関連したテーマとしては薬害肝炎問題が大きくとりあげられている。

⑹　1960（昭和35）年度白書によれば，「医療保障という見地から，医療保険に対する国庫負担という形で，医療保険の給付の格差を縮小し，階層間の不均衡を是正する試み」[70]と説明されている。

参考文献

有岡二郎（1997）『戦後医療の五十年——医療保険制度の舞台裏』日本医事新報社。

厚生省保険局国民健康保険課・社団法人国民健康保険中央会編（1979）『国民健康保険四十年史』ぎょうせい。

島崎謙治（2011）『日本の医療——制度と政策』東京大学出版会。

菅谷章（1976）『日本医療制度史』原書房。

土田武史（2011）「国民皆保険50年の軌跡」『季刊社会保障研究』47⑶，244-256頁。

堤修三（2017）「高齢者医療制度の構想史——日医・自民党・厚生省を中心とする4幕劇」『長崎県立大学論集（経営学部・地域創造学部）』51⑴，⑵，35-57頁。

吉原健二・和田勝（1999）『日本医療保険制度史』東洋経済新報社。

第2章

公的年金制度

山本　麻由美・長谷川(齋藤)　有里

1　社会的扶養の仕組みとして

　日本の公的年金制度は1939年の船員保険の施行からスタートした。その後，労働者年金保険制度（その後の厚生年金保険制度）や私学共済などの共済組合ができ，職域ごとに制度が分立するなかで国民年金制度への要望が高まっていった。白書はそのような時期に創刊された。

　白書の記述を通して読むと，公的年金による社会的扶養が目指され，実現されたことがわかる。65歳以上の高齢者の生計維持の主たる方法として，1957年4月に年金・恩給などは2.5％で扶養が76.6％だったが，2012年度では公的年金が70％であった。この間，1961年に実現した皆年金体制の下で給付の拡充が進められ，1980年代半ばあたりに公的年金が稼働所得を上回り，老後の所得保障の主柱としての役割を果たしているという評価になった。実態としても上記のように私的扶養を代替する存在になっている。

　一方，増加する給付費の財源確保が大きな課題となるなかで，高齢化および少子化による不利な影響を受け，1980年代半ばから給付と負担のバランスを探って修正が重ねられてきた。白書では直面している問題の解説に加えて，公的年金制度の意義や利点を説明し，負担に理解を求める記述が増えてきている。

　本章では白書のなかで，公的年金制度による社会的扶養の仕組みをつくる過程がどのように説明されてきたかに着目して分析を試みた。そのため，制度解説や論点を網羅的に扱うことはしない。公的年金にかかわる主要な制度変更な

第Ⅱ部　様々な社会問題のとらえ方

表2-1　公的年金制度の略年表

西暦(年)	元号(年)	改正等主な出来事
1939	昭和14	船員保険法制定
1942	17	労働者年金保険法施行
1944	19	厚生年金保険法に改称
1951	26	資金運用部資金法制定（年金積立金を預託）
1953	28	私立学校教職員共済組合法制定
1954	29	厚生年金保険法全面改正，市町村職員共済組合法制定
1956	31	公共企業体職員等共済組合法制定 厚生白書創刊
1958	33	農林漁業団体職員共済組合法制定，国家公務員共済組合法（新法）制定
1959	34	国民年金法制定
1961	36	拠出制国民年金の保険料徴収開始，年金福祉事業団設立
1965	40	厚生年金保険法改正（1万円年金），厚生年金基金制度創設
1966	41	国民年金法改正（夫婦で1万円）
1969	44	厚生年金保険法改正（2万円年金） 国民年金法改正（夫婦で2万円），国民年金基金（職域型）創設
1970	45	高齢化率7％
1973	48	厚生年金保険法改正（5万円年金，賃金再評価，物価スライド） 国民年金法改正（夫婦で5万円，物価スライド）
1985	60	基礎年金制度創設，厚生年金給付水準の適正化
1989	平成元	国民年金基金（地域型）創設
1994	6	厚生年金定額部分支給開始年齢引き上げ決定 高齢化率14％
2000	12	厚生年金報酬比例部分の引き下げ・支給開始年齢引き上げ決定，総報酬制の導入
2001	13	資金運用部への預託廃止，年金福祉事業団廃止，年金資金運用基金法制定，確定拠出年金法制定，確定給付企業年金法制定
2004	16	国民年金法等改正（保険料・率の上限固定，基礎年金国庫負担率の引き上げ，マクロ経済スライド）
2005	17	高齢化率20％，総人口ピーク（1億2800万人）
2012	24	社会保障・税一体改革関連法制定（年金機能強化法，被用者年金一元化法）

出所：筆者作成。

どについては，略年表に整理した（表 2 - 1 ）。

2 　皆年金化による貧困対策

（ 1 ） 貧困対策としての国民年金

　白書が創刊された1950年代半ばにおいて，公的年金制度は貧困対策として議論されていた。とくに困窮しているグループである老齢者，母子世帯，障害者は稼働能力を制限されるか喪失し，経済成長から取り残されているため，親族扶養が無力化しているなかでは国が年金を支給して扶養せざるを得ないとの理解である。また，就業者の約70％に公的年金制度が未適用で低所得者層と重なること，なかでも中小零細企業労働者と日雇い労働者は老後の所得保障のニーズが高いこと，さらに農家世帯でも公的年金の要望が多いことを示し，就業者のうち被用者が45％であるため厚生年金の適用だけでは対応困難とした。高齢化が進むと同時に生産年齢人口が増えるため，高齢者の生活を就労ではなく公的年金で支えることができれば，労働力過剰が緩和されて生産年齢人口の雇用改善になるともした。1958（昭和33）年度白書では私的扶養が貧困要因になることを指摘している［48］。これらの理由から，必要に迫られて国民年金制度の創設に至ったのである。必然的に低所得者を加入者に多く含むため，その負担能力を基準として保険料と給付は低くなったが，1960（昭和35）年度白書では階級間格差の結果であると説明した［62］。

（ 2 ） 給付の普遍化のための措置

　貧困問題が目下の課題であるなかで，国民年金制度は保険料の拠出に基づき給付を行う本来的な姿の拠出制年金と，これを補足する全額国庫負担による無拠出制の福祉年金との二本立てでスタートした。1958（昭和33）年度白書では世論が現存の高齢者に年金給付を行うことも求めていると記述している［59-60］。

　国民年金制度創設による皆年金の実をあげる，すなわち，老齢に際して必ず

年金が支給されるようにするために実施されたのが，加入期間の通算制度と福祉年金および資格期間の短縮措置（後述の成熟化促進策の一つ）である。通算制度は厚生年金と船員保険の間にしかなかったが，1961年から国民年金と各被用者年金との間で可能になり，分立している公的年金制度を統合する代わりの措置と説明された。1958（昭和33）年度白書では，通算制度がなければ厚生年金に加入している男性の43%，女性の93%が転職や離職などにより個々の制度での拠出歴では年金受給に結び付かないと指摘している［71］。とくに一つの制度の加入期間が短くなりがちな中小企業労働者対策でもあった。福祉年金では，1961年4月1日の制度発足時に50歳を超えていて国民年金が強制適用されなかった人に70歳から老齢福祉年金が給付され，他に障害福祉年金，母子福祉年金があり，所得等の要件で支給制限が設けられた。

　このように，皆年金化により適用の普遍性を確保するだけでなく，給付が行き渡るようにすることも重視されていた。生活保護受給者が福祉年金を受給する際に，収入認定によって保護費が減額されても実質的な給付効果を確保するよう，生活保護で加算を新設あるいは増額して対応したのも，このためである。

（3）積立金の活用

　厚生年金，国民年金ではともに財政を長期的にバランスさせる積立方式を採用していた。制度発足からしばらくは給付の発生が少ないため，保険料は積立金として積み上がっていくことになる。1959（昭和34）年度白書では，積立金について，政府の長期資金の有力な供給源であり，その利子収入は将来の年金給付の重要な財源であると説明した［81］。

　国民年金制度の制定をきっかけに年金積立金の運用方法に注目が集まった。厚生年金の積立金と同様にすべて大蔵省資金運用部に預託することになったが，その際の利率を年6分から年6.5分に引き上げ，財政投融資計画のなかで積立金を「年金資産等」として区別して直接国民の生活向上に役立つ分野に融資することとした。拠出者に最も納得されやすい形で積立金を運用することは，保険料徴収を円滑に行う前提であるとも説明された。

第2章　公的年金制度

　また，事業主に直接融資するための機関として年金福祉事業団が1961年11月に発足した。被保険者の利用する厚生福祉施設と医療施設が融資対象事業となり，中小企業関係に対する融資を重点的に取り上げる方針がとられた。

　その後，積立金による融資の仕組みは拡充され，いくつかのルートを通じて，病院，福祉施設，保健所，住宅，余暇施設，清掃処理施設，下水処理施設，火葬場の建設や，肉食増加に伴う屠場整備事業などに資金を提供した。

3　給付の拡充から合理化へ

（1）成熟化の促進

　皆年金体制は実現したが，1970年代半ばを過ぎるまで70歳以上の高齢者の70％を超える人が老齢福祉年金を受給したように，給付の主力は無拠出の年金であった。そこで年金制度の充実のため拠出歴に基づく受給資格者を増やす，すなわち制度の成熟化を促進することが目指され，国民年金において積極的に取り組まれた。

　まず，老齢国民年金を受給するには原則として保険料納付期間が25年以上必要だが，拠出制年金発足時に一定年齢を超えていて25年以上保険料を納める期間のない人には，年齢に応じて拠出要件を10年から24年に短縮して受給権を認めた。さらに，当時50歳から55歳の人には任意加入を認め，10年保険料を納めたら年金を受給できるとした。いわゆる10年年金である。1969年と1973年には10年年金加入対象者で未加入だった人に5年年金の仕組みが用意された。

　1971年には10年年金が支給開始となり，通算年金の支給開始とあわせて国民年金10年の成果が結実したと述べられている。1974年には5年年金の支給が始まった。いずれの給付も特例的なもので，本来の年金額よりは少ないが，福祉年金を上回る金額に調整された。このように1970年代に入ると保険料の拠出歴が給付につながる仕組みが動き始めた。

147

第Ⅱ部　様々な社会問題のとらえ方

（2）平等志向の給付引き上げ

　1960年代前半は，保険料拠出が年金給付に対応するという原則を守り，給付を引き上げるにはそれに見合った保険料の引き上げが必要という趣旨の説明がされていた。しかし，標準的な年金額を1万円にした1965年の厚生年金改正において，生活水準の向上に対応して過去の拠出額にとらわれず，それを上回る給付を保障する原則を明確にしたことで，大きく方針が変わった。既裁定年金にも改正内容を反映させて給付額の引き上げを行った。そして，給付引き上げを先行させて保険料は負担能力に応じて段階的に上げていくとした。

　拠出制の老齢国民年金でも，将来発生する標準的な給付額を厚生年金に合わせ，1966年に夫婦で1万円，1969年に夫婦で2万円とした。後者の改正について，1969（昭和44）年白書は「各制度の対象グループ間の所得水準の差が小さくなり，同程度の社会保障を望む声が強くなった」と説明している［284］。2万円年金の要件が，夫婦が25年加入し，さらに新設された任意拠出の附加保険料を夫が払っていることとされた。附加保険料は，個別ニーズに応じて所得比例の要素を入れるために設けられた。また，特定のグループの特性に応じてプラスアルファの給付を実現するためとして，職域型の国民年金基金制度が創設された。

　そして，1973年の改正では老後の支えとなる年金制度の実現が目指され，5万円年金となった。これは厚生年金に27年加入して妻の加算がつく新規裁定者が受け取る金額で，直近の被保険者の平均標準報酬の60％の水準に設定したものである。改正内容の適用により既裁定者と新規裁定者の格差が縮小したことも成果とされた。

　国民年金も夫婦で25年加入した場合に5万円年金としたが，夫婦で附加保険料も25年納付する要件に変わっている。未発生の給付予定額をなんとか5万円に乗せたという印象だが，当時は国民年金と厚生年金の均衡のとれた発展が重視されていたことが背景にある。同時に，当面発生する加入期間短縮措置による経過年金および福祉年金の引き上げや要件の緩和が行われ，実態としての給付も増えた。核家族化で家族の扶養力低下がさらに進み，老人問題に対応する

148

べく，福祉年金の充実が喫緊の課題とされていたためである。

（3）スライド制導入と世代間扶養

　1970年代に入ると勢いよく伸びる経済成長により，物価と賃金の上昇に対して給付水準を維持しなくてはという危機感あるいは責任感が白書の記述ににじむようになった。1973年までは制度改正を繰り返して対応していたが，同年の改正で自動物価スライドと標準報酬の再評価を導入し，改正を待たずに年金額を引き上げられるようにした。その後の白書では，所得保障の機能を実効性のあるものにする画期的なものであったと1973年改正を評価している。

　また，1972（昭和47）年白書では，自動物価スライドは私保険にない公的年金の最大の特徴であり，これを導入することで，保険料を納め終わった年金受給者に給付引き上げを約束するため，公的年金の財政は将来世代が支えることになったと説明した［40］。この改正以降，白書では公的年金を後代世代の負担を前提とする仕組みとして説明している。1975（昭和50）年白書では「後代負担は国民の連帯と同義である」と書いた［112］。1980年代以降，年金額の価値の維持は「世代と世代の助け合い」だから可能であるとして，世代間扶養による公的年金の正当性や必要性の説明や世代間の公平を意識した記述も増えていった。

（4）財政不安の高まり

　1973年改正を控えた1972年から，将来の財政不安への言及が白書でみられるようになる。原因は，保険料引き上げを先送りしていたところに自動物価スライドを導入したことにある。1972（昭和47）年白書では，今後の費用負担は相当に高くなるが，現時点での保険料の水準は長期的に財政を均衡させるために必要な保険料の5〜7割程度であり，後代負担が相当の比重を占めるとの記述もされていた［46］。

　また，老齢福祉年金の受給者が1976年を境に減少に転じ，拠出制の国民年金の受給者は飛躍的に増えるようになっていた。ところが国民年金では加入者の

第Ⅱ部　様々な社会問題のとらえ方

減少が見込まれており，その財政不安が1972（昭和47）年白書から書かれ，
1975（昭和50）年白書では現行のままでは財政破綻のおそれがあると指摘した
［109］。1976年の改正で厚生年金と金額をそろえず，経過年金と福祉年金の引
き上げを重視したことは現実的な対応といえる。

　年金給付費は，受給者の増加と一人当たり給付額の増加により，全体として
も増加し続けることが見込まれていた。白書では，保険料の長期的で計画的な
早めの引き上げが必要であると訴え続けていたが，将来の財政を均衡するため
に必要な平準保険料まで一気に引き上げることは現実的ではないとして，結果
として積立方式を離れて賦課方式に近づくだろうという見通しも書かれた。

　同時に，高齢化のピーク時における費用負担への危機感も強まり，負担につ
いて国民的な合意が必要との訴えもみられるようになる。1980年代に入ると，
問題意識は後代負担を過大にしないことになり，高齢者の就業を進めて支え手
に回ることへの期待が書かれた。制度発足当初の姿勢と大きく異なる。しかし，
老齢厚生年金の支給開始年齢の引き上げが不可避あると白書で繰り返し書かれ
たものの，1981年と1985年の改正では実現に至らなかった。

　また，財源確保という点に関して，出生率の低下が将来の支え手の減少につ
ながるとして言及されている。1983（昭和58）年白書には，将来の負担増を緩
和するために積立金の有利運用を図ることが保険料拠出者の納得を得るうえで
重要と書かれた［91］。

（5）1985年改正による合理化

　1985年の改正は，それまでに堆積してきた課題を制度全体の構造に踏み込ん
で解消しようとするものであった。基礎年金制度の創設と給付水準の見直しに
より，将来の保険料水準を抑制したのである。改正に際して，現役世代および
将来世代が支える給付費を過不足なく効率的に使うために，⑴給付と負担の適
正化，⑵制度間の合理的でない格差や重複給付の解消，⑶給付の重点化が目指
された。

　⑴については，40年加入を基準として給付の言わば上限を設定した。将来の

負担が具体的な数字で提示されたことも特徴的である。老齢厚生年金は，給付を支える現役世代の生活水準とバランスを取るべく，その60％が妥当であるとされた。73年改正で設定された水準を引き継いでいるが説明は異なる。国民年金は満額として一人5万円の老齢基礎年金を給付することになり，これは高齢者の現実の生計費などを総合的に勘案して決めたとの説明がされた。また，1984（昭和59）年白書では，夫婦世帯の給付水準が単身世帯に対して110％から140％に上がり，より生活実態に近いものとなったという評価もしている［128］。

　(2)は，長年白書で言及されてきた制度分立による弊害の問題であり，基礎年金制度の導入によって多くが解消した。

　(3)については，年金に対するニーズが高い集団に重点的に給付することがよしとされた。とくに有子や高齢の寡婦，専業主婦のニーズが高い一方，被用者年金に加入あるいは国民年金に任意加入して自身の受給権をもつ女性のいる世帯では給付が重複して世帯間の格差を大きくするとして問題視されていた。基礎年金によって婦人の年金権を確立することで，個人が年金権をもつようになった新しい状況におけるアンバランスを解消できたという説明がされている。

　国民年金の説明において，1985年からは拠出制年金と福祉年金に分けず，基礎年金としての国民年金制度という記述に変化した。障害福祉年金と遺族福祉年金は基礎年金の給付に変更されて内容が充実し，老齢福祉年金の新規受給者の発生は1981年が最後であったため，一つの役割が終わったということだろう。

（6）企業年金に対する期待

　老後の所得保障の中核は公的年金が担うが，これを補完する役割を期待できるとして，企業年金について1977（昭和52）年白書以降，項目を設けた記述がされている。当時すでに企業年金の普及はかなり進んでいたが，老後の生活を支える役割を充実し強化するための施策を積極的に講じるとした。現実には一時金での受給が多く，年金化が望ましいと繰り返し書いている。

　1980年代に入ると，企業年金は公的年金の「上積み」や「つなぎ」ができる

第Ⅱ部　様々な社会問題のとらえ方

として，その補完的機能への期待が具体的に書かれるようになった。とくに終身年金の給付が可能な厚生年金基金が重視され，中小企業への普及も目指すとされた。1982（昭和57）年白書には，公的年金は老後生活の基本的な部分に対応し，企業年金が退職後の個別ニーズを満たすことができると，役割分担に言及している［147］。1984年以降の記述には，個別ニーズの充足手段として個人年金と私的貯蓄も加わった。

4　経済社会と調和した持続可能な制度へ

（1）人口推計の更新と財源確保の苦労

　急速な人口高齢化と拡大する社会保障給付費を背景として，保険料見直しは繰り返し行われた。

　まず1986（昭和61）年白書では，1985年改正でピーク時の保険料（率）が厚生年金保険は標準報酬の28.9％，国民年金も月額1万3000円にとどまるとされた［150］。また団塊の世代が年金受給開始年齢に達することなども踏まえ，将来的な社会保障給付費の増大が避けられないことを懸念し，制度改革や国民の負担増もやむをえないとした。

　1996（平成8）年白書では1994年の財政再計算で，1989年に2.2％ずつとした厚生年金保険料率の引き上げが2.5％に変更された。結果として2025年に29.8％にとどめることができると見込まれ，国民年金も最終保険料は2015年度以降2万1700円と見込まれた。この1994年改正では保険料改定のほか，保険料の徴収対象を拡大してボーナスからの徴収の開始の決定や，基礎年金の国庫負担率の引き上げが検討された。しかし厚生省の努力もむなしく年金財政状況は悪化の一途をたどった。

　1997（平成9）年白書では前回と異なる新たな人口推計に基づいて試算されたことで，「旧人口推計の下で29.8％と見込まれていた最終保険料率が，34.3％まで上昇することが明らか」［170］になり，年金財政は将来確実に深刻な影響を受けることから，国民年金も2万4300円と上昇が見込まれた［203］。

152

1999（平成11）年白書では厚生年金は35％程度，国民年金は2万6000円とさらに保険料（率）の上昇が見込まれ，「世代内・世代間の公平性を確保し，将来にわたって確実な給付を約束するとともに，将来世代の負担を過重にしない」[187]ために，次のような措置が講じられた。基礎年金について2004年までに国庫負担の割合を3分の1から2分の1に引き上げること，厚生年金および国民年金の保険料（率）引き上げの見送り，2003年から賞与などを一般の保険料の賦課対象にして給付に反映させる仕組みの総報酬制の導入などである。なお総報酬制の導入にあたり年金額の計算は，総報酬制導入前の被保険者期間は従来通り，導入後は標準報酬月額と保険料賦課対象となった賞与額をもとに，新給付乗率を用いて計算されることになった。

（2）支給開始年齢引き上げの難航

　1980年代中頃の白書では自助努力を前提とした公的年金の役割が説明されるようになる。1986（昭和61）年白書では，高齢者は「働く意欲と能力と働く場がある限りできるだけ長く就労により生活を支え，その後の生活保障は年金を中心とする姿が望ましい」[153]など高齢者就労を促す記述が目立った。1988（昭和63）年白書でも65歳程度までの継続雇用のため雇用・就業の場の確保に向けた施策とともに，「今後の高齢化社会の下で年金の給付水準を確保しながら，後代の負担を適正なものとし社会の活力を維持していくため」[36]に厚生年金の支給開始年齢引き上げは不可避であると説明した。そのために支給開始年齢を65歳に引き上げることや企業年金のさらなる普及に取り組むなどの総合的な対策を示した。

　その後も財政見通しは厳しくなっていった。1989年改正では支給開始年齢の段階的引き上げの具体的なスケジュールなどが示されたが，国会で削除修正されたため引き上げは先送りされた。その後1994年改正を受け，1995（平成7）年白書では「人生80年時代」にふさわしい制度への見直しを提唱した。本格的な年金の支給開始年齢を65歳とし，60歳代前半までは賃金と年金を組み合わせることで就業から年金受給へのスムーズな移行や高齢者雇用との連携を図りつ

第Ⅱ部　様々な社会問題のとらえ方

つ，支給開始年齢の見直しが示された［157-160］。同年改正では厚生年金の定額部分の支給開始年齢引き上げについて男子は2001年から，女子は2006年からとされた。また，報酬比例部分の支給開始年齢引き上げについては2000年改正で男子は2013年から，女子は2018年からと決定された。

（3）最終保険料・率引き上げの決着

　年金に対する国民の期待度が高まるなか，世代間扶養による不公平感の調和を図るため制度の見直しが頻繁に行われたが，それが若い世代には社会保障や年金制度に対する不信感を招く悪循環となっていた。

　このような状況のなか1999（平成11）年白書では，保険料はおおむね年収の20％が限界とされ，その限界を考慮した将来の給付の伸びの抑制を踏まえた制度改正の説明がなされた。2000年改正ではそれまで段階的に行われてきた保険料の引き上げが経済情勢に鑑み凍結されたが，2004年改正では2002年に発表された新しい人口推計で今後さらなる少子高齢化が見込まれることが推計され，改めて給付と負担の見直しが急務となった。これにより保険料引き上げの停止が解除され，保険料水準の上限を厚生年金は18.3％，国民年金は1万6900円とし，2017年までに段階的に引き上げていくことになった。

（4）給付水準の変更

　1989年改正では年間の消費者物価の上昇率が5％以下であっても年金額を改定する完全自動物価スライドが導入された。[(1)]1994年改正では給付と負担の公平性の観点から，厚生年金については現役世代の手取り賃金の伸びと同じ率で高齢者の年金水準が決定されるネット所得スライド（2002（平成14）年白書から可処分所得スライドと表記）が導入された。さらに1999年改正では厚生年金の給付水準を5％引き下げ，既裁定年金は物価スライドのみに変更された。2002（平成14）年白書では将来推計人口から急速な少子・高齢化の進行がいっそう認められ，前回の財政再計算よりも大幅な保険料（率）の増加が懸念された。そのため2004年制度改革に向け，世代間扶養の社会保険方式と国庫負担を組み合わ

154

第2章　公的年金制度

せながら恒久的な改革を目指すことで持続可能な年金制度を構築することの必要性が説明された [248-249]。年金の給付水準はこれまでも当時の生活実態の水準に基づいて決定されていたが，2004（平成16）年白書では厚生年金の標準的な年金額は「現役世代の可処分所得に対する高齢夫婦世帯の消費支出の割合が50％程度となっていることなどを踏まえ……現役世代の平均賃金の50％を上回るような水準を確保すること」[214] と説明し，マクロ経済スライドを導入した。これにより，できる限り保険料負担を抑えながら老後生活を支える基盤となる給付水準を維持できるとされた。

（5）積立金の活用方法の変化

　1986（昭和61）年白書では年金福祉事業団による資金確保事業が行われることが決定され，1987年度より同事業団を実施主体とする年金財源強化事業が開始された。これは大蔵省の資金運用部から一部の資金を借り受け，信託銀行や生保などの民間金融機関を活用して有利運用し，得られた利差益を厚生保険特別会計および国民年金特別会計に納付し，将来の年金財政の強化を図るというものだった。しかし1997（平成9）年白書で，従来の方法では借入金利と運用収益との間で逆ざやが生じていると指摘された。今後も積立金の運用は重要となるため，年金加入者の利益のため保険者が自主的に積立金を運用するという観点から1999年の財政再計算に間に合うように年金自主運用の検討が始められた [206]。

　積立金運用は拠出者の利害に影響するため，1999（平成11）年白書では自主運用の際には運用関係者の責任体制の明確さや制度の透明化を図ることが重要とされた。その結果，年金積立金の預託の廃止と年金福祉事業団の解散が決定された。これにより厚生大臣が年金積立金に関し運用の基本方針を定め，民間の金融機関を活用して市場運用を行うことや，年金資金運用基金を設立するなど新しい仕組みを構築することになった [193-194]。2004年改正では，将来にわたり年金財政を均衡させる従来の永久均衡方式から，約100年間で財政均衡を図る有限均衡方式を採用することとした [2004（平成16）年白書：213]。これ

第Ⅱ部　様々な社会問題のとらえ方

により積立金は高齢化率の高まる世代の給付に活用されることになり，ついに積立金の取り崩しが決まった。さらに同年改正により積立金の管理・運用を行う専門機関として年金積立金管理運用独立行政法人の設立が決定された［同：220］。これにともない年金資金運用基金は解散し，同基金で行われてきた融資事業は廃止，福祉施設の制度などにも年金保険料を投入しないことになった。

（6）支え手の拡大

　経済状況が厳しくなるなか，前述した年金保険料の早期引き上げや見直しに加え，負担の裾野を拡げるため年齢，性別にかかわりなく働けるような制度を目指した［2001（平成13）年白書：144］。

　まず支え手の確保の観点から，2003（平成15）年白書では支え手側の年金保障を充実させるとともに，短時間労働者などに対する厚生年金の適用や在職老齢年金制度の見直しに取り組むとした［267］。その後の2004年改正で短時間労働者への厚生年金の適用の拡大が決定され，2005（平成17）年白書では短時間労働者への厚生年金の適用について，被用者としての年金保障を充実させるため様々な影響などに配慮しつつ，雇用形態の選択にできる限り中立的な仕組みとなるよう検討するとした［242］。

　そして次世代育成の観点からは，1994年改正では育児休業期間中の厚生年金の被保険者負担分を免除することになった。2004年改正では育児休業を取得した厚生年金被保険者の保険料免除期間が子の年齢が1歳から3歳になるまでに拡大されるなど，このような措置は2000年以降も拡大している。このほかにも2004（平成16）年白書では，離婚時の年金分割，遺族年金制度の見直しや障害年金の改善などが講じられるなど［215-216］，2000年代白書では多様化する国民生活のあり方に対応する改正がみられた。

5　次の課題

（1）財政検証結果について

　2004年改正では給付に必要な保険料を再計算する財政再計算から，給付と負担の均衡が確保されているか少なくとも5年ごとに検証し将来の見通しを行う財政検証となった。2009（平成21）年白書では，将来の出生率の動向や経済状況などを勘案した結果，最終的な所得代替率が50.1％となったことで給付と負担の均衡を確認した［189］。

　2014年には年金制度の課題検討に役立てる目的で，一定の制度改正を仮定した場合に将来的な給付水準がどの程度変化するかをみるためのオプション試算が新たに加わった。また2015（平成27）年白書では2014年財政検証の結果，日本経済の再生と労働市場参加の促進が進めば，将来的な所得代替率50％の給付水準が確保できると確認された［368］。

（2）企業年金制度の再編と普及

　経済情勢の変化にともない，公的年金制度は頻繁な改正があったが，厚生年金基金制度の基本的な仕組みは1990年代になっても創設時から変わらなかった。仕組みの変化こそみられないが設立認可基準の緩和などもあり，基金は着実にその数を増やしていった。

　しかしバブル経済が崩壊すると資産運用状況は厳しさを増し，一部の基金は解散した。そのようななか，各基金間の年齢構成などの違いから基金間に負担の格差が生じ，また厚生年金基金の代行部分も企業にとっては重荷になった。このような制度上・運営上の問題を解決するため，まず1994年の厚生年金保険法改正で，厚生年金基金の免除保険料率の複数化が行われ格差是正が目指された。その後基金の資産運用の改正とともに，1997（平成9）年白書では財政の安定化と受給権確保のために，財政検証の強化や従来認められていなかった給付水準の引き下げをはじめとする厚生年金基金制度の見直しが示された［207］。

第Ⅱ部　様々な社会問題のとらえ方

厚生年金と企業年金は老後の生活保障として重要だが，企業にとってはいずれの制度でも負担を強いられるため，政府としては企業責任を求めながらも適宜公的な支援を行わざるを得なかった。

1997年以降，新たに導入が検討された確定拠出型（2001年施行）は，既存の確定給付型では対応できなかった中小企業への普及率の拡大，転職時の年金資産移換の確保などの労働移転にも対応できるものだった。給付額に関しては資産運用などのリスクを個人が負うことになるが，企業にとっては追加の負担が生じないこともあり確定拠出型の強化が進められた。その後も企業の実施体制の低下など厳しい状況は続いたが，白書では企業や個人のさらなる自助努力による企業年金の充実が重要とされた。

2016（平成28）年白書では「企業年金」から「私的年金」へと見出しが変化した。さらに私的年金の普及・拡大を図るため，希望者に個人型確定拠出年金への加入を可能とすることのほか，簡易型確定拠出年金の創設，小規模事業主掛金納付制度の創設，確定給付企業年金の弾力的な運営を可能とすることなど，さらなる個人年金の強化が示された［350］。

（3）新たな年金弱者への対応

本来25年以上の保険料納付をした場合に老齢年金が支給されるが，様々な要因により無年金・低年金などの年金弱者となる者もいた。なお2001（平成13）年白書では所得に関係なく，自分の意志で未納・未加入の者もいることから「連帯の輪の中での義務を果たしていない」［277］と述べていたが，2004年改正では多段階免除制度や納付猶予制度を導入するなど保険料を納めやすい環境を整えることで保険料納付の推進を図った。

リーマンショック以降，非正規雇用労働者の問題も頻繁に取り上げられるようになり，白書はさらに年金弱者対策を強化していった。2009（平成21）年白書では高齢者間の所得格差や無年金・低年金者の存在に焦点が集まっていることを指摘し，基礎年金に最低保障機能強化という新たな役割を担わせる検討がなされた。

第2章　公的年金制度

　2007（平成19）年白書から年金記録問題への対応が記述された［252］が，この問題は政権交代の要因の一つとなり，民主党政権下の2010（平成22）年白書では大きく取り上げた。また同白書では，新しい年金制度の構想が紹介され，政権交代を強く印象づけた。2012（平成24）年白書では，不安定な雇用者に対する将来の年金保障の不十分さや，国民年金の保険料負担増による未納未加入者の問題など年金の抱える諸問題をあげ，社会保障・税一体改革の流れのなかで所得比例年金と最低保障年金を骨格とする新制度の創設が目指された［454］。この新年金制度は2013年に法案の国会提出を目指したが，その前に政権交代を迎えた。その後，この新年金制度の創設は叶わなかったが課題は引き継がれ，一体改革では基礎年金の国庫負担割合2分の1の恒久化，受給資格期間を25年から10年へ短縮，短時間労働者への社会保険の適用拡大など，持続可能性を高める措置が講じられた。

6　考察——到達点と論点

　白書での記述を通して見えてきたことは，公的年金制度が時代の要請にこたえて変容しながらも，一つの到達点を過ぎようとしているということだろう。制度は発足から十分な年数が経過して標準的な受給者が一般的な状態に成熟し，給付は社会的扶養としての実力を備える水準にまで上がった。そして，財政的な安定を得ることと引き換えに，老後生活の基盤としての役割に移行する段階にある。最後に，白書のこれまでの記述を踏まえて論点を3つあげたい。

　まず，一点目は二階建ての公的年金の評価についてである。1982（昭和57）年白書では，「年金は老後生活を支える中核となっている」という小見出しの下，「厚生年金保険の老齢年金受給者では，男子の87％，女子の72％が年金を生活費の主な収入源の一つとしている。また，被用者と比べて，有形無形の資産を有していると考えられる国民年金の老齢年金受給者についても3割程度の者が年金を生活費の主な収入源の一つとしている」ことを肯定的に紹介している［103-104］。そして，2000（平成12）年白書の総論のコラムでは，第2号被

159

第Ⅱ部　様々な社会問題のとらえ方

保険者と第3号被保険者の夫婦の世帯と，第1号被保険者夫婦の世帯を比較し，公的年金が所得に占める割合は前者の世帯の方が高いが，所得全体ではあまり差がないことを指摘し，後者の自営業世帯は高齢になっても稼得能力が高いことがうかがえるとした［48］。国民年金と厚生年金がそれぞれの受給者世帯の老後所得を保障する役割を十分に果たしているという評価であると読める。ただし，これは既裁定者についての数字である。

　2014年に行われた財政検証において，今後の状況次第では厚生年金と国民年金の調整結果に差が生じると予想されている。とくに国民年金の調整期間の長期化と給付水準の低下はすでに問題視されているが，実際に結果が表れてきた時に，白書が公的年金としての妥当性をどのように評価するのか注目したい。

　これに関連して二点目は，給付抑制後を見据えた老後の所得保障のあり方の提示についてである。企業年金および個人年金で公的年金を補完することへの期待は1970年代後半から年を経るにつれて強くなっている。今後は，公的年金の給付水準が低下する分を私的年金が代替することになるだろう。しかし，私的年金が任意の仕組みであるためか，白書では受給権の保護や普及を促すために厚生労働省として取り組んでいる内容などの報告にとどまっている。私的年金への期待をより具体的に書き，個人に老後の所得を考えて早くから行動してもらうための情報提供をしてもよいのではないか。

　三点目は，「モデル年金」の根拠についてである。第3号被保険者の問題について白書でかなり紙幅を割いて記述している年もあるが，結論は出ずに検討課題とされて現在に至っている。白書における1985年改正に関する記述では，老夫婦世帯のうち所得保障ニーズが大きいのは，勤労者世帯のなかでも年金給付が一番手薄になる被用者の夫と国民年金に未加入すなわち拠出能力のない専業主婦の妻の世帯であるとしていた。そして，この世帯の所得を保障することが全体としての公平であると説明した。

　したがって，このいわゆるモデル世帯よりも所得保障ニーズの大きい世帯がある程度普遍性をもつ形として存在するようになれば，モデル世帯を使った給付の算定式を変える必要性が出てくるかもしれない。とはいえ，1985年の時点

第**2**章　公的年金制度

で給付を合理化した結果が土台にあるため，負担を追加で増やさない限りこの内容よりも給付を増やす余力はないだろう。

世代間扶養の制度を維持し，給付水準の低下と減らない負担を納得してもらうための説明はこれからも続く。白書がどのように発信するか注視したい。

注
⑴　1999（平成11）年から3年連続の物価下落があったがマイナス改定を行わず特例措置によって年金額は据え置かれた。

■コラム⑩　年金記録問題

2000年代で国民の関心を集めた問題の一つとして年金記録問題がある。

年金記録はもともと手作業で記録されていたものを，機械化を経てオンラインシステムで管理するようになった。1986年に基礎年金制度が実施され，1997年から基礎年金番号が導入されたことにより各制度の番号が基礎年金番号へと統合された。この際に記録が未統合であったものや記録漏れなどもふくめて膨大な量の記録が「消えた年金問題」として公になった。その後，社会保険庁は2009（平成21）年に廃止・解体され，2010（平成22）年から日本年金機構に引き継がれた。2010（平成22）年白書では年金記録問題への対応は「国家プロジェクト」として取り上げられており［320］，旧社会保険庁が引き起こした問題について日本年金機構になったあとも白書のなかでお詫びや制度改善に向けての情報発信を続けている。

■コラム⑪　国民年金の保険料納付率

国民年金制度の発足にあたり，1961（昭和36）年度白書では「生みの苦しみ」が適用作業で「育ての苦しみ」が保険料の徴収作業であると，その大変さを表現していた［185］。円滑な保険料徴収のための工夫と努力についても書かれている。白書で初めて紹介された納付状況は，1965年の検認率92.7％（1月末）であった。

その後，検認率は1980（昭和55）年白書で96.1％（1979年度末）と書かれたのを最後に白書から消え［376］，2004（平成16）年白書で再登場した時は，第1号被保険者の納付率62.8％（2002年度末）となっていた［216］。この間，1998（平成10）年白書に未加入および未納は世代間扶養に基づく強制加入の制度の根幹にかかわる問題であるとして対策を強化すると書かれた［268］。2003年には厚生労働大臣を本

161

第Ⅱ部　様々な社会問題のとらえ方

部長とする「国民年金対策本部」を設置し，未納問題に取り組んでいる。2016（平成28）年白書によると，2014年度の納付率は63.1％である［353］。

二　社会福祉制度にかかわる諸問題

第3章

生活保護制度

朱　珉

1　貧困問題と生活保護制度

　戦後日本社会保障の施策は，生活保護制度から始まったといっても過言ではない。1945年12月に，敗戦直後の混乱と窮乏に対応するため，生活困窮者緊急生活援護要綱が策定・実施された。同要綱は失業者など労働能力者もその対象に含め，現代的な公的扶助制度の萌芽を示している（田多 2009：63）。1946年に，応急対策の性格をもつ要綱に代わり，恒久的制度として制定されたのは旧生活保護法である。さらに，1950年に，生存権保障を謳った新生活保護法が公布・実施され，これにより国民にとって最後の砦である公的扶助制度が成立した。その後，日本の経済社会が大きく変化したなか，2013年までに「奇跡的」とも言えるほど，生活保護の基本性格を変えるような大きな改正がほとんど行われなかった（岩田 2012：34）。一方，2000年以降は，貧困問題は再び可視化され，貧困対策は今や国民の大きな関心事となり，政府も新たな模索を始めている。

　本章は，戦後いち早く整備された生活保護制度を中心に，白書の記述を通して，日本の貧困問題を時系列に見ていく。もちろん，白書は行政機関の年次報告書であるため，分析対象としての制約があるが，本章の目的は白書から各時期における厚生（労働）省の問題意識を読み取り，生活保護制度の扱い方や，政策としての貧困対象の変遷などを，明らかにすることである。ただし，紙幅に制約があるため，ほかの制度との関連については，最小限の記述にとどめる。

第Ⅱ部　様々な社会問題のとらえ方

2　生活保護制度の展開

（1）低所得階層への対応——1950年代

　最初の白書は1956年に刊行され，「果して『戦後』は終わったか」というあまりにも有名なフレーズを含んだ問題提起を行った（岩田 2016：136）。1950年代の白書はこの問題提起に終始し，「中進国」となった日本においては，所得格差が拡大し，社会の底辺になお広範囲に低所得層が沈殿し，国民にとって最も大きくかつ緊急問題は何と言っても貧困であり［1957（昭和32）年度白書：序10］，この貧困をいかに「追放」していくのかが4冊の白書を通して述べられている。

　1957年に新長期経済計画が決定された前後より，日本は戦後復興段階を脱却し，高度成長へと離陸していく。しかし，日本の「特殊性を帯びた」経済の二重構造に加え，増加した過剰人口は，収益性の低い産業部門にそのはけ口を求めた結果，生活保護を受けていないが，最低生活すれすれの生活を辛うじて維持している「低所得階層」（いわゆるボーダーライン層）が数多くつくり出された。1956（昭和31）年度白書はその数を192万世帯972万人と推定し［17-18］，低所得階層が「国のあらゆる施策の盲点」となっており，社会のゆがみとして，「もはやこれ以上，放置することのできない限界点に達している」と警鐘を鳴らしている［214］。

　低所得階層の内実をみてみると，2つのグループに分けることができる。一つは，零細農家，零細企業または低賃金労働者といった標準的な稼働能力をもちながら，経済的に取り残された者で，もう一つは，母子，高齢者，身体障害者などの，稼働能力にハンディキャップを負っている階層である［1956（昭和31）年度白書：18］。

　稼働能力をもつ就業世帯に対して，「社会保障的な施策と，経済政策・農業政策・労働政策など，あらゆる部門が緊密に一体となって，チーム・ワークの妙を発揮する」必要があり［1956（昭和31）年度白書：214］，とくに最低賃金制

第**3**章　生活保護制度

を含む完全雇用が強調されている。

　ハンディキャップを負っている階層は高齢世帯と母子世帯に代表される。この２つの世帯類型は低所得階層に多く含まれるだけでなく，一般世帯に比べ，被保護率もかなり高い。老齢は「まぎれもない貧困原因として強い圧力」［1958（昭和33）年度白書：49］をもち，過剰人口を背景に，老齢者雇用の拡大はほとんど望めず，また子による扶養も貧困への傾斜を防ぎきる力がないため，社会的扶養として年金制度の充実が提起されている［1958（昭和33）年度白書：49-53］。

　一方，母子世帯については，戦傷病死による離別の世帯が減少し，1959年になると，戦争未亡人という特殊な母子世帯問題から恒常的な母子世帯問題となった［1959（昭和34）年度白書：278］。しかし，母子世帯の生活は依然として非常に苦しい。従来，母子福祉の問題は児童福祉行政の一環として取り上げられ，すでに母子福祉資金の貸付や相談指導，区営住宅の優先入居などの措置が取られているが，1958（昭和33）年度白書では，所得保障の観点から母子年金の必要性が説かれている。

　国民年金制度が1959年（同拠出制は1961年）に発足し，また70歳以上の老齢者および母子世帯に月1000円の福祉年金が支給されるようになった。所得保障としての年金制度と公的扶助の関係について，1958（昭和33）年度白書は，公的扶助について，「国民生活安定のための方策としてはいわば最後の救命具たるものにすぎず，社会保障が真に生活安定策の名に値するためには，現に貧困たると否とを問わず『防貧』的に，適当な額の経済保障を与えるところの年金制度が，その中軸的な方法とならなければならない」と述べている［41］。また，「老齢者に対する年金制度の適用」が，貧困の追放のために重要であり［1957（昭和32）年度白書：174］，母子世帯の問題については，国民年金制度の発足によって，「その解決に一つのしょ光を見いだすことができる」［1959（昭和34）年度白書：279］と年金制度の役割を重要視している。

　この時期の貧困に関連して，貧困と疾病の悪循環というもう一つ重要な視点がある。被保護世帯の保護開始原因をみると，傷病が大半を占めており，白書

167

第Ⅱ部　様々な社会問題のとらえ方

では「疾病はすなわち貧困への途」や，「傷病が貧困の直接的契機である」と表現している。また，1954年以降は，医療扶助費が生活保護費の半分以上を占めるようになり，1958年時点で57.3％に達している。結核や精神病など多額の治療費を必要とする慢性疾病が医療扶助費の増加をもたらし，「費用の心配なしに治療を受けられるよう」［1959（昭和34）年度白書：36-37］，医療保障の整備が緊急課題として浮上，1959年に，新国民健康保険法が施行された。

　また，1959（昭和34）年度白書は，「年金制度や医療保険制度などの充実によつて，未然に困窮への転落を防止し，できる限り生活保護を受けないですむような条件を整えてゆくことが望ましい」こととし［1959（昭和34）年度白書：117］，防貧へと政策の重心が移っていくことが読み取れる。

（2）相対的貧困観と生活保護基準の引き上げ──1960年代

　1960年代の日本は高度成長期に入り，1968（昭和43）年白書になると，「国民総生産において自由世界第2位となり，1人当たり国民所得においても西欧先進国の一角に到達」し，消費面をみると，文字通り「戦後」は終わった［1969（昭和44）年白書：1］としている。社会保障に関しては，1961年の国民皆保険・皆年金の実現によって，日本は「最も先進的な国の部類に入ることが」でき［1969（昭和44）年白書：40］，その後も，社会保障施策の拡充が行われた。たとえば，国民健康保険においては，1961年の10月から世帯主の結核，精神障害についての療養給付割合が5割から7割に引き上げられ，1963年には療養給付期間の制限撤廃や世帯主の全疾病に対する7割給付が実施された。1965年に，厚生年金保険において，一万円年金が，1966年に，国民年金においても，夫婦一万円年金が実現された。

　「経済の成長にささえられた国民生活の全般的向上と社会保険を初めとする社会保障諸施策の拡充によって」，貧困の発生原因はかなり限られ［1964（昭和39）年度白書：261］，貧困のとらえ方も絶対的生活困窮より，「経済成長に立ち遅れがちな人々」が感ずる格差感といった相対的なものに変わった。

　相対的な貧困観は生活保護基準の改訂にも反映された。1960（昭和35）年度

168

白書は,「生活保護基準は,固定的なものと見るべきではなく,流動的に考えるべきであつて,具体的には国民所得の増大とともにこれを引き上げるべき」と述べ［56-57］,翌年に,1948年から導入されたマーケット・バスケット方式をエンゲル方式に切り替えたという「画期的な改訂」が行われ,生活保護基準は一気に前年度より18％も大幅に引き上げられた。この改訂にともない,1963年に,標準モデル世帯を,戦争未亡人世帯を想定していた5人世帯（64歳男,35歳女,9歳男,5歳女,1歳男）から4人世帯（35歳男,30歳女,9歳男,4歳女）に変更した。しかし,生活保護基準の引き上げにより,被保護世帯の生活水準と一般世帯の生活水準との格差が縮小しつつあったが,なお一般世帯の50％以下に停滞している［1964（昭和39）年度白書：263］。1964年12月に,社会福祉審議会生活保護専門分科会は保護基準改善の方向に関して,一般世帯との格差縮小を図るべきという主旨の中間報告を行い,1965年の基準改定から,格差縮小方式が採用された。

　1960年代において,生活保護基準がかなり改善された。理由は2つある。一つは,経済の高度成長により国民生活水準が急速に向上し,最低生活費が相対的なものであるという認識が国民に容認されているからである。もう一つは,生活保護基準が社会保障施策の水準の「最も端的に示すもの」であると認識されているからである。1964（昭和39）年度白書は,生活保護基準について,「単に生活保護制度運営上の基準となるだけでなく,直接間接に社会保障諸施策の水準に関連するものであり,ひいては,国民生活に対する国の施策の考え方の基底となるものとして,きわめて重大な影響を及ぼしているとみることができる」［261］と述べている。

　被保護世帯の世帯類型をみると,高齢者世帯や母子世帯は依然として大きな割合を占めている。そのため,1960年4月から,生活保護の基準額に新たに福祉年金相当額の老齢加算が認められ,母子加算も増額された。そのほか,1962年から,離婚等生別母子世帯に対して,児童扶養手当が支給されることになり,1963年に老人福祉法が,1964年に母子福祉法が制定された。1969年10月に,寡婦福祉資金貸付制度も発足した。また,被保護世帯の年齢構成をみると,非生

第Ⅱ部　様々な社会問題のとらえ方

産年齢層の割合が高くなった。とくに労働力の流出が起きた農村部では顕著である。

　一方，被保護世帯のうち，稼働世帯は減少しつつある。このことは，「生活保護制度が労働能力喪失者に対する最低生活の保障という生活保護本来の機能に」徐々に向かっていると解釈された［1964（昭和39）年度白書：269-270］。また，これは経済成長とともに，生活保護の受給者の構造にしだいに「質的変化」が生じていることを示している。この質的変化は1970年代の基調となっていく。しかし，多くの世帯が稼働しながらも，なお被保護階層にとどまっていることは注目すべき問題点とされている。

　傷病を保護開始理由とする世帯が依然として多いこと，また公衆衛生の向上や医療保険の普及による受診率の増加は医療扶助費の上昇をもたらした。ただし，1950年代と異なり，結核入院扶助人員が減少するのに対して，精神病入院扶助人員が増加した。

　1950年代に強調されていた低所得階層の問題は，1960年代の前半までに引き続きクローズアップされ，生活保護制度はその対策のなかで大きな比重をもっているとされていたが，1965年以降，2000年までの長い間は社会福祉対策関連でしか登場しなくなった。

（3）受給者の「質的変化」と高齢者・身体障害者への処遇拡充——1970年代
　1960年代の日本の社会保障は，制度的にも保障水準的にも欧米先進国への「キャッチ・アップ」の段階にあるとすれば，1970年代はこの「キャッチ・アップ」が一段落したと言える。

　まず，1971年に，児童手当制度が実施され，これにより日本は「制度的には，ほぼ完備した社会保障を持つこととなった」［1972（昭和47）年白書：1］。そして，特筆すべきなのは何と言っても1973年の「福祉元年」における年金保険と医療保険の給付内容の大幅な拡充である。年金については，5万円年金の実現や物価スライド制の導入であり，医療については，家族給付率の7割への引き上げ，65歳以上の寝たきり高齢者を含む老人医療の無料化および高額療養費制

度の新設である。1977（昭和52）年白書は，「現在の社会保障は制度の内容，水準とも国際的に遜色のないものとなっている」と明言している［137］。最低生活保障についても，一般世帯との格差が縮小しつつあるとし，老人夫婦の生活扶助費（1977年度約6万6000円）を例にあげ，「平均賃金に対する比率でみれば国際的にみても見劣りしないものである」と述べている［48］。

　このように，社会保険，とくに年金制度の給付拡充により，生活保護制度の所得保障としての役割は相対的に低下したが，国民生活の最後の拠り所としての役割が期待されている。そして，1960年代に徐々に現れた被保護世帯の構造変化は，1970年代になると，被保護階層の特徴を表す「質的変化」として定着した。つまり，稼働世帯が著しく減少し，高齢者，母子，傷病・障害者などの社会的ハンディキャップを有する世帯が増加していることである。1978年になると，これらの社会的ハンディキャップ層が全被保護世帯の87.4％を占めるようになった。この「質的変化」に対処すべく，1971年に，中央社会福祉審議会生活保護専門分科会は2点の答申を行った。第一に，高齢者など社会的，身体的ハンディキャップをもつ世帯に対して，その特殊なニードを考慮し，資産保有や勤労収入の控除について特別な配慮を行うことである。第二に，労働能力のある者について，自立意欲を損なわないよう配慮し自立の促進を図るべきことである［1972（昭和47）年白書：302］。要するに，高齢者，身体障害者など社会生活を営むうえで障害をもつ世帯に対して処遇の充実，そして稼働能力のある者に対して自立助長の推進と，労働能力の有無によって異なる対処を行うよう答申したのである。

　しかし，1970年代を通してみると，世帯分離の条件緩和や生活扶助基準の引き上げ，家族介護料・介護加算の新設，保有資産の容認範囲の拡大などにみられるように，高齢者・身体障害者への処遇充実に重点が置かれていた。一方，母子世帯については，就業率が高いにもかかわらず所得水準が低く，生活が不安定である実態が明らかとなり，母子福祉法を中心とする関連施策の有機的連携が推進されているが，「自立」という言葉が相対的に多く使われていることが見受けられる。

第Ⅱ部　様々な社会問題のとらえ方

（4）制度運営の適正実施と自立助長の強調——1980年代

　1980年代は本格的な高齢化社会の到来に備え，量的に拡大してきた社会保障制度を見直す時代である。全体的な政策関心は高齢化社会と社会保障財政に向けられるなか，1980年代の白書において，生活保護に関する記述の分量は一気に減少した。

　「高齢化社会においても十分に耐えられる」「安定的かつ有効に機能しうる芯の強い」社会保障制度にするために，「社会保障制度の給付として何が重要なのかを見極め，必要度の低い給付の見直しを進めていくことが肝要である」[1983（昭和58）年白書：14]と，社会保障制度の優先順位付けが始まった。

　1984（昭和59）年白書は，1983年12月の中央社会審議会の意見具申を受けて，生活扶助基準は一般国民の消費実態とほぼ妥当な水準に達しているとし，同年，格差縮小方式に代わり，水準均衡方式が導入された⁽⁵⁾。1984年の改定率は2.9%であり，1970年代の大幅な引き上げと大きく異なっている。

　1985（昭和60）年白書では，生活保護に関する論調はこれまでの白書と打って変わり，しかも1980年代後半の白書の基調ともなっているため，やや詳しくみていこう。

　まず，白書ではじめて生活保護の不正問題に言及し，「適正な制度運営の実施」という小見出しを新設したことである。生活保護費は全額公費であり，不正受給されることは，たとえ受給者のごく一部に限られているとしても，国民の信頼を損ないかねないため，制度の適正な執行は不可欠であるとしつつ，不正受給への対応として，以下のように述べている。

　「不正受給に対しては，今後とも，保護費の返還を求めるなど法の厳格な適用を図るとともに，関係機関の実施体制の整備を図り，収入，保有資産等についての届出義務履行の徹底，訪問調査活動による生活実態の把握など不正受給を未然に防ぐための最大限の努力を払う必要がある」[133-134]。

　このように，事後の処罰だけではなく，不正受給の未然防止に努めることに重点が置かれ，事実上保護申請前のハードルを設けることになる。その後の白書は基本的にこの内容を踏襲している。1986（昭和61）年白書は「保護の申請

時等における助言・指導の徹底」と「就労指導等による自立助長の推進」を，1987（昭和62）年白書は保護廃止処分と組織的な取り組みの強化を，そして1988（昭和63）年白書は受給要件の確認として「扶養関係の調査」を追加した。

「真に生活に困窮する者に必要な保護が行われるよう」という適正運営の名の下で，保護対象が選別されるようになり，被保護者数は1984年をピークに，年々減少していった。1987（昭和62）年白書は，その減少傾向を1986年の年金改正や障害基礎年金の創設による大幅な給付改善の結果であると解釈しながらも，「適正運用に関する取り組みの推進」が影響していると認めている。

つぎに，自立助長の機能を強調したことである。被保護世帯の動向として，白書で初めて受給期間の長期化傾向を指摘した。その長期化の原因を，高齢者世帯や精神病者の割合の増加と説明しながらも，公的扶助から離脱し経済的自立を果たすのが望ましいとしている。そのため，稼働年齢層の者に対して，個別指導の強化による自立助長の推進はもちろんのこと，精神障害者等に対しても，退院後の住居の確保などによる社会復帰の促進を図るべきとされた。

翌年に，自立促進の観点から勤労控除の改革が実施され，要保護者の能力や資産活用，および扶養義務者による扶養優先が強調されるようになった。また，生別母子世帯の増加により，著しく増加する被保護の母子世帯についても，世帯の状況に応じた自立更生計画をたてることなど指導援助を強化する方針が明示された。1986年には，高齢者世帯，傷病・障害者世帯および母子世帯といった社会的ハンディキャップを負う世帯は被保護世帯の90.8％を占めるようになった［1987（昭和62）年白書：174］。

（5）保護率の低下と自立支援の兆し──1990年代

1990年代を一言で言えば，政治的にも社会的にも生活保護に対する関心が薄れている時期である。社会保障の「含み資産」とされる家族の機能低下を背景に，高齢化や少子化への対策が進められた。しかし，構造改革と称する社会保障や社会福祉の一連の改革のなかで，生活保護が取り残され，制度運用上の新措置はほとんどなかった（岩永 2011：255）。

第Ⅱ部　様々な社会問題のとらえ方

　1990年代の白書もそれを反映し，生活保護に関する記述は1980年代よりもさらに減少した。1990（平成2）～1993（平成5）年白書では，生活保護は第1編の所得保障の節で述べられ，地域の実情に即した実施，収入・資産の的確な把握，不正受給への処分および高齢者世帯の処遇充実と，ほぼ同じ内容の記述に終始している。1995（平成7）～1998（平成10）年白書では，生活保護が第1編の項目から消え，第2編の「制度概要及び基礎統計」においても，図表による簡単な説明しかなかった。

　保護動向に関しては，2つの特徴がある。第一に，高齢者世帯の増加である。高齢者世帯，傷病・障害者世帯および母子世帯は依然として全体の約9割を占めているが，1993年には，高齢者世帯が全体の43.3％となり，従来最も多かった傷病・障害者世帯の39.9％を上回った。1997年には全体の45％に達し，そのうち，高齢単身世帯の割合も高くなり，自立困難なケースが増えている。第二に，保護率の低下である。統計上，史上最低保護率の7.0‰を記録したのは1995年であるが，1990年代において，1996（平成8）年白書で「1994年の7.1‰まで低下してきている」[81] と記したのが最後で，1999（平成11）年白書では受給者数は「1996年度以降においては上昇傾向に転じつつある」[125] と述べながらも保護率についてふれることを避けている。また，1980年代後半の受給者数の低下を例に，保護者数の変動は景気変動のほかに，年金などの社会保障の動向の影響を受けていると説明しているが，1996（平成8）年白書で示されている失業率の上昇と保護率の低下が同時に発生している事実と照らし合わせると，明らかに不十分である。保護率の低下が関係しているせいか，1990年代後半の白書では，適正運用について触れなくなった。

　今後の生活保護の方向性に関しては，以下の2点が重要だと思われる。第一に，「セーフティネット」という用語の登場である。社会保障の役割を説明するため，1997（平成9）年白書ではじめて「安全網（セイフティネット）」が使われ，1999（平成11）年白書では「社会的安全装置（社会的セーフティネット）」に変わった。また，1999（平成11）年白書では，セーフティネットは単一のものではなく，重層的に存在していると指摘したうえ，生活保護制度を国民の

「最後のよりどころ」として，「最後のセーフティネット」と位置づけている
[32]。第二に，自立支援への言及である。1997（平成9）年白書では，社会保
障構造改革の第2の方向として，「個人の自立を支援する利用者本位の仕組み
を重視する」ことがあげられているが，在宅医療や介護といったサービス利用
との関連で述べられている。1999（平成11）年白書になると，「個人の自立支
援」は生活の保障・生活の安定や家庭機能の支援と並んで，社会保障の目的の
一つとなった。障害者，高齢者，児童といった福祉分野だけでなく，生活保護
の自立助長もその一例としてあげられ，「ここでいう自立とは，単に公的扶助
を受けないということだけではなく，その人が持っている能力を引き出し，そ
の能力にふさわしい状態において社会に適応した生活を営むことを意味してい
る」[30] と説明され，今後の改革を方向づけるキーワードとなっている。

（6）貧困の再発見と自立支援の導入——2000年代

2000年代に入ると，日本の少子高齢化はいっそう深刻になり，また，1990年
代後半から日本型雇用の見直しが進められ，非正規雇用が増加した。経済社会
の大きな変貌のなかで，社会保障構造改革はさらに推進され，自己責任がより
強調されるようになった。

まず，社会保障の定義に大きな変更があった。2001年3月に「社会保障改革
大綱」がまとめられ，そのなかで，社会保障は「国民の一人一人が能力を十分
に発揮し，自立して尊厳を持って生きることができるよう支援するセーフティ
ネットであ」る [2001（平成13）年白書：131] と定義され，個人の最低生活を保
障するのではなく，個人の自立した生活を支える存在となった。

生活保護制度のあり方も見直された。2003年8月に「生活保護の在り方に関
する専門委員会」が設置され，翌年12月に提出された報告書は，生活保護を
「経済的給付に加えて効果的な自立・就労支援策を実施する制度とすることが
必要である」[2005（平成17）年白書：133] と提言した。これを受け，2005年か
ら自立支援プログラムが導入された。自立支援プログラムは「経済的自立支
援」（いわゆる就労支援），「日常生活自立支援」および「社会生活自立支援」か

第Ⅱ部　様々な社会問題のとらえ方

らなっているが，2007年の「『福祉から雇用へ』推進5か年計画」の策定により，就労支援がいっそう強調されるようになった。

　しかし，これまで予想しなかった稼働年齢層を含む新しい貧困問題が台頭し，対応が迫られた。問題の端緒となったのは1992年の暮れごろから，誰の目にも明らかなように量的に増加した「ホームレス」問題で，1999年11月の時点でその数は2万人を超えたと推計された。2000（平成12）年白書はこれを「大きな社会問題」とし，その年度の予算で約9億円が計上され，新たに「ホームレス自立支援事業」が実施され，2002年には「ホームレスの自立支援等に関する特別措置法」が制定された。

　さらに，リーマンショック後の「雇止め」や「派遣切り」による住居喪失という究極な貧困状態に陥った非正規労働者の存在が明らかとなり，「年越し派遣村」の開設は，貧困問題が20～30歳台を含む若い年齢層まで広がっていることを国民に知らしめた。これらの人々の問題はまさに日本型福祉国家の脆弱性を示すものであり，厚生労働省は，2009年に職業訓練期間中の生活を保障する「訓練・生活支援給付」および最長6か月の住宅手当を支給する「住宅手当緊急特別措置」を実施するようになった。ホームレス支援策も緊急一時宿泊施設事業や住居確保のための相談支援が拡充された。

　1990年代の後半から上昇に転じた保護率はさらに上昇しつづけ，2010年3月には14.7‰となり，被保護人員は約186万人に達した［2010（平成22）年白書：333］。膨らむ生活保護費を抑制するため，2008（平成20）年白書では，生活保護制度が「適切に機能し最大限の効果を上げるため」の3つの重点が提示された。具体的に，(1)「根拠ある生活保護基準」としていくこと，(2)公平・公正な運用を図ること，(3)きめ細かな自立支援に努めること，である。(1)は生活保護基準を「その時代の経済的・文化的な発達の程度のほか，国民の公平感や社会通念などに照らして総合的に決まるもの」［250-251］としたうえ，消費実態との均衡が適切かどうかを5年に一度定期的に検証することをルール化し，2007年から専門家による検証作業が始まった。(2)は漏救・濫救の防止であり，(3)は就労支援で，その実施に当たって，組織的に行うことと職員の技術向上が求め

第**3**章　生活保護制度

られた。

2000年代は確かに急増する貧困者に対して，生活費給付や住宅手当といった新たな対策が導入されたが，就労による自立への支援が基調であることに変わりはない。離職し新たに保護を開始した者が早期に就労し自立できるよう，ハローワークと連携しつつ積極的に自立支援を推進することが繰り返し述べられており，2009年に，とくに就労意欲の低い者を対象とする「就労意欲喚起等支援事業」も追加実施された。

また，2005年の人口減少，合計特殊出生率の戦後最低更新を経て，次世代育成対策が本格的に始動した。民主党の政権交代となった2009（平成21）年白書では，「子どもの貧困」や「貧困の連鎖」という用語が登場し，翌年の白書ではじめて日本の相対的貧困率および子どもの貧困率が公表された。子どもの健全育成という観点から，生活保護の対象となる母子世帯に対して，2009年に「高等学校等就学費」「ひとり親世帯就労促進費」「学習支援費」が新設されたが，2002年の「母子及び寡婦福祉法等関係法改正」や，2003年の「母子家庭の母の就業の支援に関する特別措置法」および2008年の児童扶養手当の一部改正（受給期間 5 年以上で就業意欲がみられないものに対して 2 分の 1 を支給停止とする）にみられるように，母子家庭に対しても，自立・就業に主眼を置く総合的な自立支援策が展開されている。同じく2009（平成21）年白書は，母子家庭の母親の自立について，「子どもの健やかな成長のため，子どもの幸せのため，いう観点とともに，母親が持てる能力を発揮しつつ社会を支える一員となる観点からも，重要である」[70] と述べ，母親として，そして労働力としての「女性」を重要な資源とみなしている。

2000年代のもう一つ大きな流れは「地域福祉化」である。厚生労働白書になった2001（平成13）年版以降は，「社会福祉」がまったく使われなくなり，「地域福祉」によって置き換えられた（岩田 2016：293）。生活保護も地域に密着した行政サービスの代表的分野の一つとされ［2005（平成17）年白書：43］，自立支援プログラムの実施や不正受給のチェックなど，地方自治体の主体性が求められるようになった。2000年代の白書では，2009（平成21）年白書を除けば，生

第Ⅱ部　様々な社会問題のとらえ方

活保護は，すべて「地域福祉」の一要素とされている。

（7）自立支援の拡大──2011〜17年

　2010年代は基本的に2000年代の自立支援，不正受給防止，地域福祉化を引き継ぎ，さらにそれらを強化する方向に進んでいった。そのため，生活保護法の改正のほか，多くの新法や新事業が目まぐるしく創設された。

　2011（平成23）年白書は，「福祉から就労へ」という流れは欧米で広まりつつあるとし，また最近，被保護世帯における稼働層を含む「その他の世帯」の割合が増加する傾向を踏まえ，自立支援・就労支援を強化すべきと強調している。2010（平成22）年白書は，「生活保護を受けるべき方が保護を受けられることが重要である」のに対し，「不正受給の防止，他法他施策優先の徹底等に向けた効果的な濫給防止が必要である」と述べている［335］。

　被保護人員以外の生活困窮者に対して，第二のセーフティネットとして，2011年に求職者支援法が，2013年に生活困窮者自立支援法が成立した。前者は雇用保険を受給できない求職者を対象に，ミーンズテスト付きで訓練期間の生活費と職業訓練受講給付金を支給するものであるが，職業訓練への申し込みの有無や参加状況は生活保護の継続・停止廃止に直結する点からみて，ワークフェアの性格を有している。後者は生活保護受給に至る前の段階から自立支援を強化するもので，所得保障がつかず，地方自治体行政と民間社会福祉の共同事業として位置づけられている（岩田 2016：386）。2015年からの実施で，支援内容は必須事業の「自立相談支援事業」「住居確保給付金」のほか，任意事業の「就労準備支援事業」「一時生活費支援事業」「家計相談支援事業」および「学習支援事業」である。

　生活保護受給者を含む生活困窮者に対して，2013年度から，地方自治体とハローワークのチーム支援方式により，就労支援を行う「生活保護受給者等就労自立促進事業」が実施された。2016年度の支援対象者数は約12.3万人で，就職者数は約8.2万人である［2017（平成29）年白書：268］。

　経済的自立が容易でない高齢者に対しても「自立」を求めるようになった。

この場合，「社会福祉法人等の協力を得て，ボランティア活動や中間的就労などの社会参加活動，就労体験等の活動の場を提供すること」[2012（平成24）年白書：518]によって，主体的に社会的なつながりをもち，「社会的自立」を目指すものである。

そして，2013年に，生活保護法は67年ぶりに改正され，「支援が必要な方に確実に保護を実施するという制度の基本的考えを維持し」[2014（平成26）年白書：347]，以下の4点を見直した。具体的に，(1)就労による自立の促進（就労自立給付金），(2)健康・生活面等に着目した支援，(3)不正・不適正受給対策の強化等，(4)医療扶助の適正化である。(3)に関しては，福祉事務所の調査権限の拡大や，罰則の引き上げおよび不正受給に係る返還金の上乗せ，扶養義務者に対する報告の求めが，(4)に関しては，医療機関の指定更新制の導入や，後発医薬品使用の促進，地方厚生局による医療機関への直接指導が含まれている。

同年，生活扶助の見直しも行われた。年齢・世帯人員・地域差といった制度内の「歪み」を調整するとともに，物価の下落分を勘案し，「必要な適正化」を図った結果，引き下げとなった。今後3年間かけて最大10％引き下げ，それを終えた2015年度には，住宅扶助基準と冬季加算も「適切な水準となるよう」[2016（平成28）年白書：336]，引き下げされた。

「子どもの貧困対策の推進に関する法律」も2013年に成立し，2013（平成25）年白書から新しく「子どもの貧困対策」という独立の節が追加されようになった。2014年に教育の支援，生活の支援および保護者に対する就労の支援などを盛り込んだ「子どもの貧困対策に関する大綱」が策定された。2015年に，生活困窮世帯の子どもに対する学習支援事業の恒久的な実施や社会的養護の体制整備，ひとり親家庭の親の学び直し支援などによる就業支援などが実施され，官公民による国民運動として「子供の未来応援国民運動」（民間資金を中心とした基金活用による支援活動）が立ち上げられた。

第Ⅱ部　様々な社会問題のとらえ方

3　考察──生活保護制度における2つの流れと自立支援

　以上，生活保護制度を中心に白書を概観してきたが，政府の公式の説明から何が読み取れるのかを，まず2つの流れから整理しておく。

　第一に，日本の貧困対策の政策対象の変遷である。つまり，稼働年齢層を含む低所得層→非稼働年齢層→稼働年齢層を含む生活困窮者という流れを見出すことができる。1950年代は稼働能力をもつ就業世帯も明確な貧困対策の対象であり，1960年代になると，稼働世帯は減少し，1970年には「質的変化」が定着し，高齢者，母子，傷病・障害者などの社会的ハンディキャップ層が保護世帯の8割を占めるようになる。1980年代，1990年代を通じて，その割合は9割に達する。2000年代に入ると，稼働年齢層を含む貧困問題は再発見された。もちろん，「再発見」と言っても，真新しい貧困問題ではなく，むしろ，1980年代の適正化や1990年代の無作為によって放置された貧困問題が再び可視化され，社会問題となったという意味である。ただし，雇用の劣化が進むなか，今日の稼働年齢層の貧困は，景気回復によって自然と解消されるものではなくなり，雇用政策や税制，社会保障制度などを組み合わせた総合的な対策が必要であろう。

　第二に，生活保護制度を扱うカテゴリーの変遷である。そもそも日本では，所得保障と社会福祉サービスの間における生活保護の微妙な位置をめぐる論争が繰り広げられた経緯があり（岩田 2012：32），上記でみたように，白書も必ずしも同じカテゴリーで生活保護を扱っているわけではない。1970年代，1980年代の「所得保障」から2000年代の「地域福祉」へと変わっていた。この間，福祉サービス化や地方分権化の流れを受け，生活保護制度の性格が，最低限度の生活を保障するための現金給付中心の制度から就労支援を中心とするサービス給付に重点を置く制度へと変貌しつつある。稼働年齢層を含む貧困問題が顕在化した2000年以降，とくに2005年の自立支援の導入はその方向性を明確化し，さらに2011年以降の法改正や新法施行によって，自立の射程や支援の対象が広

180

がっていた。

　最後に，最近の「自立支援」あるいは「就労支援」といった政策動向について，若干の考察を加えたい。

　「自立支援」という方向性自体は，2000年の「社会福祉の基礎構造改革」によって打ち出されている。その後，高齢者，障害者，母子家庭だけではなく，若者，生活困窮者へと展開し，2000年代は「自立支援」のオンパレードであった。生活保護制度への導入は，自立の基盤づくりのためという考えもあるが，導入の背景に世界的潮流であるワークフェアへのキャッチアップという点も見逃してはならない。とくに近年の白書の記述を見ると，どうも就労支援は不正受給防止対策の強化や生活扶助基準の削減とセットで行われているようにみえる。

　すでにワークフェアには，福祉から就労へと問題を「投げ返す」という本来の困難があると指摘されており（埋橋 2007：15），さらに最低生活を保障する所得レベルのミニマム設定が欠如していれば，「福祉からワーキングプア」へとつながるおそれもある（桜井 2017）。

　「子どもの貧困」への対策についても従来の延長線上にあるように思う。母子世帯に対して，一貫して「自立」が強調されており，経済的支援が手薄い。現在展開されている子どもの貧困対策は，内容的に家庭教育の重視や親への支援に偏っており，多くの責任は母親へと集約し，「母性活用」の堅持や保守主義的な家族規範の強化傾向がみられる。

　性急に多様な支援プロジェクトを立ち上げるのではなく，今一度立ち止まって，戦後日本の社会保障施策の原点に戻る必要がある。生活保護制度が「最後のセーフティネット」として，いかに最低限度の生活水準を保障すべきかは，福祉国家の根本にかかわることであり，今後も重要な視点であろう。

　注
⑴　吉田によると，ボーダーラインという用語は，1949年夏ごろから使用され始め，
　　1952，1953年ごろから，生活保護行政から「警鐘用語」として取り上げられ，1955

第Ⅱ部　様々な社会問題のとらえ方

年前後から一般に流行したという。また，当時「ボーダーライン層」研究も盛んで
あった（吉田　1995：195-196）。

(2)　エンゲル方式への転換のきっかけとされた朝日訴訟は，1966（昭和41）年度白書
のなかで言及されている。

(3)　1970年代は，高齢化問題が本格化する時代であり，高齢者の経済問題は大きな政
策焦点でもある。そのため，生活保護は年金制度と並んで，「所得保障の充実」と
いうカテゴリーで論じられている。

(4)　「質的変化」に関する記述は微妙に変化している。1970（昭和45）年版から1972
（昭和47）年版までの白書では，「老人，身体障害者などの本来的に稼働能力が少な
い，社会的に障害を有する階層」と記され，1973（昭和48）年白書には「高齢者，
身体障害者等社会的ハンディキャップを有する階層」と変わった。1974（昭和49）
年版から1976（昭和51）年版までの白書では，「高齢者，傷病，障害者など社会的
ハンディキャップを有する階層」と傷病世帯が付け加えられた。1976（昭和51）年
白書は『婦人と社会保障』を特集しており，1977（昭和52）年白書から，記述は
「高齢者，母子，傷病障害者などの社会的ハンディキャップを負った層」となり，
さらに母子世帯が追加された。

(5)　岩永（2011）によると，「水準均衡方式」という名称を確定したのは1985年度で
あった。確かに，1984（昭和59）年白書は，「生活扶助基準の改訂方式が改められ，
今後は，その年度に想定される一般国民の消費支出の伸びを基礎として，改訂率を
決定することとなった」としか記述しておらず，1985（昭和60）年白書で初めて
「水準均衡方式」という名称が登場した。また，岩永（2011）は，「水準均衡方式」
は単に「格差縮小方式」の延長線にあるだけで，新しい算定方式と呼べるものでは
ないと指摘している。

(6)　2000（平成12）年白書は1995年までの保護率の低下原因を，経済事情の回復と各
種福祉施策や年金制度をはじめとする他の社会保障制度の整備としている。

参考文献

岩田正美（2012）「わが国における公的扶助の位置——社会保障・福祉制度の『孤児』
として」日本社会福祉学会編『対論社会福祉学 2　社会福祉政策』中央法規，31-
52頁。

岩田正美（2016）『社会福祉のトポス』有斐閣。

岩永理恵（2011）『生活保護は最低生活をどう構想したか——保護基準と実施要領の
歴史分析』ミネルヴァ書房。

埋橋孝文編著（2007）『ワークフェア——排除から包摂へ？』法律文化社。

桜井啓太（2017）『〈自立支援〉の社会保障を問う——生活保護・最低賃金・ワーキン

グプア』法律文化社。

田多英範（2009）『日本社会保障制度成立史論』光生館。

吉田久一（1995）『日本の貧困』勁草書房。

■コラム⑫　白書の出版社

　白書は，厚生（労働）省が編集する本だが，必ずしも公的な出版社から出版され
ているとは限らない。たしかに，第2冊目の1957（昭和32）年度版から1984（昭和
59）年版までは大蔵省印刷局という公的印刷所（このころは他の多くの白書も大蔵
省印刷局）から出版され，ここからの出版が計27回と最も多い。また1985（昭和
60）年版から1989（平成元）年版までは厚生統計協会，1997（平成9）年版は厚生
問題研究会という半公的な印刷所から出版されていたが，創刊号の1956（昭和31）
年度版は民間の東洋経済新報社であり，1992（平成2）年版から1996（平成8）年
版，1998（平成10）年版から2010（平成22）年版まではぎょうせい（計19冊），
2011（平成23）年版から2016（平成28）年版までは日経印刷というように民間の出
版社から出版されており，白書の出版社もさまざまである。

第4章
高齢者福祉
——介護サービスにおける官民の役割を中心に——

角　能・張　継元

1　高齢者介護における公的部門の役割の変容

　本章では，白書における高齢者介護に関する語りをデータとして，語りの変容を紹介する。そのことによって戦後の従属人口とされる高齢者の増大のなかで，厚生（労働）省が，どのような介護役割の配分を国民に語りかけてきたのかを改めて振り返ることにする。紙幅の制約から公的部門と民間部門との間でどのように役割を配分すべきと考えているのか，そして利用者に対して介護サービスを提供する役割と様々な介護サービスの担い手間での配分という調整の役割とを，どのように官民の間で配分すべきと考えているのかに焦点を当てて白書の語りを整理する。そしてそのような語りが時代とともに，どのように変容しているのかを分析する。なお官民の役割分担における公的部門という時は，介護サービスにおいては市町村という自治体をさすことが多いため，主に地方自治体を念頭において分析を進める。ただし融資や保険などの現金の配分に関しては中央政府と民間部門との役割の配分の言及もみられることから，随時国の役割に関する語りもデータとして引用する。

　また本章では介護サービスの直接の提供だけではなく，調整役割も含めた官民の役割分担にも注目した整理を行う。先行研究では介護サービスの提供における官民の役割分担，準市場に関する良質な分析（平岡 2000；駒村 2004；佐橋 2006；佐藤 2008；李 2015など），白書における保健医療福祉のなかの介護の位置付けの変容の精緻な分析（岩田 2016）はみられたが，ケアマネジメントなどの

第Ⅱ部　様々な社会問題のとらえ方

調整役割も含めた官民の役割分担に関する分析が少ない。しかし日本の介護制度は，サービスの提供だけではなく保健医療との役割分担も含めた調整役割の準市場化に特徴がある。後述するように，利用者に介護サービスの選択の自由の余地が少なかった措置の時代は，自治体が利用者に対する様々な介護サービスの割り当てを行うことも多かったのに対し，介護保険制度誕生以降は，利用者がケアプランの作成によって様々な介護サービスの配分を行う居宅介護支援事業所と直接契約する方式に変化している。したがって調整と提供との役割の配分の変容を考慮した整理も必要である。

2　需要と必要との役割の配分——官・民の間での必要と需要の配分方法

（1）公的部門主導の時代——1962〜74年

　高齢者介護に関しては，1956（昭和31）年度白書において，「老令者については，たんにその生活に一応の安定を保障しただけでは必ずしも十分な福祉とはなりえない特殊な身体的・心理的な条件がある」[66] と指摘されている。高齢者介護の担い手としては，同年の白書 [67] より有料老人ホームが紹介され，1960（昭和35）年度白書より自治体での老人家庭奉仕員の取り組みについて言及される [152]。

　さらに1970年代に入ると社会福祉施設緊急整備5か年計画により特別養護老人ホームの拡充を進めつつ，在宅介護の役割の重要性が強調され始める。1972（昭和47）年白書の「従来の福祉対策は，とくに緊急な援護を必要とする者を中心とする施設対策が中心である観があった。しかし，老人が必要なサービスを自己の家庭で受けることができることとなればより望ましいことであり，その意味で，老人家庭奉仕員制度を中心とした在宅福祉対策の大幅な充実は，近年の最大の課題の1つとなっている」[400] という語りのように在宅福祉の拡大を通した普遍主義への志向性も見られるようになる。

　とはいえ1970年代前半までは行政組織の限界に関する語りは見られない。具体的な担い手としては，1962年から国庫補助が始まった老人家庭奉仕員に加え，

186

第4章　高齢者福祉

1971（昭和46）年白書［471］などにおけるひとり暮らしの日常生活を営むことが困難な高齢者に対するあらかじめ市町村に登録した老人クラブの会員や近隣の主婦等の介護人の活用，1973（昭和48）年白書の自主的な活動の奨励，組織化，援助による地域社会福祉協議会という地縁的な色彩の強い民間非営利部門への役割への期待に関する言及［51］がみられる。だが公的部門の限界との対比でこれらの担い手の役割が語られているわけではなく，必要と需要とを明確に区別する方向性の語りはみられない。

　また1970年代後半以降も施設介護についてもその不足と拡充の必要性が強調されている。1977（昭和52）年白書では「その定員は，65歳以上人口の1.26％にすぎず，欧米諸国に比べて低く，また（昭和：引用者）47年の『老人実態調査』によれば，老人ホームに入りたい者が3.3％もあることに比して少ないといわざるをえない。したがって，特別養護老人ホームを中心とした老人ホームの整備を緊急に行う必要がある」［449］と述べられている。1981（昭和56）年白書においても，「老人ホームの整備については，特別養護老人ホームの拡充及び養護老人ホームの改築を重点的に整備していく必要がある」［480］と指摘されている。

（2）地域・家族と公的部門との役割分担強調の時代──1975〜81年

　高齢者介護について厚生白書で初めて需要と必要の役割とが区別されたと言えるのは，1975（昭和50）年白書からである。受益者負担，財源および人的資源の制約や個人・家族の自立との関連で語られている。ここに公的部門の役割の限定化を明確化する語りが登場する。それらを以下に示す。

　資源，財源的制約と需要の増大という相反する要素を適切に均衡させていくためには，第1に，何が国民にとって本当に必要なものであるか，また，何が緊急かつ重要なものであるかを十分吟味し，資源の有効かつ効率的な活用を図る必要がある。第2に，真に必要な需要の増加については，国民全体としてその費用を高めていかねばならないが，この場合，負担能力と受益に見

第Ⅱ部　様々な社会問題のとらえ方

合った公正な負担が行われるよう制度を見直していく必要がある。このような観点から，医療，福祉サービスにおいても必要な場合は受益者負担的な考え方を取り入れるなど費用負担の合理化を行うことも必要である［88］。

（地域福祉について）社会福祉施策の進展が，いたずらに行政への依存度を高める結果を招いてはならず，個人や家庭の自主的な責任が生かされる方向で施策のあり方が考えられなければならない［131］。

　以上のように，緊急を要する真に必要なニーズに関して行政が対応するが，その場合も負担能力を踏まえた受益者負担を導入し，そうではない部分については個人や家族の責任での対処が志向されている。すなわち緊急性を要する必要とそれ以外の需要というように両者を区別する語りが登場する。
　またこの年の白書において保健医療福祉の連携，体系化の必要性がそれまで以上に明確に語られる。これまでの政策において医療に偏重し，リハビリテーションによる機能回復や福祉との連携が不足していたことに対する批判が行われ，三者の有機的な役割分担が提起されているのである。

これまでの老人保健医療対策は医療費保障に偏重したうらみがあり，今後はこれを是正し，健康管理及び医療からリハビリテーションまでの一貫した総合的な老人の保健医療対策を老人福祉諸施策との有機的連携を保ちつつ推進する必要がある。……例えば，入院医療サービスが，収容した患者に対する高度な医療サービスを提供する機能であることから，医療サービスについては比較的軽度なもののみを必要とする介護中心の老人に対しては，特別養護老人ホームを量的に拡大するとともに，その医療サービス面の拡充を図る一方，老人の健康状態に応じて，入院サービス，在宅サービスへと容易に移行できる体制を確立するなどの施策の推進が必要である［117］。

　換言すれば，保健医療福祉の有機的な役割分担の提起と需要と必要との区分

188

と後者への公的部門の役割の限定の提起が同時に発生しているのが，1975（昭和50）年白書の特徴である。

とはいえこの時点では，民間営利部門や市場の活用はまだ本格的には語られていない。民間非営利部門で行政とのつながりの強い社会福祉法人などの組織を中心とした役割が期待されている［89］。

（3）市場の活用の重視・需要への公的支援──1982～90年

その後1978（昭和53）年白書において初めて，福祉における市場の活用の話題が登場する。とはいえこの時点では将来の動向予測に留まっている［61］。

1982（昭和57）年白書においては，市場の活用が今後の方向性として提起されるようになる。

福祉サービスに対するニーズは多様化しつつあるが，行政がすべてこれらの福祉ニーズに対応するのではなく，市場機構を通して供給されるサービスを活用していくことも必要であろう。公的部門は，社会福祉のシステムや基盤整備に努め，市場機構では購入できないか又は購入することが困難な福祉サービスについては，サービスを必要とする者すべてに提供する［39］。

ここでは市場を通した介護サービスの可能性およびそのための条件整備国家（平岡 2000：39）としての行政の役割の可能性が述べられている。翌1983（昭和58）年白書［107］，1984（昭和59）年白書［68］でも同様に強調され，1980年代前半には高齢者福祉における市場の活用の可能性が本格的に提示され始める。

しかしこの時点では利用者に対する直接のサービスにおける市場の活用の言及であり，供給サイドにおける市場の役割の提起にとどまっている。

だが1985（昭和60）年白書になると，需要サイドでの市場の活用も提起されるようになる。

公的制度によって高度化，多様化する国民のニードのすべてに応えることは

第Ⅱ部　様々な社会問題のとらえ方

自ずから限界があることから，公的保障を中心としながらも，これを補完するものとして民間保険の活用は大いに検討されるべきものであろう［89］。

実例としては「痴呆保険」や「ねたきり老人介護保険」が紹介され［88］，介護サービスの供給サイドに留まらない保険という需要側をカバーする仕組みについても，民間保険という市場の活用の促進が今後の方向性として語られている。

そして民間部門が行政より優れている理由が具体的に語られるようになり，以上の需要，供給ともに民営化の促進が強調されている。まずコスト削減の観点から民間部門が優れていることも根拠とされている［16］。次に「多様なニードに社会保障が逐一応えるのは財政的にもマンパワーの面からも困難であるとともに非効率であり，基礎的，必需的なレベルを超えるニーズについては，適切な私的サービスを育成し，これに委ねていくべきである」［6］というように，公的給付によって需要にまで公的部門が対応することには限界があると語られている。

さらに1985（昭和60）年白書においては，ボランティアの限界に関する語りがみられるようになり，市場機構重視の動向が強くなる。白書においてボランティアの活用は早期から提起されてきたが，この年になると「善意に基づく自発的な任意グループ又は個人の活動によるものであることから，財政基盤，サービスの質・内容，サービスの継続等において安定性を欠くおそれがある」［69］という限界についての認識がみられるようになる。

一方で，民間保険の活用がコストの増加につながることを警戒する語りもみられ，市場機構を通した需要の促進さえも抑制する現在の動向の萌芽がこの年の白書にみられる。

民間保険のあり方いかんによっては，医療費等の膨大な無秩序を招く恐れもあり，適切な設計が行われる必要がある一方，公的制度については本来の役割を着実に果たしていくべきことはいうまでもない［89］。

第4章　高齢者福祉

　後述するように2003（平成15）年白書に社会保険による過剰な需要の誘発を懸念する語りがみられるが，民間の保険の活用においても同様の懸念が述べられている。

　つまり白書においては，保険を通じた市場の創出への期待と市場の過剰な発生への懸念が同時に発生しているのである。

　他方で，同年の白書においては，需要と必要とを区別することの難しさが指摘されている。「何を必需的とし，何を選択的とするか一義的に決めることは困難」［14］と表現されている。言い換えれば，どこまで公的部門，行政が福祉の必要を満たすべきかの判断が難しいなかで，高齢者介護の需要，供給両サイドにおける市場の機能の活用と前者におけるその膨張への警戒がみられる。

　翌1986（昭和61）年白書になると，在宅介護においても市場機構の活用が提起されるようになる［41］。ボランティアなどの非営利部門だけではなく，在宅介護において市場の拡充が志向されるようになるのである。

　そして1987（昭和62）年白書においては，民間部門による需要に対する公的支援の取り組みが紹介され，今後の方向性としても示されている。「民間のシルバーサービスも含めた情報提供や利用者の便宜を図った相談時間の設定が期待されている」［60］というように，市場を通した民間部門による需要のためのサービスの紹介も行政が行うことが方向性として示されている。翌1988（昭和63）年白書においては，同年10月より開始された在宅介護，在宅入浴サービスを行う民間事業者や介護機能を有する有料老人ホームに対する社会福祉・医療事業団からの融資の取り組みも紹介されている［105］。必要は行政，需要については民間（営利）部門が自由契約に基づいて行うというだけはなく，（利用者保護のための規制にとどまらずに）行政という公的部門が支援していく役割が期待されているのである。ただし行政が直接にサービスを提供することによって需要を満たすのではなく，あくまでも民間部門による需要の充足を行政が支援する役割を期待されている点に特徴がある。

　また1987（昭和62）年白書においては，保健医療福祉の連携における行政の役割の重要性が指摘されている。保健医療福祉の連携の必要性は1975（昭和50）

191

第Ⅱ部　様々な社会問題のとらえ方

年白書より継続して語られてきたが，同年の白書においては「（昭和：引用者）62年度から地域における社会サービスの総合的な供給システムを構築するための足がかりとして，保健・医療・福祉の関係各機関の有機的連携が図れるよう，住民にとって最も身近な行政単位存在である市町村に『高齢者サービス調整チーム』，保健所に『保健所保健・福祉サービス調整推進会議』が設置されたところである」[61-62]というように，市町村に連携の要の役割を期待している。

そして同年の白書においては，高齢者介護に関して，サービス供給サイドの属人性への依存を改めることが提起され，専門性や技術についての評価のために介護福祉士や社会福祉士という資格の法制化が行われたことが語られている。

特に介護サービス等の場合，専門性や技術についての評価が必ずしも十分でなく，ややもすればサービス供給側の属人的な性質に依存したり，一方的な満足や画一的なサービスの押し付けにつながりやすい等の問題が指摘されている。このような問題については，昨年，介護福祉士と社会福祉士の資格法制化が図られ，介護サービスの専門性と技術性の確立への途が開かれたところである [44]。

ここで重要なのは，このような介護福祉の専門職化の必要性が，民間サービスの活用との関連で語られている点である。

在宅介護サービスの質を向上し，民間部門を中心に供給主体を多元化して必要なサービス量を確保していくためには，その担い手を幅広く確保していくことが課題である。第108回国会で成立を見た「介護福祉士法及び社会福祉士法」はこうした方向に沿って，要介護老人の相談に応じて助言や指導を行う「社会福祉士」と，要介護老人等の介護やその家族に対する指導を行う「介護福祉士」を資格として定めたものであり，公的部門と併せて，民間部門の介護サービスの担い手の養成，確保を目的としている [52]。

第4章　高齢者福祉

上記の属人性の偏重によるサービスの質の問題に加え，民間部門の活用のために，質を担保する基準として専門職の資格化が行われたのである。民間部門によるサービスは行政の管轄下になく行政と現場の間での社会背景や介護に関する認識の暗黙の共有の要素が少ないため，資格化によって明示化が図られた可能性が読み取れる。以上より需要面まで含めた保健医療福祉の連携の役割を行政が担い，個別の利用者に対するサービス間の調整＝公的部門，サービスの提供＝民間部門という方向性を促進していくために，行政と福祉の暗黙知を共有していない民間部門のサービスの質の透明性を高めるべく介護の専門職資格化が行われたという語りがみられる。

行政が需要への支援まで行う背景として，1990（平成2）年白書において，在宅介護の存在が知られていないことや介護サービスを受けることへの人々の抵抗の実態が語られ，そのために在宅介護支援センターという行政機関による需要の掘り起こしが期待されている。

また，ホームヘルプサービスに対する需要は，サービスが必ずしも十分に知られていないことや，サービスを受けることについて高齢者やその家族に抵抗があることなどの理由により，十分顕在化しない傾向も見られる。このため，サービスの内容，仕組みなどについて十分広報を行うとともに，相談窓口となる在宅介護支援センターの整備，活用を図ることなどによりホームヘルプサービスを身近なものとし，その利用の促進を図る必要がある［93］。

（4）必要充足への民間の活用と調整機能の重視および民営化──1991〜99年

1991（平成3）年白書になると，必要に関する部分においても民間部門の活用が提起されるようになる。「公的部門により確保提供されるべきサービスについても，民間部門における創造性，効率性を考慮し，支障のない限り適切な管理のもとに民間部門に委託することを考えるべきである」［28］という福祉関係三審議会合同企画分科会の意見具申が紹介されている。具体的には，在宅での入浴サービスが市区町村より委託を受けて民間事業者により実施されてい

第Ⅱ部　様々な社会問題のとらえ方

るケースが紹介され，優良事業者への委託が今後の方向性として示されている
[34-35]。同時に，同審議会の「国民の切実なニードに対応するサービスであ
って，対象者が低所得者であるなどの理由によって，基本的に民間部門による
サービスが提供し難いもの」「国民の切実なニードに対応するサービスであっ
て，広い意味における市場機構を通じての民間サービスの供給が十分ではない
もの」[28] について公的部門が確保，提供すべきであるという意見も紹介さ
れている [28]。以上より，サービスの提供における創造性，無駄を省くとい
う効率性の点で民間部門は公的部門より優れているため，国民の切実なニード
に応えるというような公的部門が満たすべき必要についても，公的部門による
規制や給付のもと民間部門によるサービスの提供という方向性が示されている。

　一方で，この年の白書において，民間部門のサービスの活用による自分に適
したサービスの組み合わせの判断の難しさという，介護の調整およびそこでの
困難という視点も登場する。「公的なサービスのほかに民間事業者によるサー
ビスやボランティア活動によるサービスが活発になってくると，それらを含め，
自分ができるサービスの利用の全体像を把握し，自分に合ったものを適切に選
択，利用するのはかなり困難になるになるのではないかと考えられる」[26]
というように，個別の民間部門によるサービスと利用者との間の情報の非対称
性だけではなく，個別の利用者にとってのサービスの全体像の把握およびその
なかでの利用の取捨選択というサービスの調整の難しさという，後のケアマネ
ージャー（介護支援専門員）につながる視点が登場する。そして民間部門による
サービスの拡充とサービスの調整の難しさという課題とが結びつけられた語り
がみられる。それまでも保健医療福祉の連携の不足によって個別の利用者の生
活の必要が満たされていないことは指摘されてきたが，民間部門の増大という
社会背景と結びつけた語りはみられなかった。

　同時に，行政に対して個別の利用者に対する調整の改善を求めている。「保
健医療分野と福祉との情報が総合的に提供されない場合や各種のサービスに関
する情報を一元的に管理していない場合があり，1人の人間として，保健医療，
福祉両面の需要を併せ持った高齢者にとっては必ずしも満足のいくものではな

第4章　高齢者福祉

かった」[26] というように，現行の体制では個別の利用者に対するサービス
の調整の機能が十分に果たされていないことが指摘されている。そして今後の
行政の役割として，広報活動を通した保健医療福祉の連携の確保という語りが
みられる。

　市町村においては高齢者サービス調整チームが設置され，保健医療・福祉に
　関する各種のサービスの総合的な提供が行われている。また高齢者総合相談
　センターや在宅介護支援センターによって，必要な情報提供を行っているが，
　そうした制度がより有効に活用されるよう広報活動を強化していく必要があ
　る [26]。

　現在の行政による保健医療福祉連携の体制には課題がみられる一方で，あく
までも行政側の体制の改善による公的部門主導の調整機能の向上を志向してい
る点に特徴がある。
　そのため1991年（平成3）年白書の時点では，保健医療福祉のマクロな資源
配分である計画と個別の利用者に対するミクロな保健医療福祉の連携の両方の
役割が市町村に期待され，マクロな計画とミクロな調整との関連の方法がみえ
やすくなっている。

　また，民間事業者が市町村からの委託を受けて公的サービスを提供する場合
　が増えてきているが，今後とも優良事業者への委託を進めることにより，効
　率的なサービスの提供と事業者の長期的な育成に努めていくべきであろう。
　その場合，平成5年4月より，老人保健福祉計画に基づき一元的にサービス
　を提供することになる市町村と十分に連携をとり，福祉サービスの担い手の
　1人としての役割を果たせるようにしていくことが，行政と事業者の両方に
　求められている [35]。

　行政からの措置による委託を通して個別の利用者に対するミクロな資源配分

第Ⅱ部　様々な社会問題のとらえ方

の担い手に市町村がなると同時に，老人保健福祉計画というマクロな資源配分の役割も市町村が担うという方向性を示すことで，ミクロ，マクロの資源配分のつながりがわかりやすくなっている。

　しかし1995（平成7）年白書においては，利用者によるサービスの選択に対する社会保険の適用の可能性について言及され［204］，介護保険制度に直結する語りが登場する。ここに需要に対する公的支援の可能性が垣間見える。

　そして1990年代後半になると，保健医療福祉の調整役割についても民間部門に委ねる方向性に変化し始める。まず1997（平成9）年白書においては，現在の居宅介護支援をさす「ケアマネジメント」の必要性が提起される。1970年代以降繰り返し提起されている個別の利用者に対する保健医療福祉の連携について，「ケアマネジメント」の確立が重要として，ケアマネジメントという用語が登場する［114］。

　さらに1998（平成10）年白書では，在宅介護支援センターの民間委託の認可が言及される［246］。

　以上より，保健医療福祉の連携や調整の機能まで民間部門が部分的に担う方向に変化している。1980年代においては利用者に対する個別のサービスは民間に委ねつつも，保健医療福祉の調整は行政が行うことを前提としていた。しかしここに至って，調整役割まで民間への委託が制度的に可能なものに変化した。

（5）市場化による需要開拓から財政再建による需要の制約へ──2000年〜

　2000年になると社会保険方式による介護保険制度が誕生する。介護保険が施行された2000（平成12）年白書において強調されている点は，行政による措置と対比された利用者の自由な選択と事業者同士の競争による市場の機能である。

　　介護サービスの提供事業そのものは全く新規の事業分野として2000（平成12）
　　年4月を境に突然表れたわけではない。例えば，1995（平成7）年度には，
　　市町村の委託や医療保険からの給付により，2.2兆円相当のサービスが，福
　　祉施設や在宅介護サービス事業者，医療機関などによって提供されていた。

第4章　高齢者福祉

　介護保険制度の実施で新たに登場するのは，様々な事業体による競争と利用者による選択が行われる場としての「市場」である［139］。

　サービスそのものの新しさよりも，措置を通じた行政による規制や保護とは異なる，利用者の選択の自由，事業者間の競争という形式による市場の機能が重視されている。平岡（2004：300）は，日本の介護保険制度における市場から準市場への変化の側面を指摘しているが，白書においては準市場化のなかの市場化の側面およびその利点が強調されている。

　また個別の利用者に対する介護サービスの調整についても，「サービスを提供する事業者だけではなく，ケアプランを作成する居宅介護支援事業者（ケアマネージャー）についても，ニーズに適切に応えてくれる者を選択することができる」［138］というように，利用者が自由に選択できることが示される。ここに至って介護のサービス提供だけでなく，サービス間の調整についても，行政の措置から利用者との直接契約への変化が宣言される。

　ところが2003（平成15）年白書になると，早くも介護保険制度における市場の機能の過度の拡充を懸念する語りがみられるようになる。この時点でも事業者間の競争を通じたサービスの質の向上［68］という点では引き続き市場の機能が評価されつつも，需要の創出が過剰になることへの警戒がみられる。[1]

　事業者による過度の利用者掘り起こしや不正請求等，制度の趣旨からみて不適正ないし不正な事例も一部でみられるところである［257］。

　そして，要介護度が低い段階で認定を受ける者の割合が高くなっているというデータから「高齢者の間で介護保険制度が浸透し，利用意向が高まってきていることなどに起因していると考えられる」［64］というように，上記の1990（平成2）年白書とは対照的に，需要はかなりの水準まで開拓されているという現状認識に変化している。

　この事業者による過度の需要の掘り起こしの批判という市場機能の行き過ぎ

197

第Ⅱ部　様々な社会問題のとらえ方

への批判は，1点目は利用者の自立支援につながっていないという観点から指摘されている。

　さらにこのような過度の需要の掘り起こしのなかの自立支援の不十分さは，個別の利用者に対する様々な介護サービスの調整役割を担うケアマネージャーの力量にも原因が帰せられている。

　単に利用者本人や家族の希望を聞いただけで（客観的なアセスメントを行わずに）作成してしまう場合があることが指摘されている。具体的なケアプランの作成においては，例えば，本人の生活自立能力（意欲）を引き出すことを目的とせずに漫然と掃除，洗濯，買い物等の代行（提供）を訪問介護で行っている事例，要支援者などに安易に電動ベッドや移動用リフト，車いす等を提供している事例（自ら動くことが少なくなるためにかえって身体機能が低下する可能性あり。また，電動ベッド等については手すり等で十分に代用可能な場合もありうる。）などがみられる［2003（平成15）年白書：78］。

　そして介護保険制度の持続可能性のための財政負担の緩和との関連で，このような事業者の需要の掘り起こしが原因の市場の膨張の抑止が志向されている。

　居宅サービスを中心にサービスの利用量が増加していることは，制度の浸透という観点からは良い傾向であるが，これが保険給付にかかる費用の急激な増大につながっている。……このような傾向も踏まえると，今後，介護保険制度の持続可能性の確保が課題となってくるものと考えられる［72］。

　利用者のアクセスの平等の観点からの市場の批判ではなく，需要の過剰による財政負担の増大の観点からの市場批判である点に特徴がある。対照的に家族や利用者の負担の緩和，アクセスの平等という点では改善されてきているとの認識をしている。

　そして翌2004（平成16）年白書では，介護保険事業状況報告の軽度者ほど要

介護状態が悪化しているという結果に基づき，自立支援の弱さが原因で要介護状態が悪化し介護保険からの給付が増大しているという現状認識，給付の抑制による制度の持続可能性の提起が具体的な数値をあげて問題視されるようになる［205］。

このような自立支援の不足，要介護状態の悪化を招いた民間の居宅介護支援事業所による介護サービスの調整機能に対する不信から，2006（平成18）年白書では，軽度の認定である要支援者に対するケアマネジメントを行うための地域包括支援センターの役割に対する期待が表明されている。

介護予防を通じて，高齢者の自立した生活が可能になるに加え，介護費用の抑制につながることも期待されており，その効果を確実に上げていくことが重要である［144］。

まず第1に，状態の維持・改善の可能性が高い軽度者に対する給付（予防給付）の内容や提供方法を見直し，介護予防ケアマネジメントは地域包括支援センターが行うこととし……第2に，要支援，要介護になる前の段階から，介護予防に資するサービスを提供していく（介護予防事業）こととした［253］。

地域包括支援センターは自治体直営もしくは自治体の管轄下での民間委託の形態をとっていることから，軽度者の介護サービスの調整に関しては再度行政の介入を強化するという変化がみられる。さらに地域包括支援センターには「公正，中立的な立場」［253］が求められることが言及されていることから，介護予防，自立支援の不足の結果としての財政負担の増加，さらに利用者や家族の需要に応えるのみの営利目的の民間居宅介護支援事業所による調整が行われていることへの不信感がみられる。そのため1990年代の需要の拡充のための行政の介入による調整ではなく，介護予防に重点を置いた介護給付の抑制の目的での調整役割への公的介入であることが読み取れる。

とはいえサービスの提供や要介護の利用者のサービスの調整は，民間部門の

第Ⅱ部　様々な社会問題のとらえ方

役割を引き続き期待している。

　そして2007（平成19）年白書以降は，調整役割，提供役割ともに，セクター間の役割分担に関する語りや市場の導入に関する語りはみられなくなっていく。2003（平成15）年白書以降強調されているサービスの提供拡大とセットでの利用者の権利擁護のための不正な事業者の取り締まり［2013（平成15）年白書：254］に加えて，2011（平成23）年白書以降の日常生活圏域という場所単位に着目した予防や生活支援，住宅との連携，早朝や夜間も含めたすべての時間帯の対応という地域包括ケア重視の語り［2011（平成23）年白書：311-312］，そして2009（平成21）年白書以降の介護労働者の処遇改善に対する語り［2009（平成21）年白書：185-186］が中心になっていく。またサービスや給付の拡大に伴い利用者の介護保険制度に対する満足度は高まっている一方，持続可能性が課題であるという2003（平成15）年白書以降の課題認識は引き続きみられる。

　そして，このような財政再建と日常生活圏での地域包括ケアの重視の一方で，市場化への言及の減少という語りの変容は，2015（平成27）年白書における既存の介護事業所以外の担い手の活用の示唆につながっている。「予防給付のうち，訪問介護と通所介護については，NPOや民間企業，協同組合，ボランティア等，多様な主体による柔軟な取り組みにより効果的・効率的なサービスが提供できるように，2017（平成29）年4月までに新しい総合事業に移行することとなった。これにより，全国一律のサービス内容であった訪問介護や通所介護については，既存の介護事業所による既存のサービスに加えて，多様なサービス提供主体によって提供され，利用者がサービスを選択できるようになる」［416］というように，既存の介護事業所以外の担い手の活用が述べられている。また「地域包括支援センターや市町村が主催する地域ケア会議は，ケアマネージャーや介護事業者，医師など医療・介護の関係者と市町村の担当者が一堂に会し，個別ケースを検討し，明確化し，その解決のために必要な資源開発や地域づくりなどにつなげている」［416］というように，保健医療福祉の担い手と行政とが地域のケースについて意見交換をする場の重要性が語られるなかで，市町村による事業報酬の決定という行政の介入の側面の強い地域支援事業の範

200

囲が拡大し，担い手もボランティアなどの既存の介護事業とは異なる者の活用が語られているのである。

3　需要と必要，官民の役割の配分の動向

（1）提供における役割の配分の揺らぎ

　以上を踏まえると，需要と必要との区別が曖昧であるという認識を厚生（労働）省が1980年代半ばから抱いており，1970年代当初の公的部門＝必要への対応，民間部門＝高度かつ多様な需要への対応という役割分担は揺らいでいく。

　1980年代前半より，サービスの市場化を通した需要の充足が白書において提起されるようになるが，利用者に対するサービスの提供という点では必要の充足まで民間部門を活用するという方向に1990年代初頭には変化していく。

　まず利用者の保護だけではなく，民間ビジネスの促進の観点からも公的部門が必要に加えて需要にも対応するという変化が1980年代後半からみられるようになり，民間部門の活用との関連で介護の専門職化が行われる。利用者の高度な需要への対応を民間部門に委ねつつも，利用者の生活に深く影響を与えるため公的規制などを通じた質の保障が求められる。一方で，民間部門による需要の開拓の促進のためには市場に放任するだけでは不十分であるとみなし，情報提供や公的融資を通して必要を超えた需要にまで行政は対応し始める。さらに公的部門が関係の薄い民間部門による需要の掘り起こしを支援するなかで，民間部門による介護の質の保障という論理で介護福祉士や社会福祉士の専門職資格化が行われる。

　そしてゴールドプランの施行が始まった1990年代の初頭には，民間部門を需要だけではなく，必要充足にも活用すべきという語りの変化が生じている。利用者のアクセスの平等や採算の限界から市場機構を通じた民間部門によるサービスの提供が見込めない場合も，行政という公的部門が企画して民間部門に委託することによる必要の充足ということが方向性として目指されるようになる。

第Ⅱ部　様々な社会問題のとらえ方

（2）調整の市場化

　以上のような公的部門が需要にも介入し必要の充足の役割においても民間部門が活用されるという役割分担の曖昧さは，サービスの調整役割と提供役割における官民の役割分担の揺らぎにもつながる。そして調整役割まで民間部門を中心に変容し市場化するという介護保険後の変化につながっていくのである。1990年代前半まではサービスの提供に関しては官民の境界の揺らぎ，必要の充足への民間部門の活用という点では揺らぎが見られても，保健医療福祉の調整役割に関しては公的部門が担うということを前提としていた。しかし1990年代後半になると調整役割に関しても民間委託への流れが出現する。そして介護保険制度誕生と同時に個別の利用者に対するサービスの間の調整機能は，民間委託にとどまらず，民間営利部門も経営する居宅介護支援事業所と利用者との直接契約が中心になっていく。駒村（2004：215）は，利用者に提供されるサービスの決定が調整の担い手の権限である点を純粋な市場との相違点として指摘しているが，ここでは調整の担い手の利用者による選択が強調されている。

（3）需要の社会化と供給（調整と提供）の市場化

　一方，需要と必要との区分の曖昧さ，官民の間の分担の曖昧さは，保険，需要の社会化という形で介護保険の誕生につながる。まず1980年代半ばに，それまでの介護サービスの供給の市場化に加えて，民間保険の促進という需要サイドの市場化の提案が行われる。しかしながら，介護サービスの労働集約性を踏まえると，需要サイドの市場化によって民間の介護サービスの参入を促進する手法は財源の確保という点で限界がある（武川 1999：206）。一方で，利用者への直接の介護サービスの提供を公的部門が担うことは財政面やニーズの把握，対応の面から限界があると白書は認識している。結果的に，介護サービスの提供に関して必要だけではなく需要にも公的規制にとどまらない公的支援を通した介入が行われているという経路依存性は，保険料という負担による社会保険中心の形態につながっていく。保険という現金での配分を行う機能の場合は，利用者へのサービスの直接の提供や調整と比べると，個別の利用者のニーズを

正確に把握することを求められない。そのため需要サイドは社会保険によって公的責任で担いつつ，個別のサービの提供や調整は民間部門で担いかつ市場化するという介護保険制度の方向性につながっていく（佐藤 2008：19-25）。

（4）財政再建重視による調整の市場化の抑制と提供の担い手の規制緩和

　だが需要と必要に関する官民の役割分担の曖昧さは，給付抑制のための調整機能役割への公的介入，財政再建のための市場機能の抑制というベクトルをすぐに招来する。介護保険施行直前までは市場機能の拡充によるサービスの拡大が志向され，調整役割も市場に委ねるという形で制度が誕生した。一方，小泉構造改革のなかで社会保障給付費の自然増の抑制が目指されると，制度が誕生してわずか数年で制度の持続可能性のために，自立支援の効果の強化という論理とも融合して，市場の膨張を抑制する方向への転換がみられる。要支援という軽度者に関しては，2006年に創設された地域包括支援センターが中心的に担うことになる。他方で自治体の管轄の下（民間部門も活用しつつ）地域包括支援センターに担わせている居宅介護支援はあくまでも要支援の段階の利用者を対象としたものであることから，自立支援による改善の効果が見込め介護給付の抑制が期待される軽度者に限定して，調整役割に行政が介入するようになっている。介護保険には市場の促進の側面と管理の側面の両方が含まれていることが指摘されてきた（佐藤 2008：191）が，白書は介護保険制度設立当初までは市場の促進を強調していたが，数年が経過してからは管理の側面が語られるようになっていると言えよう。

　そして近年の白書においては，日常生活圏域を単位とした保健医療福祉に加えた住宅や生活支援との連携という地域包括ケアなどに焦点が当てられるようになり，介護における市場の活用に関する言及はみられなくなっていく。一方，介護保険からの給付の増大にともなう利用者の満足度の高まりと制度の持続可能性から財政再建の重要性は引き続き強調されている。

　このような担い手間の官民の役割分担や市場の活用に対する語りの減少と地域単位での保健医療福祉の連携，財政再建の重視，そして利用者の満足度の高

第Ⅱ部　様々な社会問題のとらえ方

まりという白書の認識は，近年の市町村の介入の強化のもとで，日常生活圏での介護保険指定事業者以外の担い手の活用，需要の抑制という動きにつながっていく。民間の居宅介護支援事業所の調整機能に対する，過度の需要の創出による財政支出の拡大と，需要に応えるのみで利用者の自立支援機能の向上につながっていないという不信感から，自治体主導での既存の介護事業所以外の安上がりの担い手の活用も通した「地域共生パラダイム」［2016（平成28）年白書：201］を重視している。したがって市場による調整役割への不信と自治体中心の財政再建と軽度者の自立支援の向上を志向する語りになっている。同時に自立支援が相対的に困難な重度の利用者に関しては引き続き市場の機能の活用と介護報酬の削減による公的介入の抑制という動きにつながっている。平岡（2017）は，2000年代半ばより介護サービスの市場化の促進よりも，財政再建による給付抑制のための利用者の選択の自由の部分的制限の側面が強くなっていることを指摘しているが，これは調整役割における市場の後退と行政の権限強化を表していると言えよう。

4　考察——福祉の調整内容の変容

　以上より，高度経済成長期は公的部門に対する不信はみられず給付の拡大が志向されてきたのに対し，オイルショック後の低成長期には財政再建などの志向もあって，行政の限界に関する認識がみられるようになる。そして1980年代に入ると行政の限界を補うべく，市場の活用が強調されるようになる。またゴールドプラン施行後の1990年代に入ると，調整，必要の充足にも民間部門の活用を志向することによって，介護サービスの規模拡充が目指され，2000年の社会保険方式化での調整，提供役割の準市場の要素の強い介護保険制度が誕生する。しかし小泉構造改革期後半の2000年代半ばになると，財政再建が重視され，調整役割における市場の放任は利用者の自立支援につながらず財政負担の膨張を招くとして警戒されるようになる。そして自治体主導での市場の膨張の抑制と利用者の自立支援，地域包括ケアを提起しつつも，民間部門の介護事業者間

の競争は引き続き重視されている。

注

(1) もっとも，介護保険制度施行前の1995年の老人保健福祉審議会第一次答申におい
て，「社会保険方式はいわゆる過剰利用・不当利用や保険料未納などの弊害がある
ものの，……利用者によるサービスの選択の保障やサービス受給の権利性の保障と
いう点で優れた制度である」（佐藤 2008：20）というように，社会保険方式による
需要の刺激への警戒はみられる。しかしこの時点では需要の拡充に対する警戒は，
2003年時点と比べるとまだ弱い。

参考文献

岩田正美（2016）『社会福祉のトポス』有斐閣。

駒村康平（2004）「擬似市場論」渋谷博史・平岡公一編『福祉の市場化をみる眼』ミ
ネルヴァ書房。

佐橋克彦（2006）『福祉サービスの準市場化』ミネルヴァ書房。

佐藤卓利（2008）『介護サービス市場の管理と調整』ミネルヴァ書房。

武川正吾（1999）『社会政策のなかの現代』東京大学出版会。

平岡公一（2000）「社会サービスの多元化と市場化」大山博編『福祉国家の揺らぎか
ら再構築へ』ミネルヴァ書房。

平岡公一（2004）「社会サービスの市場化をめぐる若干の論点」渋谷博史・平岡公一
編『福祉の市場化をみる眼』ミネルヴァ書房。

平岡公一（2017）「社会サービスの市場の諸理論と国際比較研究の可能性」『社会政
策』9(2)。

李宣英（2015）『準市場の成立は高齢者ケアサービスを変えられるか』ミネルヴァ書
房。

■コラム⑬　縦書きか横書きか

　厚生白書創刊号は縦書きで書かれており，それが1961（昭和36）年度版まで続い
た。その後1962（昭和37）年度版でＡ５版からＢ４版の大判に変わり，それに伴っ
て２段組の横書きとなった。この大判で横書きのスタイルは３年間続き，1966（昭
和41）年度版で本のサイズはＡ５版に戻ったものの縦書きには戻らず，現在まで横
書きが続いている。

第5章
児童福祉政策
──保育サービスを中心に──

李　蓮花

1　社会保障としての児童福祉政策

　本章では，保育サービスを中心に児童福祉が白書のなかでどのように位置づけられ，記述されてきたか，問題認識がいかに変化してきたかを考察する。

　戦後日本における児童福祉政策の本格的な出発は1947年の「児童福祉法」の制定であった（施行は1948年1月）。「すべて国民は，児童が心身ともに健やかに生まれ，且つ，育成されるようつとめなければならない。すべて児童は，ひとしくその生活を保障され，愛護されなければならない」という文言から始まる児童福祉法は，憲法第25条の生存権規定の児童への適用とも言える。それにより，児童福祉は戦前の慈善・社会事業から現代的な社会保障へと性格を変えた。

　時代によって記述に長短はあるものの，児童福祉は社会保障の重要な一分野として白書で位置づけられてきた。戦後直後は戦争孤児の収容や母子保健に重点が置かれ，1960年代以降は児童の健全育成，保育対策などに多くの紙幅が割かれた。近年になると，親への育児支援，児童虐待防止，子どもの貧困など新しいテーマが次々と登場している。児童の福祉に関する諸施策には，母子保健から親が自ら育てられない児童の養護，障害児の福祉・教育，児童館などの児童厚生施策，そして児童相談所や児童委員の活動など様々な内容が含まれるが，紙幅の関係上，本章では「保育サービス」に焦点を絞って考察する。保育サービスは児童福祉のなかでもその位置づけや性格が最も顕著に変化した分野であり，白書の記述を通じて保育政策の変化だけでなく，政府の公式的な家庭観，

第Ⅱ部　様々な社会問題のとらえ方

ジェンダー観も確認することができると考えられるからである。

　白書における保育サービスの位置づけは，少子化が社会問題として認識されるようになった1990年前半を境に大きく変化した。そのため，以下では1980年代までと1990年代以降の２つの時代に分けて保育政策の変遷を振り返る。

2　少子化以前の保育政策

　1989年の出生率が判明し，これが「1.57ショック」として受けとめられた1990年以前，保育サービスを含む児童福祉政策は白書のなかで基本的に「社会福祉」または「福祉サービス」のサブカテゴリーとして位置づけられていた。

（1）戦後保育システムの確立──1950年代まで

　前述のように，戦後の児童福祉政策は1947年の児童福祉法に基づいて展開されており，保育政策も例外ではない。児童福祉法の制定により，戦前・戦時中の「託児所」は保育における公的責任を前提とする「保育所」へと変貌した。

　敗戦直後，社会的混乱と極度の貧困のなかで児童を取り巻く環境も非常に厳しかった。地方への疎開と海外からの引揚の過程で多数の離散家族が発生し，戦争孤児や未亡人も多かった。さらに，1947〜49年のベビーブームも加わり，児童福祉は最も喫緊な厚生行政の一つとなった。1950年代の白書は貧困と並ぶ重要な問題として児童福祉，とりわけ「要保護児童」への対策を取り上げている。最初の白書である1956（昭和31）年度白書は要保護児童を，「家庭環境に恵まれない児童，身体，精神あるいは性情等になんらかの障害・欠陥のある児童，いわゆる問題児など国家社会として特に保護的措置を取らねばならない者」と定義したうえで，「措置の内容としては，それぞれの特殊な条件に応じた施設に入所させて必要な保護を加えるなどが主である」とした [52]。

　保育所は，要保護児童の一種である「保育に欠ける」児童を保護者に代わって保育することを目的とする施設として位置づけられた。戦後保育政策のキーワードであった「保育に欠ける」について，1960（昭和35）年度白書は次のよ

208

第**5**章　児童福祉政策

うに定義した。「保育に欠ける場合とは，大きく分けて，(1)保護者が働いているために，その児童が家庭でじゅうぶんな保育を受けられない場合，(2)家族に病人がいるため，その児童が家庭でじゅうぶんな保育を受けられない場合，(3)複雑な家庭事情のため，じゅうぶんな監護を受けられない場合などである」[200]。生活困窮を原因に働く母親が多かったため，保育所の数は急速に増加した。1956（昭和31）年度白書によると，1947年に約1500か所であった認可保育所の数は1955年12月末には8821か所に増え，入所児童も65万3727人に達した[53]。一方で，地域ごとの分布の不均衡が問題視され，保育所が多い高知，石川，鳥取，広島，福岡などと，少ない兵庫（神戸市），宮城，東京，静岡，大阪などの間には，児童の人口比で10倍近くの差が存在することが指摘された。

　1950年代は戦後保育システムの確立期であり，保育料の徴収方法，保育単価，保母の資格化，保育所と幼稚園の機能分化などに関して模索と調整が続いた。1958（昭和33）年度白書は，画一な保育単価の設定，所得税と住民税に基づいた保育料の徴収基準の簡素化（10階層から4階層へ），乳児の範囲の拡大（1歳未満から3歳未満へ）など大きな制度変更があったことを記している[218]。また，かつて「野犬の食事なみ」[1956（昭和31）年度白書：55]と言われていた劣悪な給食への指導も強化された。このような制度調整は1960年代前半まで続く。1962年には児童福祉施設の最低基準が改定され，人員配置に関しては，3歳未満は6人に1人，3歳児は20人に1人，4歳児以上は30人に1人という基準が設定された。また，1963年からは人手不足が深刻な保母の充足対策として「保母就学資金貸与制度」も導入された。

（2）「家庭保育優先論」と保育の量的拡大——1960～70年代

　続く1960～70年代は，経済の高度成長に伴う工業化，都市化，核家族化などの社会変動により人々の生活スタイル，価値観が大きく変わった時代である。人口の都市への集中と核家族化の結果，地縁，血縁といった従来の共同体のつながりが急速に希薄化し，マスメディアの普及にともなって情報の氾濫が問題視されるようになった。総論部分で考察したように，1960～70年代の白書は

209

第Ⅱ部　様々な社会問題のとらえ方

「児童の健全育成」と「家族のあり方」に強い危機感を示した。1964年には児童福祉を担当する児童局が児童家庭局に名称変更され，白書でも児童の健全育成における家庭の役割が強調されるようになった。

　この時期，児童福祉政策は「要保護児童」と言われた特別なニーズをもつ子どもへの対策から一般の児童を対象とした施策へと変化した。昭和30年代を総括した1965（昭和40）年度白書は次のように述べている。「30年代の10年間は，ようやくこうした戦後処理から脱し，新しい社会情勢に対応して徐々に新しい施策を打ち出してきた時代である……特にこの10年間は，こうした社会情勢の変化に応じて児童福祉行政もその多様化が要請された時期でもあつた」[179]。これからは「治療から予防へ」，すなわち「保護を要する児童を主たる対象としたものから，一般家庭の児童を含めた幅広いもの」へと児童福祉行政も変えなければならない[179]。1965年に開園した「子どもの国」（東京都町田市），国民年金特別融資を活用した保育所・児童館の拡充に関する記述が毎年のように登場するのも1960年代の白書の特徴である(2)。

　保育所に関しては，後掲（216頁）の図5‐1からも確認できるように急速な量的拡大が続いたが，それにもかかわらず，核家族化や既婚女性の雇用労働者化を背景とした保育需要の増大には追いつけなかった。1969（昭和44）年白書は，1967年に実施した「要保育児童実態調査」に基づいて，保育が必要な子どもの人数が148万人と推定され，まだ約51万人分が不足していると指摘した。とくに，3歳未満の子どもを受け入れる保育所がきわめて少ないため，約11万人の子どもが無認可保育所に預けられているとした(3) [356]。また，上述の保母就学資金貸与制度や保育単価の引き上げにもかかわらず保母の恒常的な不足は深刻で，1966（昭和41）年度白書によると，1965年における無資格の保母の割合が18％にも達した[280]。

　1970年代に入ると高齢化社会の幕開けにともなって年金，医療を中心とした高齢化への対策が社会保障行政の重点となっていった。児童福祉分野では厚生省の念願だった児童手当の導入を除けば大きな政策変化が見られず，育児における「家庭保育責任論」が強く主張されるようになった。児童憲章制定20周年

を記念し，「こどもと社会」を総論で取り上げた1971（昭和46）年白書がその典型である。その白書をやや詳しくみてみよう。

近代部門で働く既婚女性の増加に伴い保育への需要が急増してきたのは既述の通りである。とりわけ，延長保育，乳児・病児・障害児保育の拡充を求める声が非常に大きかった。しかし，白書はこれらのサービスを積極的に拡充しない理由を次のように述べている。「長時間保育は，児童の心身発達上好ましくない影響を及ぼし，欲求不満，情緒不安定などの心理的問題徴候が多くみられ，また，集中力，持久力などの機能低下がみられるという報告が行なわれているので，保育時間を延長する場合には，できるだけマイナス面を少なくするように留意する必要がある」[110]（傍点は筆者。以下同じ）。また，「（乳児・病児保育は）施設面の配慮，医師，看護婦の配置および保母の特別教育を必要とすることのほか，乳児の安全対策上の問題もあり，さらに重要なことは，児童の人格形成にとって最も重大なこの時期の保育はやはり，最良の保育者である母親によって行なわれることが望ましいと一般に考えられている」[111]。「母親神話」とも受け取られるこれらの文言は，この後1980年代半ばまで毎年欠かさず保育のところで登場する。

さらに，白書は小さな子どもがいる母親が働くこと自体に対し否定的である。「母親が就業するにあたっては，特に児童が乳幼児か低学年である場合には，自分の就業の及ぼす影響について慎重な配慮が望まれる。いわんや，消費ブームにあおられての就業は，児童のために戒めなければならない」「幼いこどもを持つ母親が安易な気持から就労するといった傾向があるとすれば児童福祉の観点から，問題であろう」[76]。

以上の観点から，白書は，社会的要望の多い乳児・病児保育を拡充するよりも，育児休業制度の普及など職場の労働条件を改善することで，「母親自身が児童を保育できるようにするなど適切な配慮が必要」であるとした［1975（昭和50）年白書：364］。父親の育児責任は，男性稼ぎ主型家族の全盛期であったこの時期にはまったく登場しない。ただ，1970年代末になると，核家族のなかで１人で育児に奮闘している母親の育児ノイローゼや過保護の問題，受験勉強一

第Ⅱ部　様々な社会問題のとらえ方

辺倒の教育，子どもの社会性の欠如などが問題視されるようになる。

　このように「家庭保育優先論」が強調される一方で，実態面においては，保育所数や入所児童の数は1970年代にも増えつづけた。主婦パートという就労形態の普及と並んで1970年代前半の第二次ベビーブーム，とりわけ都市部における児童の増加が保育ニーズの増加に拍車をかけた。（児童以外にも，高齢者，障害者など）福祉充実への強い社会的要請を受けて，1971年より社会福祉施設の大幅な拡充を内容とする「社会福祉施設緊急整備五か年計画」が実施され，保育所は1年早くその計画目標を達成した。1970年代末になると保育所の数は2万か所，定員も200万人を超えるようになった。その後，団塊ジュニア世代が順次就学年齢に到達するにつれ逼迫した保育ニーズはしだいに鎮静化し，1979（昭和54）年白書は，「全国的な規模での保育所不足はかなり解消」したと宣言した [19]。

（3）保育の周辺化と多様な保育ニーズへの対応──1980年代

　1980年代は欧米福祉国家へのキャッチアップ路線から企業と家族の役割を強調する「日本型福祉社会」路線にシフトした時代であった。また，高齢化が急速に進み，年金や医療の制度改革（抑制策）や高齢者福祉の整備が社会保障政策のメインテーマとなった。白書では1970年代から「社会福祉」のなかで老人福祉に関する記述が増え，児童福祉の部分は減少またはマンネリ化していたが，1980年代になるとその傾向はいっそう顕著になり，1982年の大幅な構成変更以降，保育をはじめ児童福祉に関する記述は限りなく少なくなった。その背後には，1980（昭和55）年白書で示された「我が国の児童福祉の水準は，母子保健や児童福祉施設の整備状況等各種の指標でみると，国際的にみて遜色のない水準に達している」[423] という認識があったと思われる。

　1980年代には出生率の低下もあって保育所に通う子どもの人数が減少していたが，保育政策にまったく変化がなかったわけではない。1980年代の保育政策を貫くキーワードは「多様な保育ニーズへの対応」であった。多様な保育ニーズとは，1960年代から要望が強かった乳児保育，延長（または夜間）保育，病

児保育，障害児保育へのニーズである。前述のように，1970年代には「家庭保育優先論」「人格影響論」からこれらのニーズを積極的に充足してこなかった。その結果，どうしても働かざるをえない母子家庭や低所得世帯，専門職世帯はベビーホテルなど無認可保育所を利用するしかなく，ベビーホテルの数が急増した。1980年にはそのベビーホテルの問題がマスコミで大々的に取り上げられ，[4]度重なる事故に対する政府の監督責任が問われた。これを機に，長年の課題であった「多様な保育ニーズ」に対する厚生省の公式見解が変わり始めたのである。1982（昭和57）年白書は，「厚生省としては，小さい子供たちが保育に欠ける状態で放置されたり，ベビーホテルなどの劣悪な環境の中に預けられることがないよう認可保育所における保育時間の延長，夜間保育の実施等の対策を講じ，その普及と推進を図っている」と，政策の方向転換を示した[34]。その後，1980年代の白書では後半の「指標」部分で延長保育や乳児保育，障害児保育を実施する施設数を毎年掲載するようになった。1989（平成元）年白書によると，1988年現在，全体の2万2781か所の認可保育所のなか，乳児保育を実施しているのは3738か所（16.4%），延長保育は487か所（2.1%），夜間保育は27か所，障害児保育は4870人まで増加した[301]。10年間の拡充策にもかかわらずその数はまだまだ少なく，これが今日に至る待機児童問題の伏線となる。

　1980年代のもう一つの変化として「保育所の機能」に対する認識の変化もあげることができる。1970年代の終わりごろから，子どもの遊ぶ「空間・時間・仲間」の欠如と社会性の欠如が頻繁に指摘されていた。1979（昭和54）年白書は，保護者が保育所を利用する理由として，「養育担当者が働いている」が55.7%，「集団生活に慣れさせたい」が45.0%を占めていること，また，「保育に欠ける」ということが単に母親の就労だけではなく，「子供の心身の発達にとって不可欠のものが何らかの原因によって与えられない場合」も含むという中央児童福祉審議会の見解を紹介した[148]。また，1983（昭和58）年白書では，「地域での子供集団が自然には形成されにくい現在，保育所では，集団保育を通じて年齢の違う子供の間のふれあいが得られるなど，心身にわたる児童の健全育成が図られている」[115]と，保育所の社会的機能を評価した。

第Ⅱ部　様々な社会問題のとらえ方

　児童福祉としての保育サービスへの言及が限りなく少なくなる一方で，1980年代後半から出生率の低下に対する懸念がしだいに強くなった。総論で「長寿社会における子ども・家庭・地域」を取り上げた1989（平成元）年白書は，出生率の急激な低下を「深刻で静かなる危機」[75]と称し，「生活の基本的な場である家庭の姿や21世紀を担う子どもの問題について，最近，これまでにない変化が生じているのではないか」[1]という問題意識を示した。そして，「女性のみに子育ての負担を負わせることなく，両親が共同して子育てをすることが可能となるような環境づくりを進めていくことも必要である」[27]と，性別役割に関する新しい認識を示した。そして，1970年代以降毎年必ず登場していた「人格影響論」も1987年を最後に白書から消えた。

3　少子化時代の保育政策

　1990年代以降，高齢化と並んで少子化が社会保障における重大な問題として認識されるようになり，保育政策は児童福祉の範疇を超えて少子化対策・両立支援のなかに位置づけられてきた。

（1）戦後保育システムの見直し──1990年代

　出生率の低下が少子化危機として社会一般に認識されるようになったきっかけは1989年の出生率「1.57」であった。予想以上の出生率の低下に政府も強い危機感を抱くようになり，1990年8月には内閣に「健やかに子供を生み育てる環境づくりに関する関係省庁連絡会議」が設置され，1994年には「エンゼルプラン」，1999年には「新エンゼルプラン」が策定された。白書における児童関連の諸施策はこの時期から「子どもが健やかに生まれ育つための環境づくり」という章で扱われるようになった。1992（平成4）年白書は「子どもが健やかに生まれ育つための環境づくりは，高齢者対策と並ぶ重要施策である」とした[179]。ただ，1990年代は本格的な少子化対策の始まりというよりは，少子化を生み出した社会経済的要因の分析が中心であった。白書ではわずか10年の間

に 3 回も子ども・家族を総論のテーマに取り上げた（巻末の一覧表を参照），戦後の家族・育児システムについて批判的考察を行ったのである。そのなかの1996（平成 8）年白書と1998（平成10）年白書についてやや詳しく取り上げる。

1996（平成 8）年白書は，第 1 章「戦後日本の家族変動——戦後，家族はどのように変容したか」で日本の家族システムの歴史を振り返り，「私たちが普通に思い描いている家族像（性別役割分業に基づく核家族）は，人口転換期世代を中心に戦後一般化したものであり，それ程長い歴史を有するものではない」[11] と述べたうえで，「家族の変容により家族に対する社会的支援の必要性が高まっている」「社会保障制度は縮小する家族の機能を補完しなければならない」と主張した [76]。1980年代の「日本型福祉社会論」が社会保障の担い手として家族を想定し，その役割を強化しようとしたことを考えれば，大きな認識の転換と言えよう。

「三歳児神話」を否定したことで有名な1998（平成10）年白書は，少子化の構造的要因についてさらに踏み込んだ考察を行った。同白書は，1997年の人口問題審議会報告書「少子化に関する基本的な考え方」に基づき，「少子化の要因への政策的対応は，労働，福祉，保健，医療，社会保険，教育，住宅，税制その他多岐にわたるが，中核となるのは，固定的な男女の役割分業や雇用慣行の是正と，育児と仕事の両立に向けた子育て支援である」と指摘した。また，「少なくとも子どもが小さいうちは母親は仕事を持たず家にいるのが望ましい，すべてを自分の手でやらなければならない（などの）……考えに縛られない柔軟な子育て態度，そして，それを受け入れる夫や社会の態度も必要である」とも述べている [86]。

このように，戦後日本社会をつくってきた雇用慣行や性別分業型家族が批判的に考察される一方で，1990年代の各白書は，少子化対策を講じるにあたって個人の生き方や価値観に干渉してはならないことも繰り返し指摘する。例えば，1993（平成 5）年白書は「個人の生き方や価値観に干渉することのない範囲内で社会的支援を一層強化する必要がある」[58]，1995（平成 7）年白書は「結婚や子育ては個人の生き方，価値観に深くかかわる問題であり，政府がその領

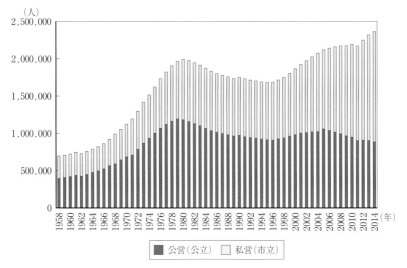

図 5 ‐ 1　保育所入所・在籍児童数の推移（1958〜2014年）
注：2015年以降は「子ども・子育て支援新制度」への移行により統計方法も大きく変わっている。
出所：1974（昭和49）年白書，『保育白書2015』より筆者作成。

域に直接踏み込むことは差し控えなければならない」[207]とした。2000年以降に比べ少子化への危機感が若干薄かったことと並んで，戦時中の「産めよ増やせよ」のような人口政策に回帰してはいけないという自戒もあっただろう。また，1970年代前半生まれの団塊ジュニア世代が結婚・出産年齢に近づいていたので，第3次ベビーブームへの期待もかすかにみられた。

　社会福祉に目を転じると，1990年代には「措置から契約へ」を骨子とする社会福祉基礎構造改革が大々的に進められた。高齢者福祉（介護保険制度の創設）がそのメイン・アリーナであったが，保育サービスに関しても1997年に児童福祉法が大幅に改正され，「選択できる保育所」，保育料負担の公平化，事業所内保育施設など民間保育サービスの育成，駅型保育所のモデル事業，放課後児童健全育成事業（通称「学童保育」）の法制化などが行われた。ただし，高齢者福祉のような全面的な市場化は行われず，保育分野における構造改革は限定的であった。

第**5**章　児童福祉政策

　1990年代にはバブル崩壊以降の景気沈滞，サービス産業化を背景に働く女性が著しく増えた。1997年にはついに共働き世帯が専業主婦世帯を上回り，両者の差はその後ますます拡大した。1980年以降減少傾向にあった保育所在籍児童数も1990年代後半から再び増加に転じ（図5 - 1），都市部を中心に保育所に入りにくい状況が顕在化した。1999（平成11）年白書は初めて「待機児童」に言及し，都市部を中心に待機児童数が1999年4月1日時点で3万9545人に上ること，「その解消が保育行政においてきわめて重要な課題」であると指摘した［249］。

（2）少子化対策の本格化と規制緩和──2000年代

　2000年の省庁統合にともない労働省の女性局と厚生省の児童家庭局は雇用均等・児童家庭局に統合された。また，2003年以降，保育に関する記述は基本的に各論のトップに位置付けられ，「安心して子どもを産み育て，意欲を持って働ける社会環境の整備」というタイトルの下で述べられるようになった。

　1990年代の問題認識の変化や「エンゼルプラン」「新エンゼルプラン」の策定も空しく，出生率は1990年代を通じてますます低下した。2001年に登場した小泉政権は少子化の流れを止めるために，「待機児童ゼロ作戦」「少子化対策プラスワン」「次世代育成支援対策推進法」「子ども・子育て応援プラン」などを次々と打ち出した。2000年代は1990年代の価値観尊重といった慎重論も姿を潜め，各種法律の整備，児童手当・育休手当の引き上げなど少子化対策に本腰を入れられ始めた。

　白書からみえる2000年代の少子化対策・育児支援の特徴は次のように整理できる。1つめは，規制緩和を通じた待機児童対策である。この動きはすでに小泉政権発足前から始まっていた。2001（平成13）年白書は，園庭要件や乳児室などの面積要件の弾力化，年度後半において入所定員の弾力化にかかわる制限の撤廃，短時間保育士の導入についての2割制限の撤廃，公立保育所の業務委託先の社会福祉法人以外への拡大を待機児童対策としてあげていた［235］。規制緩和，民営化の動きは2000年代を通じてさらに加速し，2009年にはついに私営・私立保育所の数が公営・公立を超えた。

第Ⅱ部　様々な社会問題のとらえ方

　2つめは，専業主婦世帯への子育て支援および地域の役割の強調である。それまでの保育政策，育児支援政策はもっぱら共働き世帯，とりわけ正規労働者として働く母親の支援に重点が置かれていたが，2000年代には専業主婦世帯の育児負担，出生力の低下が問題視されるようになった。2003（平成15）年白書は，帰宅時間が23時以降から翌朝3時未満の父親が南関東で2割以上に上るという統計を紹介しつつ［101］，専業主婦の育児負担と不安の大きさ，その結果としての平均出生児数の大幅な低下（5年間で2.29から2.11に低下）に警鐘を鳴らした［107］。共働き世帯だけでなく専業主婦世帯への支援の必要性が強く要求された。2002（平成14）年白書は，保育所の機能について，「幼児を保育し，子どもの心身の健全な発達と図るとともに，家庭に対する子育て相談，指導などを行う施設」［208］として再定義し，地域の子育て支援の拠点としての役割を求めた。

　3つめは，少子化対策が保育の拡充や子育て支援という範疇を超えて，男性も含む働き方の見直しへと射程を広げたことである。合計特殊出生率は2005年に1.26まで低下し，戦後の最低記録をつくった。それまで待機児童対策を中心に展開した少子化対策も見直しを余儀なくされ，長時間労働を特徴とする働き方が改めて改革の対象となった。2006（平成18）年白書はサブタイトルに「『地域』への参加と『働き方』の見直し」をあげ，「人口減少社会を迎えるなか，少子化の流れを変えるためにも，また，労働力人口減少への対応としても，仕事と家庭の両立支援と働き方の見直しがますます重要な課題となっている」と指摘した［220］。また，同じ時期に「ワーク・ライフ・バランス」（work-life balance）という言葉も輸入され，2007年には「仕事と生活の調和憲章」が制定された。2008（平成20）年白書は今後必要な新しい社会システムについて次のように述べている。「我が国の社会システムを，男女共に仕事も家庭も大事にしながら働き続けるという選択ができるものに変革していくことは，労働力人口の確保による経済社会の持続的発展にも寄与するものであり，社会全体から見ても重要な課題となっている……就労と出産・子育ての二者択一構造の解消が必要であり，そのためには，働き方の見直しによる仕事と生活の調和の実現

と，就労と子育ての両立，家庭における子育てを包括的に支援する枠組みの構築の二つの取組みを車の両輪として同時並行的に進めることが必要不可欠」である［228］。

（3）女性の労働力化の促進——2010年代

　周知のように，2008年から日本は人口減少時代に突入した。2010年代に入ると，人口とりわけ労働力人口の減少が経済・社会に与える影響が徐々に顕在化し，最大の潜在的労働力として女性の就労率向上が喫緊の政策課題となった。経済成長策としての女性の活躍促進は民主党政権の終盤から強調されるようになったが，2012年からの第2次安倍内閣ではさらに成長戦略の重要な柱として位置づけられた。女性の就労率の向上は，しかし，都市部における待機児童問題をさらに先鋭化させた。2015（平成27）年白書は，「子育て支援の中でも，待機児童の解消は取り組むべき最重要課題であり，潜在需要も含めた保護者の保育ニーズに確実に対応した保育の受け皿を確保していくことが必要である」と述べた［227］。

　待機児童への対策として，2010年の「国と自治体が一体的に取り組む待機児童解消『先取り』プロジェクト」に続き，2013年には「待機児童解消加速化プラン」が策定され，5年間で40万人（後に50万人に上方修正）分の保育の受け皿を確保することが至上課題となった。具体的な方法は，（質が確保された）認可外保育施設への助成，小規模・家庭的保育事業の促進，企業主導型保育所への補助などである。また，深刻化する保育士不足を緩和するために，奨学金制度の拡充，再就職準備金の創設，待遇の改善，キャリアアップの仕組みの構築，保育補助者の雇いあげ支援など様々な措置も講じられた［2015（平成28）年白書：253］。しかし，これらの待機児童対策は潜在的保育需要をさらに掘り起こし，0～2歳児を中心に待機児童数はここ数年逆に増えている。また，新規保育所の設置場所をめぐる近隣住民とのトラブルや保育所内の事故，保育人材の大都市集中などの問題も起きている。

　2010年代には子育て支援全体にかかわる大きな制度変化もあった。2010年に

第Ⅱ部　様々な社会問題のとらえ方

検討会議が設置され，2012年に立法化（子ども・子育て新システム関連三法案の成立），そして2015年から実施された「子ども・子育て支援新制度」への移行である。新制度は，「『保護者が子育てについての第一義的責任を有する』という基本的な認識のもとに，幼児期の学校教育・保育，地域の子ども・子育て支援を総合的に推進すること」を目的として構想された。具体的な内容は，(1)認定こども園，幼稚園，保育所を通じた共通の給付（「施設型給付」）および小規模保育等への給付（「地域型保育給付」）の創設，(2)認定こども園制度の改善，(3)地域の実情に応じた子ども・子育て支援の充実である［2013（平成25）年白書：191］。

　保育サービスの延長でもある，小学校低学年の児童を対象とする学童保育（放課後児童クラブ）も近年白書で積極的に取り上げられるようになった。2016（平成28）年白書によると，放課後児童クラブへの登録児童数は，2012年の85万1949人から2015年には102万4635人に増えた。それに加えて，厚生労働省と文部科学省は「小１の壁」を打破するために「放課後子ども総合プラン」を制定し，2019年度末までに全国でさらに30万人分を新たに整備する目標を立てた［253-254］。

　2010年代には，保育以外の子育て支援に関して，児童虐待，家庭内暴力と女性保護，社会的援護なども毎年取り上げられている。なお，「子どもの貧困対策の推進に関する法律」の制定を受け，2013年以降は子どもの貧困にも独立の節が充てられるようになった。

4　考察──児童福祉から少子化対策へ

　以上，戦後60年間の白書を材料に，厚生（労働）省が保育・育児支援についてどのような問題意識をもって対応してきたかを見てきたが，最後に筆者なりの若干の考察を加えたい。

　まず，上の時代区分からもすでにみられたように，少子化が社会問題化される前と後，白書における保育サービスの位置づけは決定的に変化した。ごく簡単にまとめると，1980年代までは，保育は児童福祉の一分野として，そして児

童福祉は社会福祉または社会サービスのサブカテゴリーとして位置づけられ，基本的には何らかの「保護を要する」（保育分野においては「保育に欠ける」）児童を対象とするという選別主義アプローチがとられた。それに対し，少子化が重大な社会的危機となった1990年代以降，児童福祉はより広い意味の育児支援のなかに位置づけられ，とくに保育サービスは両立支援または子育て支援を通じた少子化対策という性格が前面に出てきた。2012年の児童福祉法改正では，保育所への入所要件を，消極的な意味合いの「保育に欠ける」から「保育を必要とする」という比較的中立的な言葉に変更した。このことは，同時に，保育サービスをとらえる視点が「児童中心」から「親（とりわけ母親）中心」に変化したことを意味する。2000年代以降待機児童対策のためにとられた様々な規制緩和や多様な保育サービスの促進は，児童福祉の視点から考えると生活の質の低下につながるものも少なくなかった。その意味で，保育サービスは児童福祉から少子化対策ないし雇用政策へと性格を変えたといっても過言ではなかろう。

　第二に，選別主義的な色合いが弱くなった一方で，保育の提供および財源システムは大きく変化していない。この点で保育サービスと前章の高齢者福祉は対照的である。つまり，高齢者福祉に関しては，1980年代の（消費税の導入とセットであった）「ゴールドプラン」の策定を経て1990年代には介護保険制度が新設され，適用対象の普遍化のための財源確保が実現した。そして，「措置から契約へ」の社会福祉基礎構造改革のもとで民間資本の大規模な参入とサービスの量的拡大が行われたのである。一方，同じく社会福祉基礎構造改革の一環として位置づけられていた保育サービスではこのような市場化，民営化を通じた量的拡大は起きなかった。また，利用者が保育所を選択できるようになったものの，深刻な供給不足のため利用可否は今なお措置に近い形で行われている。「保育制度改革は，措置制度からの大幅な変更がみられない……介護サービスや障碍者福祉サービスと異なり，保育サービスは枠組みそのものの転換には至っておらず……準市場化が最も進展していない」という佐橋の評価は今日も基本的に当てはまると思われる（佐橋 2006：174，183）。財源に関しても，2012年の社会保障と税の一体改革によって消費税の充当先に子育て支援が追加された

第Ⅱ部　様々な社会問題のとらえ方

ものの，（年金や介護に比べ）子どもの養育費の社会化にはまだほど遠い。[7]

　最後に，保育の背後にある家庭観やジェンダー観に関して，この60年間とりわけ1970〜90年代にかけて根本的な変化が観察された。「男性稼ぎ主型家族モデル」の全盛期であった1970年代には，白書からも性別役割分業に基づいた家庭観・ジェンダー観が強く滲み出ていた。特別な事情がないかぎり，3歳未満の子どもの保育は家庭のなかで，母親が行うべきとされ，乳児保育や延長保育には力を入れなかった。また，政府は小さい子どもをもつ母親の「安易な」就労に否定的で，上述の選別主義アプローチと対をなす「家庭保育優先論」が支配的であった。ところが，1990年代半ば以降は少子化をもたらす要因として企業の雇用慣行や性別分業型家族システムがあげられ，「男女共に仕事も家庭も大事にしながら働き続けるという選択ができる」ようにすることがこの20年間の基本的な方向となった。しかも，2000年代までは働く意欲のある女性や家族への支援がメインであったが，2010年代になると共働きをしながら育児をすることが徐々にデフォルト化し，女性の就労促進を念頭においた制度改正が続いている。一方で，こうした女性の就労促進が労働市場における非正規化，対人サービス分野の低賃金とパラレルに進んでいること，女性の「社会進出」と同じペースで男性の「家庭進出」が進まないことも忘れてはいけない。いずれにしても，家族のあり方やジェンダー秩序は福祉国家を根底から規定するものであり，保育政策の変化は児童福祉や少子化対策にとどまらず，日本型福祉国家の質的変化と密接にかかわっているため，今後もその改革から目が離せない。

注
(1)　児童福祉法が定める児童福祉施設には，助産施設，乳児院，児童養護施設，精神障害児施設，情緒障害児短期治療施設，虚弱児施設，肢体不自由児施設，盲児施設，ろうあ児施設，教護院，母子寮（母子生活支援施設），保育所（幼保連携型認定こども園），児童厚生施設（児童遊園，児童館），児童発達支援センター，児童家庭支援センターなど多数の施設が含まれ，これらはすべて児童福祉行政の対象である。本書はそのなかで保育所だけを取り上げる。なお，白書ではしばしば「児童と家庭の福祉」という項目の下で母子世帯への施策も併せて述べているが，残念ながらそ

の内容も割愛する。

(2) 他に，1960年代には母子保健の分野で妊娠届出制度，母子健康手帳，乳児の健康診断，保健師による訪問指導などが制度化された。児童手当の導入にも多くの紙幅が割かれたが，これについては第**7**章の社会手当を参照していただきたい。

(3) 1966（昭和41）年度白書によると，保育所入所児童に占める3歳未満の子どもの割合は1964年12月現在わずか4.8％にすぎなかった [279]。

(4) 1980年に当時 TBS の記者であった堂本暁子氏（後に千葉県知事）が取材した「ベビーホテルキャンペーン」が TBS で放映され，大きな社会反響を呼んだ。

(5) 1990年版にはまだ「1・57ショック」という言葉は使われなかった。「1.57ショック」が白書に初めて登場したのは（筆者が調べた限り）1995（平成7）年版である。また，「少子社会」，「少子化」が政府の公式文書で使用されたのは1992年の「国民生活白書」が初であると言われている。厚生白書では1993（平成5）年版から使われるようになった。

(6) 「子育ての負担が大と感じる人の割合」が，共働き世帯の女性で29.1％であるのに対し，片働き世帯の女性は45.3％に上り，また「子育てに自信がなくなることがよくあるまたは時々ある」も前者が46.7％であるのに対し，後者は70.0％にも上っていた [189]。

(7) 民主党政権の子ども手当以後，子どもの養育の社会化に向けた政策変化は断続的に続いており，現在安倍政権が進めようとする幼児教育・保育の無償化もその延長線上にある。しかし，同じく少子化が深刻で，2010年代初めにいち早く基本保育料の無償化を実現した韓国に比べると，日本の保育改革のスピードは遅いと言わざるを得ない（Estévez-Abe ＆ Kim 2014）。

参考文献

岩田正美（2016）『社会福祉のトポス——社会福祉の新たな解釈を求めて』有斐閣。

佐橋克彦（2006）『福祉サービスの準市場化——保育・介護・支援費制度の比較から』ミネルヴァ書房。

全国保育団体連絡会保育研究所（各年）『保育白書』ちいさいなかま社。

中村強士（2014）『戦後保育政策のあゆみと保育のゆくえ』新読書社。

前田正子（2017）『保育園問題——待機児童，保育士不足，建設反対運動』中央公論新社。

Estévez-Abe, M., and Kim, Y. S. (2014), "Presidents, prime ministers and politics of care: Why Korea expanded childcare much more than Japan," *Social Policy & Administration*, 48(6), 666-685.

OECD (2006), *Starting StrongII: Early Childhood Education and Care*, OECD

第Ⅱ部　様々な社会問題のとらえ方

（星三和子・首藤美香子・大和洋子・一見真理子訳（2011）『OECD 保育白書　人生の始まりこそ力強く――乳幼児期の教育とケア（ECEC）の国際比較』明石書店）.

■コラム⑭　待機児童の数え方

　1990年代末以降の保育政策は「待機児童」との闘いと言っても過言ではない。2002年に小泉政権が「待機児童ゼロ作戦」を打ち出し，それ以降毎年のように保育の受け皿が増やされたにもかかわらず，待機児童問題は解決されるどころかますます深刻さを増している。

　そもそも待機児童は認可保育所への入所を希望し申請手続きを行ったが入れなかった児童すべてを指していた。しかし，2001年に定義が変わり，自治体が独自に助成する認可外保育所などに入っている場合や，自治体側が勧めた保育所を断った場合などは待機児童に含まれなくなった。さらに，保育所に入れず育児休業を延長した場合の扱いは自治体の判断に任されている。厚生労働省が発表した2016年4月1日時点の待機児童数は2万3553人であるが，上のケースを含めると6万7354人となる（前田 2017：91）。このなかには様々な理由により申し込む前に諦めた人は含まれていない。保育の受け皿を増やせば増やすほどこれらの人のニーズが掘り起こされ，待機児童がさらに増えるというのが近年の構造である。

■コラム⑮　児童手当における現物給付について

　児童手当制度といえば現金給付のみと思われがちだが，現物給付も存在する。1978年の制度改正により，政府は児童の健全な育成および資質の向上に資する施設（福祉施設）とすることができるとされ，事業所内保育施設への助成，児童センターへの補助，大型児童会館（子どもの城）の設置などがなされた。財源は事業主拠出金の剰余金であった（百瀬 2005：第7章参考文献参照）。

　1994年には児童手当法の一部が改正され，各種の育児支援サービスや児童の健全育成のための諸条件の整備を「児童育成事業」として法律上明確に位置づけ，サービス提供を大幅に拡充するとともに，そのための財源を安定的に確保するため，当該事業を実施するための拠出金を事業主から徴収しうることとなった（百瀬 2005）。そして，2015（平成27）年白書によれば，同年に制度が内閣府に移管され，同年施行の子ども・子育て支援法に基づく給付などや，子育て支援にかかる財政支援の一元的な実施を担う内閣府の子ども・子育て本部のもとで運営されることとなった[272]。

第6章
障害者福祉の展開

米澤　旦

1　障害者福祉について

　障害者福祉は社会福祉のなかでも一定の役割を占める。第二次世界大戦後初期から社会問題の一つしてとらえられ，現在では体系的な福祉体系が存在する。本章では，障害者福祉をいかに白書が記述したか，厚生（労働）省の「公式見解」を辿ることを目的とするものである。

　本書全体が仮説的に提示している理論に関しても障害者福祉は重要である。従属人口，生産人口の観点から見た時，障害者は微妙な位置に置かれる。後述するように，障害者は原則的に従属（消費）人口として取り扱われながら，生産人口となることを期待されてきた。

　しかし，障害者福祉の全体像を辿ることは容易ではない。第一に，何が「障害」であるか，「障害」に対してどのような対応策を講じるかは時代や社会背景に応じて大きく異なる。たとえば，高齢者福祉や児童福祉は相対的には，年齢などの客観的基準によって対象を定めることができる（もちろん年齢の幅は存在する）が，「障害」カテゴリは社会との相関によって形作られる程度がより強い。

　ただし，障害者福祉の範囲は広く，すべてを扱うことは到底，困難である。障害者福祉には生活支援にかかわる相談・サービス，年金といった所得保障や，いわゆる「就労自立」のための就労支援，他の厚生労働行政ではあまりみられない，障害児に対する教育も論点となる。そのため，個別の政策というよりは，

第Ⅱ部　様々な社会問題のとらえ方

障害者福祉政策自体の理念や目的を整理することを主眼とし，障害児教育や所得保障，労働行政で実施されてきた障害者雇用は本章では扱わない。また，対象期間は原則として白書初年度から，最近の総合対策である障害者総合支援法が施行された2013年までとする。

　なお，本章では白書における各論での障害者福祉の扱い方を基本的には論じるが，1980年および1992年では総論で障害者福祉が扱われている。また，年度に応じては総論で触れられることもあるため，適宜，それらも議論の対象とする。また，用語について，知的障害は主として1990年代の議論をもとに，精神薄弱から変更された経緯がある。ここでは混乱を避けるために引用・法制度名以外は知的障害に統一した。

2　1956（昭和31）年度白書における障害者の扱われ方

　最初の白書では，どのように障害者福祉は取り扱われていたのだろうか。最初の体系的な社会保障の国民への提示のなかでの障害者福祉の位置づけを示しているため，本章の観点から重要な資料と言える。まず，やや詳細に障害者福祉の問題を取り扱おう。

　本白書では，よく知られているように現在で言う三障害は別個に取り上げられている。そしてとくに，分量が割かれているのは身体障害者であった。先行研究が指摘してきた通り，身体障害者が支援（援護）対象となった公式的理由は密接に労働（星加 2007）や戦争（藤井 2017）[1]と結びつけられる。

　　身体障害は人間をおそう不幸のなかでもきわめて深刻なものの一つである。それは，人間の各種の能力の欠損をもたらすものであって，特に人間の労働能力を奪うことによって生活を破綻に陥れることが多い。のみならず，それは本人の心理にも一般世人の心理にも強く影響して，身体障害者は正常な人間関係を建設することが困難になり，社会生活から隔離されるおそれがなしとしない。

第6章　障害者福祉の展開

　久しい間，身体障害者は特殊な人々として社会にとって負担と感ぜられ，それが貧困に陥った場合には，一般の者と同じく，慈善事業の対象として，単にその生活援護が考えられるにとどまっていた。

　ところが，近時において，世界各国とも累次の戦争による多数の傷痍軍人の発生という事実に直面し，国家の補償を要請されるこの問題の性質からして，おざなりの生活援護のみによってこれを糊塗することが許されず，傷痍軍人という限られた対象についてではあるが，正面から身体障害という問題に取り組まざるをえなくなった［73-74］。

　ここでは，(1)身体障害は労働能力が奪われることによって生活破綻が生じることが確認されたうえで，(2)慈善事業の対象となっていたが，累次の戦争による傷痍軍人への補償として，問題に取り組まざるを得なかったことが明確に述べられている。1950年施行の身体障害者福祉法の制定もその文脈で語られている。

　それでは，そのような身体障害者への支援（援護）はいかなる手段によってなされるべきだろうか。本白書では以下のように述べられる。

　たんにこれを扶養し生活を保障するのみでは最善の方策たりえないことはいうまでもない。すなわち身体障害者福祉の課題は，身体障害者の職業能力あるいは生活能力を回復させて，すみやかに社会経済活動に参加させること，言いかえれば，身体障害者の自立更生の援護にあると言うことができよう。かくすることによって被扶養者，被扶助者として消費人口を形成している身体障害者を，生産人口に転化させ，全体としてこの社会の負担を軽減させることも可能となる［76］。

　ここでは従属（消費）人口から生産人口への転化が強調される。そのための各種施策，例えば「身体障害者福祉司」「更生医療の給付」「補装具の交付および修理」などが紹介される。生活を支援するための施設などの言及はあるが，

227

第Ⅱ部　様々な社会問題のとらえ方

分量は就労に比べると相対的に少ない。

　知的障害者についてはどうか。知的障害は児童の問題として，基本的には児童福祉の一部として論じられている。ここでも強調されているのは，（将来的な）自立である。「これらの児童はそのまま放置しておけば非社会的あるいは反社会的行動をとるようになりがちであり，反面，その大多数は，もし適切な保護指導または教育の機会が与えられれば，将来社会の一員として自活・自立することが期待できる」[57]と指摘され，自立のための保護指導が強調される。その一方，そのような施設不足も指摘される。

　精神障害は，医療分野で取り上げられている。身体障害や知的障害と比較して，自立が強調されているわけではない。身体の健康と並べて精神の健康が重要であること，「現代の複雑な社会生活に適応しえないのみならず，人生の落伍者として取り残され，その妻子家族を不幸に陥れ，悲嘆にくれさせることとなる。またそれがこうずれば，社会の安寧に危害を及ぼすことにもなる」[159]という指摘がある。また，精神障害は不治の病ではなく，早期入院によって回復可能であることも述べられる。精神障害への対応としては，諸外国と比較したうえでの精神病院の不足が指摘されているとともに，専門家の少なさが強調される。

　このように最初の厚生白書においては，障害者はそれぞれ別の対策がとられている。ただし，とくに身体・知的障害者に関しては経済的自立が，精神障害者には回復が期待されていることは読み取れるだろう。

3　1950～60年代の障害者福祉

　1959（昭和34）年度白書から，項目立てとしては身体障害者への福祉と並んで，知的障害が解説されるようになっており，身体障害よりも先に知的障害が紹介される構成に変化した。なお，基本的に精神障害者は医療における精神衛生の項目で現状と課題が示されており，変化はない。

　本白書においては「成人の精神薄弱者については，その福祉対策として従来

第**6**章　障害者福祉の展開

ほとんどみるべきものがなく，数多くの精神薄弱者が家庭や社会に放置された
ままになっており，重大な社会問題の一つとされている」[229]と指摘され，
「（昭和：引用者）三四年度には新たに成人精神薄弱者を施設に入所させ，個個
にそれぞれの適性，能力に応じた生活指導および職業訓練を行なうため，とり
あえず全国三カ所（北海道・東京都・岡山県）に援護施設を設置する」[229-230]
ことが述べられている。これは1960年に制定された精神薄弱者福祉法を意識し
たものであろう。ここで知的障害者に対して強調される支援は施設の拡充，更
生相談の充実などであり，加えて予防が強調されている。なお，同白書の婦人
保護の項目では，売春を営むものが多く収容される婦人保護施設の状況が記述
されており，「収容者の知能程度は，中以下（知能指数一〇〇以下）が八九％で
その大部分を占め，精神薄弱者（知能指数七〇以下）の分類に入れられるべき者
も三七％にもなっていること」[240]が指摘されている。近年，望まれない形
での性産業への従事と障害者福祉の問題は議論されることが増えたが，それは
「再発見」とも呼べるものかもしれない。

　同年の白書でも身体障害者に対しては，より多くの分量が割かれている。た
だし，基調は最初期の白書と大きな変化はない。「国家社会による生活保障の
みちをこうじつつ，他方においてこのようなハンディキャップをできるだけ補
い，かつ，取り除くとともに，職業能力や生活能力を回復させ社会経済活動に
参加させること，いいかえれば，身体障害者の自立更生の援護をすることが必
要である」[234]と述べられており，前年度と同様に自立が強調されているこ
とには注意されるべきである。

　このような配置されるカテゴリの変遷と並行し，1960年代においては，生活
面での支援がやや羅列な形ではあるが，拡大するようになった。自立と同時に，
とくに重度者には施設での生活保障が強調されるようになったのも1960年ごろ
からである。1961（昭和36）年度白書では，重度・重複の身体障害者に関して
は職業的自立が難しいことが指摘され，それらの人々にとっては「生活保障を
中心とした保護行政の強化が何よりも必要」[219]であり，「そのためにはコ
ロニーや収容授産施設を設置すること」[219]の重要性が強調された。とくに

229

第Ⅱ部　様々な社会問題のとらえ方

白書の障害者福祉分野でコロニーが言及されるのは，管見の限り1961年が最初である。

　白書では，身体障害者・知的障害者の双方とも，1960年代以降は職業による自立も重視されつつも，施設による生活保障が強調されるようになる。白書の記述でも両障害に関する各種サービス，経済的支援についての説明が増加する。ただし，施設一辺倒であったわけではなく，身体障害者に関しては1967年の身体障害者福祉法の改正を受けて，家庭奉仕員制度の新設が1968（昭和43）年白書には記されている。

　なお，精神障害はそれまでと同様に精神衛生分野で対策が記述されていることに変化はない。1950年代と同様に精神病院の立ち遅れが先進国と比較されており，精神病床の整備の必要性が指摘される。また，医療費の保障や精神衛生相談が項目に置かれている。

4　1970年代の障害者福祉のとらえ方

（1）1970年代における身体・知的障害者福祉の概要

　1970年代においては社会復帰が強調され，生活支援にかかわる制度の整備がいっそう進展していく。とくに注目するべきは，1970年の心身障害者基本対策法の制定であろう。ただし，本法律でも精神障害は対象とは含まれておらず，白書の構成も1970年代も1960年代と変化はない。

　1970（昭和45）年白書では，当時の状況の重点事項として下記が列挙される。(1)心身障害者基本対策法（1993年に障害者基本法と改称），(2)心身障害者扶養保険制度の発足，(3)心身障害者福祉協会法の制定である。とりわけ，(1)はこれまで個別的な対策がなされてきた障害者福祉政策の包括化を狙ったものであり，(3)は重度障害者に対する国立心身障害者コロニーの設置を定めるものである。

　また，1971（昭和46）年白書でも，当時の障害者福祉政策の基本的方向が示される。身体障害者に関して言えば，(1)進歩した医学による身体障害の軽減と機能の回復が目指されている。(2)重度障害者対策に力点が置かれ，在宅の障害

230

第**6**章　障害者福祉の展開

者に対する支援と，自宅では介護が受けられない障害者に対する収容援護施策の両者が必要であると述べられる。知的障害者についていえば，国立コロニーの業務開始が指摘され，収容定員増加が必要であると述べられている⁽²⁾。基本的には1970年代は方策が多種化，拡大する傾向が確認できる。

以降，施設と在宅も重要な論点となるが，この時期の白書では，どちらを重視するかは明確には読み取れない。しかし，在宅は基本的には家族による介助が前提となっていることは確認しておいてよい。また，1975（昭和50）年白書では心身障害者福祉施策として施設対策が在宅対策の前に置かれており，施設対策を重点化していることを発信したいとの思惑もみえる。

とくに，1970（昭和45）年白書においては，「心身障害者の社会復帰のための教育，訓練，授産職業指導等は，単に経済的観点から必要であるのみではなく，むしろ障害者自身の人間的活動の内容充実のため必要であるという本質」［399］に着目するべきという記述があり，1971（昭和46）年白書でも「心身障害者福祉施策の目的は，障害者の社会復帰を促進することであるが，障害者に対する教育，訓練，授産，職業指導等は，障害者自身の人生の内面的充実のために必要であるというその本質を忘れてはならない」［427］という記述が確認できる。就労自立は言及されてはいるが，その目的の提示のなされ方（公式見解）は1950年代の白書と差異がある。

内面的充実などを目的として，家族を前提とした在宅支援，そして施設の充実が見て取れるのが1970年代の傾向であると考えられる。ただし，個別の政策は導入されるものの，体系性の乏しさも感じられる。

（2）精神障害者福祉

1970年の精神障害者に対する福祉も，それまでと同様に基本的には，医療分野における精神衛生分野で行われてきた。ただし，内容に関しては重点の変化がみてとれる。

前者について，1960年代には精神病院病床数の拡大が大きな課題であったが，1970（昭和45）年白書では，精神病床数の飛躍的増大も含め，「精神医療の内容

231

第Ⅱ部　様々な社会問題のとらえ方

が一段と拡大」していることがうたわれている。一方，1970年代後半には主要国への量的なキャッチアップの必要性はほとんど議論されない。さらに精神病床数は拡大しているものの，旧態依然とした施設の存在も指摘されており，整備充実も必要とされている。

　精神障害者分野では1972（昭和47）年白書では明確に，閉鎖病棟中心から開放病棟中心主義への移行，入院医療優先から地域社会のなかでの社会復帰を前提とした精神医療への変貌の必要性が語られている。また同年には病床数が欧米先進諸国の水準に到達していることが明言された。ただし，質的な面での課題は変わらず指摘されている。

　またこの時期では，地域における予防や社会復帰が強調されていることも特徴的であり，1974（昭和49）年白書では，「精神科作業療法」「精神科デイ・ケア」がその一環で取り上げられている。また，1979（昭和54）年白書では「精神衛生社会生活適応施設」の整備がうたわれている。このように，1970年代は一貫して，社会復帰対策，地域精神衛生活動が占める分量が増加している。ただし，病院・医療が最初に紹介されており，精神障害者施策の中心であることは変化していないと考えられる。

5　1980年代の障害者福祉

　1980年代は，1970年代と同様に施設・サービスが増大していく。1980（昭和55）年白書で紹介される身体障害者福祉対策の項目は16項目，知的障害者福祉対策の項目は7項目にも上る（付け加えると，身体障害児・知的障害児への支援はそれ以外に整備されている）。このように，障害者福祉の多様化が確認できる一方で，体系性は明確にみてとれない。

　しかし，国連による「完全参加と平等」をスローガンとした1981年の国際障害者年および，その後の1983～92年の「国連障害者の十年」の策定により，障害者福祉政策は変化のきざしをみせる。それが明確に表れるのが1981（昭和56）年白書であり，ここでははじめて障害者福祉が単独の特集として白書の冒頭に

232

置かれた。

1981年の特集では，基本方針や障害者福祉の概要が紹介されつつ，障害概念が記述されている。それまでの厚生白書では障害の概念が示されることはほとんどないため，やや詳しく紹介しよう。ここでは，WHO の Impairment，Disability，Handicap という3つの次元が提示され，それぞれが必ずしも重なり合わないことが紹介されている。おそらくこれははじめて白書で，障害に関して身体的な要因と社会的な要因を分けたものであったと考えられる。白書ではこのような理念が，リハビリテーションやノーマライゼーションの理念と具体化を考えるうえでは念頭に置かれる必要があると明言されている。

また，この特集では在宅福祉対策の重要性が強調されていることも示唆的であり，家庭と地域社会への参加が強調されている。ここで用いられるロジックもやはりノーマライゼーションである。さらに，このような支援は低所得者に限定したものではなく，すべての障害者のニーズに応えるものであるという記述もみられる。併せて所得保障の必要性が在宅福祉の充実とセットで論じられている。その一方で施設対策は有機的連携が強調されつつ，家庭では対応できない，専門的機能，障害の（重度の）状況が理由にあげられ，施設のオープン化対策の必要性が施設体系の見直しとともに論じられている。

本特集では，全体的な変化として次の3つが指摘される。第一に，障害者の高齢化・複雑化・重度化の進展である。第二に，第一の変化に伴う，障害者のニーズの変化と障害者自身の意識の変化である。ここでは障害者の選択が可能となるような対策面の多様化が必要になることや，社会参加の意識の高まりが指摘されている。第三に，福祉思想の発展であり，憐憫や慈善の対象であり，「特別な処遇を隔離的に受けることを当然とするような傾向」を否定し「生活の自立を確保し，かつ，社会への参加を強調」するという変化があるという。それにともない，収容保護から在宅福祉を中心とする地域福祉の考え方に重点が移っている。そのような変化の下で，障害者対策の目標は「単に保護すべき客体としてではなく，自立自助すべき主体」としてとらえる必要があるという。

以降，1980年代には多様な障害者福祉対策の概要が紹介されている。1987

第Ⅱ部　様々な社会問題のとらえ方

（昭和62）年白書では「国連・障害者の十年」の中間年にあたり，やや詳細な記述がなされている。身体障害者に関しては，「家庭や地域」での生活のための条件整備のためのサービス強化，知的障害者に対しては，養護学校等を卒業したあとの活動の場を求めるニードを満たすための入所型施設の必要性が説かれる。また，ここでも精神障害者が併せて取り上げられている。精神衛生法の改正により「精神保健法」に改められ，人権擁護に配慮しつつ，適切な医療保護と社会復帰の促進が図られている。

　1988（昭和63）年白書では，障害者福祉の考え方として，ノーマライゼーション・リハビリテーションを基本理念としつつ，心身障害の予防と地域社会での自立・社会参加が強調される。とくに1989（平成元）年白書では多様な事例が紹介されている点に特徴がある。加えて，精神障害も身体・知的障害と並列した項目となるよう1987年以降は変化した。ただし，制度の概要や統計に関しては，精神障害は医療の項目であり，身体・知的障害は社会福祉の項目に置かれたままであった。これが統合されるのは1990年代である。

6　1990年代の障害者福祉

（1）「国連障害者の十年」を受けてのとりまとめ

　1990年代前半の白書では，それまでの「国連障害者の十年」との継続がみられる。1992（平成4）年白書では「国連障害者の十年」のまとめとして，総論で障害者福祉のみが扱われた2回目の特集である。

　本白書の特集ではそれまでの10年間の総括が行われている。とくに「障害者の参加」「国民の参加」「まちづくり」「国際協力の推進」が強調される。このまとめでは1980年代後半と同様に精神障害者も福祉政策の一環に盛り込まれる。

　それまでの10年間に進展した具体的な施策としては，1984年の身体障害者福祉法の改正（完全参加と平等の理念の盛り込み）と，1986年の障害者基礎年金の創設，1988年，1992年の障害者雇用対策制度の改正，1988年の精神保健制度の改正，福祉関係8法の改正である。施策の改正だけではなく，障害者対策関連

予算も対政府一般予算で，1983～92年の間に1.5倍となっていることが評価されている。このような状況を振り返り，障害者対策推進本部担当室の参事官は「この十年で『着実』に障害者対策の展開が図られたというのが大方の見方」[35] とまとめている。

本白書では，障害当事者の声がコラムで紹介されていることが大きな特徴である。具体的には，当時，日本学術振興会特別研究員であった盲ろう者である福島智氏による多元的なサービスを望むといった発言がコラムとして紹介されていたり，精神薄弱者通所授産施設の通所者からのボランティアに望むこと，ボランティアの受け手として精神障害者が社会的偏見の撤廃を希望していることが紹介される。これらの当事者の声は，これまでの白書ではほとんどみられなかった内容である（以降も基本的には障害者総合支援（福祉）法の時期まではみられない）。その一方で，冒頭では「誰もが年を重ねることで身近な問題である高齢者福祉とは異なり，障害者福祉の基礎には，自分以外の社会の構成員への共感とか連帯という意義がより強く求められる」[3] と述べられるように，障害者と健常者を明確に差異化する傾向も確認できる。[(4)]

地域での生活が強調されるなかでバリアフリーが白書で強調されるのも1992年が最初である。住宅の確保（建築物に対する対応）や地域へのアクセスの確保（エレベーターの導入やリフト付きバスなど）の重要性が強調される。これらは「地域」での生活が強調されるなかで顕著となった諸問題だと考えられる。

翌1993（平成5）年白書では障害者対策は「障害者の自立と社会参加支援」という表題が付けられ，自立が再度強調されるようになる。ただし，この自立が就労自立への回帰を主張したものと見るかを判断することは難しい。経済や就労という用語は少なく，生活面での自立が強調されているからである。また，心身障害者対策基本法は障害者基本法へと名称が解消され，「あらゆる分野の活動に参加する機会を与えられるものとする」[110] という基本的理念が加えられていることが記述された。

また，1995（平成7）年白書では，障害者のライフステージに合わせた施策が必要であることが述べられ，直接的施策や環境整備などを通じ「地域での自

第Ⅱ部　様々な社会問題のとらえ方

立した生活を支援する」[213] ということが基本的方針とすることが述べられ
ている。地域での様々な場面での自立（ただし，就労自立とは限らない）が白書
のうえでは強調されたと言えるだろう。また国際障害年は障害者団体が種別を
超えて，取り組みを進める契機となったと評価している。

（2）障害者プランの策定

　1996（平成8）年白書では「障害者施策」の新たな展開として「地域におけ
るノーマライゼーション」が打ち出されている。前提として，様々なサービス
がそろっているので，その質と量の体系化が必要とされているという認識があ
る。その前提の下で1995年に制定された「障害者プラン」の紹介がされ，ここ
では2002年までに整備すべき数値目標などの設定がなされている。

　「障害者プラン」では3つの意義があるとされている。第一に新ゴールドプラ
ン，エンゼルプランと並んで，保健福祉施策における主要な施策に関する具
体的な目標が設定されるということ，第二に数値目標の設定をはじめとする具
体的な施策目標を明記し，国や地方公共団体が取り組めるということ，第三に
関係省庁一体の取り組みにより障害者の生活全体にわたる施策が横断的，総合
的に充実されることである。障害者プランでは7つの視点が重視される。(1)地
域でともに生活する，(2)社会的自立を促進する，(3)バリアフリー化を促進する，
(4)生活の質（QOL）の向上，(5)安全な暮らしを確保する，(6)心のバリアを取り
除く，(7)国際協力・国際交流である。また，障害者プランでは地域が強調され
る。本白書の最後には「（障害者プランの）思想や施策をいかに地域において確
実に実現していくかということ」と明言されている。

　障害者プランの実施と並行し，障害者福祉の総合的な見直しのために障害者
関係3審議会（身体障害者福祉審議会，中央児童福祉審議会障害福祉部会，公衆衛生
審議会精神保健福祉部会）の合同企画分科会が設置され，1997年12月に中間報告
が取りまとめられた。(1)中間報告の基本的理念は，障害者の自立と社会経済活
動への参画の支援，(2)主体性・選択制の尊重，(3)地域での支え合いを，基本的
な施策の方向性とした。また，1999（平成11）年白書には企画分科会で出され

236

た意見具申が示され，措置から契約を重視する方向性となることが強調されている。

　また，1995（平成7）年白書，1996（平成8）年白書では，精神障害者に対しては保健的対応だけではなく，福祉的な対応が必要であることも強調されている。とくに1995年の精神保健法から精神保健福祉法への転換について1996（平成8）年白書では詳述されている。この改正のポイントは，「精神障害者に対する福祉施策」の充実であると項目の最初で明言される。そして，法律の目的に，「精神障害者の自立と社会経済活動への参加の促進のための必要な援助を行うという福祉施策の理念」を加えること，「国，地方公共団体，国民，施設設置者それぞれの責務規定においても，精神障害者の自立と社会経済活動への参加の促進を明記した」ことが説かれている。また，精神保健福祉士法（1998年）の制定がある。この背景には「ノーマライゼーションの考え」「入院から社会復帰施設」「地域における自立と社会参加」という流れがあり，社会復帰を促進させるために社会復帰を支援・相談する人材確保が必要であり，その専門家の国家資格化が強く求められるとの説明がなされている。とくに，精神保健福祉士の役割は医療的ケアのあとで社会復帰の支援をする役割が位置づけられている。

　このような障害政策の統合の一方で，行政組織の細分化が問題視されている。1996年以前の障害者福祉は，社会・援護局（身体障害者施策）・児童家庭局障害者福祉（障害児・知的障害者政策），母子保健課（育成医療），保健医療局精神保健課（精神障害者施策）に分かれて実施されていた。その反省に立って，三障害を統合する障害保健福祉部を設置することが紹介されている（1996年7月に大臣官房に設置された）。また法令改正に伴い，「精神薄弱者」ではなく，「知的障害者」の用語を使用することが1999（平成11）年白書では取り上げられている。

237

第Ⅱ部　様々な社会問題のとらえ方

7　2000年代以降の障害者福祉のとらえ方

（1）支援費制度と雇用の強調

　1990年代の障害者プランによる体系化の強調を受けて，2000年代以降の白書における障害者福祉は体系的な3つの制度を焦点として記述される。支援費制度（2003年），障害者自立支援法（2006年），障害者総合支援法（2013年）がそれに当てはまる。

　支援費制度に関する記述は社会福祉基礎構造改革との関連で説明付けられている。2000年から2002年白書では，ノーマライゼーションと自己決定の理念と利用者の選択権，利用者とサービス提供者との直接で対等な権利，契約によるサービス利用が結び付けられている。2003（平成15）年白書では，「これにより障害者の個人としての尊厳を重視した，福祉サービスの利用制度となること」を目指すと書かれている。このような議論は厚生白書では，障害者プランの初期には見られなかったものである。また，本白書では，「施設から地域への移行」「入所施設は……真に必要なものに限定する」などの記述があり，地域での生活がこれまでにも増して強調された。[(5)]

　また，このような障害者保健福祉政策と並んで，2001年からは厚生労働白書となったこととも関連して障害者雇用に関する各種の政策が取り上げられる分量が増大した。加えて，2003年には障害者基本計画が設定され，「雇用・就業が障害者の自立と社会参加における大きな柱の一つ」とされた。

（2）障害者自立支援法の実施

　2005（平成17）年白書以降，就労支援サービスが重点的に記述されるようになる。本白書では，福祉的就労から一般就労への移行の促進に関する項目があるが，これは2000年代前半の白書では見られない。[(6)]また，関連して労働部局と福祉部局が中心となった，「障害者の就労支援に関する省内検討会議」が設置され，福祉から一般就労への移行を含んだ「障害者の就労支援に関する今後の

238

施策の方向性」が取りまとめられたことが述べられている。

　支援費制度は実施 1 年後の2004（平成16）年白書ですでにホームヘルプサービスやグループホームなど居宅サービスの利用の伸びが指摘されており，そのため，安定的かつ効率的な制度となるよう検討している旨が指摘されている[7]。2005（平成17）年白書ではより直接的に費用の増大，および現状のままでは制度の維持が困難であるという旨が記述されているが，精神障害者が対象になっていないことも課題とされている[8]。

　このような状況を受けて，「障害者自立支援法」が2006年から施行された。白書では「自己決定と自己参加」「利用者本位」の理念を継承しつつ抜本的見直しから自立支援法が必要になったと謳われている。2006（平成18）年白書では総論の項目の一つとして「障害者の保護から自立支援へ」という項目が立てられており「地域において就労まで視野に入れて自立した生活」を送ることができるように支援が必要とされる。

　障害者自立支援法では，(1)障害種別にかかわらない一元的なサービス提供，(2)障害の程度に関する尺度の設定とサービス支給決定の客観化・透明化，(3)サービスの利用量所得に注目した費用負担，などが盛り込まれている。とくに白書で強調されているのは就労支援施策の充実強化である。「就労移行支援」「就労継続支援」などの事業が創設されたことが自立支援法関連項目で最初に紹介されている[9]。また，2007（平成19）年白書では福祉事業所などでの就労における工賃の低さが問題とされており，工賃倍増計画支援事業の創設と福祉的就労の底上げが項目立てされた。さらに，2009年までの白書でも，就労支援政策の強化が特に強調されている。就労が自立と強く結び付けられるこれらの傾向は，1990年代とは顕著に異なる傾向だと考えられる。

（3）障害者総合支援（福祉）法への転換

　2009年の自民党から民主党への政権交代の結果，障害者自立支援法は見直しを図られることになった。「障がい者制度改革推進会議」が中心となり「障害者総合福祉法」への改定の議論が重ねられていることが2010（平成22）年白書

第Ⅱ部　様々な社会問題のとらえ方

では述べられている。民主党時代の総合支援法制度形成の過程の特徴は当事者を巻き込んだ議論であったが，「障がいのある方や事業者など現場の方々」[341] を含めた議論であることが白書にも明記されている。一方で，障害者自立支援法の軽減措置の拡充にも，白書では触れている。2012（平成24）年白書までは，表題における「自立」の文言が取り除かれているということも特徴である。

2012（平成24）年白書では，「障害者総合福祉法」の骨格提言がまとめられた。最終的な名称は「障害者総合自立支援法」となった。実質的にどれほど，骨格提言の内容が反映されたかの評価は本論の射程を超えるが，総合支援法ではその基本理念として，「法に基づく日常生活・社会参加の支援が共生社会を実現するため，社会参加の機会の確保及び地域社会における共生，社会的障壁の除去に資するよう，総合的かつ計画的に行われることを法律の基本理念として新たに掲げる」とあり，障害当事者ではなく，社会的障壁を強調している点に特徴がある。総合支援（福祉）法の議論のあとで，白書の文言上では，自立生活と就労支援は必ずしも強くは結び付かなくなっている（2014年の工賃向上計画などまったく見られないわけではない）。

8　考察──白書における障害者福祉政策の記述をどうみるか

以上，障害者福祉政策に関する厚生白書における「公式見解」を辿ってきた。ここからは3つの論点を指摘しよう。

第一に，本書の主題ともなっている生産人口と従属人口問題である。これに関連して，障害者福祉政策においても同様の構図がみてとれると言ってもいいかもしれない。すなわち，（A）職業自立の強化の時代から(B)生活支援・社会参加の時代を経て，（A′）自立のための就労支援の強調への回帰という推移は大まかにはみてとれる。しかし，障害者福祉政策の場合，そもそも障害者が生産人口であるのか，従属人口であるのか明確ではなく，可変的な立場にある点で本書全体の命題からは距離がある。ただし，そもそも当初から障害者は一貫

240

して自立をしていない＝従属人口としてみられていた。問題は，どのような意味での（たとえば，地域生活での自立か／就労自立か），あるいはどのような強度での自立が要請されたかである。この問題は本章で扱えなかった所得保障の問題も含め，いっそうの検討が必要である。

　第二に，地域（在宅）と施設の問題である。1970年代までは地域と施設の併存，施設の重点化が課題となった。しかし，それ以降は地域生活を強調する流れが主流となる。ただし，ここで言う地域は時代によって意味合いが異なっている点には注意すべきだろう。とくに1960年代，1970年代において，厚生白書のなかでは，地域の生活で前提とされているのは家族の存在であり，それが難しい場合に施設での生活があると想定されていたように読み取れる。その一方，1990年代以降の地域での生活に関する議論では必ずしも家族の存在が表に出てこない。地域と施設の問題を考える際には，「地域」という用語に何が含意されているかを考える必要があるだろう。

　第三に，障害当事者と社会の関係である。厚生白書では国際障害年の特集および民主党時代の総合福祉（支援）法をめぐる議論を除いては，ほぼ一貫して，当事者の視点や「障害」概念は社会との相関によって生じるという視点は前面化されない。確かに，精神障害者福祉をはじめとして，医療ではなく福祉的施策をという点は強調されるが，その原因は障害当事者であるように論じられ，当事者の意見も1992年を除きほぼ取り上げられない。また，障害者と健常者の関係もほとんど論じられない。国際障害年のスローガンである「完全参加と平等」の「平等」は抜け落ちたまま参加だけが強調される印象を受ける。

　社会福祉学者の岩田正美は，近年の社会福祉のトレンドの一つは自立支援であるが，障害者福祉はその自立支援という語を最初に法律名から取り除いた点に特徴があると指摘した（岩田 2016）。障害者福祉は，上にあげた3つの論点も含めて，新しい障害の問題化など，社会福祉政策の先端を切り開く（切り開かざるを得ない）領域であると考えられる。今回は白書を対象とした「公式見解」の分析に限定されたが，政策実態の変容・障害者運動・財政の変化も分析の射程に加えることで，社会政策・社会保障の歴史分析において有望な研究課

第Ⅱ部　様々な社会問題のとらえ方

題となると考えられる。

注

(1)　ただし，藤井（2017）は，戦中期の連続性やGHQの意図などが入り組んだ形で展開した，戦後障害者福祉の成立経緯に関して詳述している。

(2)　また，1971（昭和46）年白書では自閉症児童への福祉の項目が新たに追加されている（それまでの白書でも文章中の記述には確認される）。

(3)　ただし，国際連合の基本的な障害者の定義は「心身障害者対策基本法」の定義と基本的な考え方は変わらないことも指摘されている。

(4)　ただし，1995（平成7）年白書では「障害を引き起こす傷病や事故などさまざまな原因はだれでも直面し得るものであり，決して特定の人の問題ではない」「慢性疾患への疾病構造の変化や高齢化の進展のなかで，何らかの障害を持って生活を営む人が社会全体の中で大きな割合を占めるようになっている」[213] という記述もあり，高齢化や疾病観の変化によって，障害に対する視点の変容の兆しもみられる。

(5)　なお，2001年から2008年にかけては障害者福祉と地域福祉は白書内で同一項目に含まれている。

(6)　なお，本章では直接は扱わないが，厚生省と労働省が統合したために，2001年から障害者雇用の項目が一定量記述されるようになっている。

(7)　精神保健福祉対策本部の設置も同年白書では取り上げられている。長期入院の削減などが問題視されており，「地域における保健・医療・福祉を中心とした在り方へと転換」[227] する必要が述べられている点に「地域」の強調が見て取れる。

(8)　また2005（平成17）年白書では「発達障害者支援法」施行に基づき，発達障害に関しても記述される。加えて自殺予防対策も障害者保健福祉の項目で取り上げられている。

(9)　障害者自立支援法はとくに，低所得者が多い障害者にとって，自己負担の大きさが問題となった。2007（平成19）年白書では「利用者負担の更なる軽減」をはじめとする緩和，経過措置などを置くことが説明されている。

(10)　2010（平成22）年白書では薬物依存者や高次脳機能障害者支援についてもコラムで触れられている。

(11)　前述した1956年（昭和31）年度白書の「被扶助者として消費人口を形成している身体障害者を，生産人口に転化させ，全体としてこの社会の負担を軽減させる」という記述を想起していただきたい。

第**6**章　障害者福祉の展開

参考文献

岩田正美（2016）『社会福祉のトポス──社会福祉の新たな解釈を求めて』有斐閣。

星加良司（2007）『障害とは何か──ディスアビリティの社会理論に向けて』生活書
　　院。

藤井渉（2017）『障害とは何か──戦力ならざる者の戦争と福祉』法律文化社。

■コラム⑯　厚生（労働）大臣

　白書を刊行する際，「刊行にあたって」などの短い文章（巻頭言）を44人の厚生
（労働）大臣が冒頭で書いている。その署名は創刊号の1956（昭和31）年度版から
1981（昭和56）年版まで活字によるものであったが，1982（昭和57）年版の林義郎
の時から本人の署名によるものに変わりかつ顔写真が入れられるようになり，現在
に至っている。その写真がカラーになったのは1987（昭和62）年版の藤本孝雄の時
からである。

　その巻頭言を最も多く書いているのは坂口力で，2001〜2004年版までの連続で計
4回に及んでいる。次に多いのは舛添要一と小泉純一郎だが，舛添は2007〜2009年
版までの3年連続で，小泉は1988年版と1997〜1998年版の3回である。女性の厚生
（労働）大臣は，日本で初の女性大臣として有名な中山マサと民主党政権下での小
宮山洋子の2人だけである。厚生大臣を経験した人で内閣総理大臣になったのは，
鈴木善幸，橋本龍太郎，小泉純一郎と菅直人の4人だが，厚生労働大臣経験者で内
閣総理大臣になった人はまだいない。

　なお，古井喜実，渡辺美智雄やのちに内閣総理大臣にもなった橋本龍太郎のよう
に，白書には名を残していない厚生（労働）大臣も少なくない。白書刊行以降厚生
（労働）大臣は56人いたので，白書に名を残していない大臣は12人いたことになる
（第二次世界大戦後の厚生（労働）大臣は68人。いずれも総理大臣の臨時代理を除
く）。

三　その他の諸問題

第7章
社会手当の展開

森　周子

1　社会手当とは

　社会手当は，法の定める所定の支給事由を満たす場合に支給されるものであり，事前の拠出を前提とせず，また，基本的に資力調査をともなわない定型的な給付である（黒田 2016：370）。日本には，児童手当，児童扶養手当，特別児童扶養手当，特別障害者手当，障害児福祉手当，経過的福祉手当（後四者は障害者・児関連の手当）が存在し，いずれも所得制限をともなう。本章では，これらの社会手当が白書においてどのように論じられてきたのかを概観する。なお，各手当の対象，所得制限額，手当月額の変遷については章末の別表7‐1～7‐3を適宜参照されたい。

2　児童扶養手当

（1）創設と急速な給付引き上げ──1960年代

　本章で扱う社会手当のなかで最初に創られたのは，生別母子世帯に対する児童扶養手当である。1961年に創設され，同年度の白書では，これにより母子福祉行政は画期的な飛躍を遂げたと記された［263］。死別母子世帯には1959年制定の国民年金法に基づき母子福祉年金が支給されたが，生別母子世帯には，別れた夫なり父がその扶養の責めに応ずべきものとして従来特別の施策もなくそのまま放置されてきた。だが，実際にはその生活状態は死別母子世帯と変わり

247

第Ⅱ部　様々な社会問題のとらえ方

なく，夫なり父の扶養の義務も十分履行されない場合が多く，これに対して何らかの手を打つことが各方面から要望されていた。児童扶養手当は，父母が離婚したために父と生計を異にしている児童，父が死亡した児童，父が廃疾である児童などの義務教育終了前の児童を監護している母，または母に代わって児童を養育している者に支給され［263-264］，所得制限を伴った。なお，児童扶養手当は，児童手当の先行としての意味も有していたとされる（北 2006：171；福田 2001：315）。そして，1962年以降，母子福祉年金の改善と歩調を合わせ，手当額の引き上げと所得制限の緩和が頻繁になされた。

（2）給付改善の継続──1970年代

　1971（昭和46）年白書によれば，1970年から支給制限が大幅に緩和され［408］，支給額が母子福祉年金と同額になり，以降も引き続き改善された。1974（昭和49）年白書によれば，同年には，義務教育終了後20歳に達するまでの児童で，国民年金法別表2級相当程度の廃疾をもつ者も新たに支給対象とされ［418］，1975（昭和50）年白書によれば，同年に支給対象児童の国籍要件が撤廃された［384］。1976年には，高校進学率の向上などにともない，対象児童の年齢が義務教育終了前から18歳未満へと引き上げられた（厚生省 1988：1770）。

（3）自立促進のための福祉制度への方向転換──1980年代

　1981（昭和56）年白書によれば，児童扶養手当の受給者は離婚の増加などにより大幅に増加し，それにともなって関係予算も増加し，支給要件を的確に把握する必要があるとされたことから，1980年度に，従来の所得状況届を現況届に改め，毎年1回支給要件に該当している旨の届出を義務づけることとなった［434］。

　なお，1982（昭和57）年白書からは記載が簡潔となり，巻末の「指標編」に基本情報が記されるのみとなった。1984（昭和59）年白書では，児童扶養手当制度は，これまで母子福祉年金にあわせて逐次改善が図られてきたが，その後の年金制度の成熟とともに，母子福祉年金の受給者はほとんど消滅する一方で，

248

離婚が年々著しく増加し，今や全母子世帯の3分の2は生別母子世帯によって占められていると述べられ，財政負担は同年度で2500億円に達すると見込まれた。一方，婦人就労の増大，保育所の整備，貸付金制度の拡充などにより，母子世帯が自立していくための環境は改善されてきているとされ，制度発足後の母子世帯を取り巻く状況の変化を踏まえ，また，臨調答申の指摘に基づく行政改革の一環として，現行制度の基本的な見直しを内容とする改正案が国会に提出されていると述べられた [67]。

そして，1985（昭和60）年白書によれば，同年に，児童扶養手当制度を，従来の母子福祉年金の補完的制度から，母子家庭の生活安定と自立促進を通じて児童の健全育成を目的とする福祉制度に改めるべく，法改正がなされた。まず，母子世帯の生活状況や必要度を考慮し，所得が低く真に手当を必要としている母子世帯に給付を重点化する見地から，所得制限と手当額の二段階制が導入された。次に，母子福祉年金の補完的制度から福祉制度へと見直しがなされたことから，他の福祉施策における国と地方の財源負担も考慮し，新たに都道府県が費用の一部を負担することとなった [126-128]（それまでは全額国庫負担であった）。そして，児童扶養手当の目的が，従来の「離婚等により父がいない母子家庭の母の稼得能力の喪失，低下を補うことにより児童の福祉の増進を図ること」から，「離婚等により父がいない母子家庭の生活の安定と自立の促進に寄与することにより，児童の福祉の増進を図ること」に変更された [240]。

（4）若干の改正——1990年代

1995（平成7）年白書によれば，同年より，支給対象となる「18歳未満の児童」は「18歳に達する日以後の最初の3月31日までの間にある児童」とされた [353]。また，1999（平成11）年白書によれば，1998年に，離婚母子家庭の急増など制度を取り巻く大きな環境変化にともない，母子家庭以外の低所得一般世帯との均衡などを踏まえ，所得制限の見直しを行うとともに，父から認知を受けた後でも児童扶養手当が継続して受けられるよう，支給要件の見直しが行われた [253]。

249

第Ⅱ部　様々な社会問題のとらえ方

（5）就労との結びつきの強化──2000年代

　2007（平成19）年白書によれば，2002年の母子及び寡婦福祉法と児童扶養手当法の改正により，母子家庭施策が「児童扶養手当中心の支援」から「就業・自立に向けた総合的な支援」へ転換した［資料編180］。そして，2008（平成20）年白書によれば，児童扶養手当を含んだ総収入が増加するよう，所得額に応じて児童扶養手当の支給金額が設定されることとなった。また，同年より，児童扶養手当の受給開始から5年を経過した時点で，手当額の2分の1が支給停止されることとなったが，この支給停止措置は，受給者本人やその子どもなどの障害・疾病等により就業が困難な事情がないにもかかわらず，就業意欲がみられない者についてのみなされることとなった［123］。

（6）父子家庭への対象拡大と給付引き上げ──2010年代

　2010（平成22）年白書によれば，ひとり親家庭の自立支援の拡充を図るため，父子家庭へも児童扶養手当を支給する改正が同年に施行された［187］。また，2016（平成28）年白書によれば，児童扶養手当の機能の充実として，第2子・第3子以降の加算額を最大で倍増させる改正が同年に施行された［261-262］。

3　障害児・者関連の手当

（1）特別児童扶養手当の創設と給付額の引き上げ──1960年代

　1964（昭和39）年度白書によれば，同年に重度精神薄弱児扶養手当法が施行され，重度精神薄弱児を養育する父母などで一定の所得以下の者に対し手当が支給されることとなった［249］。1965年には所得制限の緩和と手当額の引き上げがなされ，1966（昭和41）年度白書によれば，同年に特別児童扶養手当法と名称変更され，重度の身体障害児も支給対象となった［398］。特別児童扶養手当は，心身障害児の養育者に対する介護料的な性格をもち，また，児童扶養手当制度にならって制定されたことから，形式的には児童扶養手当にきわめて類似した制度となった（十枝 1970：37）。

250

第7章 社会手当の展開

（2）支給対象の拡大と福祉手当の創設──1970年代

1970年代は，手当の月額の逐年改善と所得制限の引き上げがほぼ毎年なされた。また，1972（昭和47）年白書によれば，同年には，内部障害，精神障害，身体障害と精神障害の併合障害などが新たに支給対象として加えられた［384］。

1974（昭和49）年白書によれば，同年には，重度の精神薄弱と重度の身体障害が重複する心身障害者・児について，新たに特別福祉手当が支給されることとなり［445］，翌年に「福祉手当」に改称された。1975（昭和50）年白書によれば，これは，在宅の重度障害者に対し，障害ゆえに生じる特別の負担軽減の一助として支給される手当であった［407］。また，特別児童扶養手当の支給対象が拡大され，中程度（国民年金法別表2級程度）の障害児についても，1人につき1万2000円が支給されることになった［412］。

（3）福祉手当の再編成と記載内容の簡素化──1980年代

1981（昭和56）年白書では，「在宅障害者福祉の一環として位置付けられる特別児童扶養手当及び福祉手当の創設，充実は，重度障害者のいる家庭の精神的，経済的負担の緩和，軽減を図るという点で，大きな意義を有するものといえよう」［106］と述べられたが，その後は特別児童扶養手当については，巻末の「指標編」で基本情報が紹介されるのみとなった。

1986（昭和61）年白書によれば，福祉手当は，障害基礎年金制度の創設によって障害者に対する年金制度が充実したことにともない，同年に特別障害者手当と障害児福祉手当とに再編成された。すなわち，20歳以上で日常生活に常時特別の介護を要する在宅の著しく重度の障害者に対して特別障害者手当が支給されることになり，従来の福祉手当制度の支給対象者は20歳未満の障害児に限定され，名称も障害児福祉手当に改称された。なお，従来の福祉手当の受給資格者のうち，特別障害者手当の支給要件に該当せず障害基礎年金も支給されない者に対しては，経過措置として従来通り福祉手当を支給するとされた（＝経過的福祉手当）［161-162］。

これは，障害のとくに重い者のニーズに的確に応えられるよう給付の重点化

251

第Ⅱ部　様々な社会問題のとらえ方

を図るという意図があった。1985（昭和60）年白書では，新たに月額2万円の特別障害者手当が支給されることで，障害基礎年金の支給とあわせて，従前と比べて大幅な給付改善になると述べられた［126］。

（4）記載量の著しい減少──1990年代以降

特別児童扶養手当については，1992（平成4）年白書以降，記載がまったくなくなり，その後は，その他の手当とあわせて障害者に現金を給付する制度として，障害基礎年金とあわせて2012（平成24）年白書に簡潔に言及されるのみであった［73-74］。

その他の手当についても，基本情報が毎年記されるにとどまり，1992（平成4）年白書以降は，資料編の身体障害者福祉対策に関する図のなかでごく簡潔に概要と手当額が記されるにすぎなくなり，2008（平成20）年白書以降はそれも記載されなくなった。

4　児童手当

（1）創設に向けた議論──1960年代

児童手当が創設されたのは1972年だが，1965（昭和40）年度白書によれば，すでに1947年には，社会保険制度調査会（厚生省の諮問委員会）が答申した社会保障制度要綱のなかで，児童手当金制度の実施が主張されていた。だが，当時は出生率がかなり高く，児童手当の実施によって人口の増加が刺激されることがおそれられたこともあり，その後ながらく議論は途絶えた［32］。

だが，1961（昭和36）年度白書によれば，1960年に中央児童福祉審議会が児童手当の問題にふれたことを契機に，各方面で急速に関心が高まった［266］。1960（昭和35）年度白書では，児童手当が経済成長政策や構造政策と関連付けられ，扶養家族が多い労働者を企業が雇用しやすくなることから，脱農化の促進にも有効とされた［79-80］。他にも，将来において家族給や年功序列賃金が解消されていくとの予測や，農業や自営業の場合，その収入の性質上，扶養家

族数が増えたからといって収入が増えるわけではないことなどから，児童手当の創設の必要性が強調された [78]。さらに，多子家庭の援助のために国その他の機関が費用を負担することが望ましいとする1957年の国連児童権利宣言の採択も影響を与えた [180]。

1961（昭和36）年度白書によれば，1960年に閣議決定された「国民所得倍増計画」には，すべての世帯に一律に児童手当を支給する制度の確立を検討する必要性があると記され，また，1961年の雇用審議会では，中高年齢離職者対策との関連で，「中高年齢層の再就職を阻む大きな原因が賃金の問題にあることに鑑み，扶養家族の多いことが再就職の機会をせばめたりすることのないように，いわば家族手当制度ともいうべきものの早急なる実施について検討を行うこと」と指摘された。児童手当制度は日本の社会保障の新生面であり，賃金制度，財政，家族関係などに及ぼす影響も非常に大きいため，今後相当の年月をかけて検討すべき問題とされ，同年に中央福祉審議会に児童手当部会が設けられた [266]。

当時，児童手当は中高年齢層の問題と関連づけられた。1962（昭和37）年度白書では，「母子福祉年金の創設が契機となって，生別母子家庭などに対する児童扶養手当制度が始められたけれども，これだけでは多子による貧困化を防止しがたく，西欧諸国に対して大きな立ちおくれがある」との社会保障制度審議会の指摘が紹介された [70]。1964（昭和39）年度白書では，社会保障の国際比較のなかで，児童手当の国際的な水準が紹介され，児童手当が賃金に対しかなり高い割合を占めていることと，児童養育費の家計に対する圧迫の著しさが指摘され，「児童手当を設け，所得と児童の養育費とのアンバランスを是正して家庭の貧困化を防ぐとともに，さらに積極的にその福祉の向上をはかる必要がある」[289] とされた。また，「いうまでもなく児童手当制度は，年金，医療，労災給付，失業給付各制度と相並ぶ社会保障の大支柱であり，わが国では残されたただ一つの社会保障の柱である。福祉国家の実現のためにも，また，社会開発の十分な促進のためにも，その実現が一日も早からんことが望まれる」[291] と述べられた。

第Ⅱ部　様々な社会問題のとらえ方

　1965（昭和40）年度白書では，日本の出生率が急激に低下していることから，「かつて児童手当の実施をちゅうちょさせた条件は全く解消したと考えてよい」[32] とされた。また，児童を健全に育成せねばならないという社会的要請の高まりや，経済水準も児童手当の実施を可能にするだけの余裕を備えていることなどがあげられ，「児童手当制度の創設は，（筆者註：昭和）40年代における社会保障の体系整備における最大の課題であるといってさしつかえないだろう」と記された [同]。そして，1968（昭和43）年白書でも，児童養育費の重さがいまいちど強調され，「児童手当は，このように家計を圧迫している児童養育費の負担の軽減を図ろうとするものであ」[314-315] るとされた。さらに，1967（昭和42）年に厚生省内に児童手当懇談会が発足した。

　1969（昭和44）年白書には，1966年頃から独自に児童手当と称する制度を実施する地方公共団体がみられるようになったことを受けて，「これらは国が実施する児童手当制度に関する住民の関心が高まってきた何よりの証左ともいえよう」[374]，「国や地方公共団体の動きを背景として，制度の早期実施を求める請願や陳情が国会その他に対し数多く行なわれるなど，この制度についての国民の理解と関心はしだいに高まってきている」[同] と記された。

（2）創設と給付拡大，見直し論の登場──1970年代

　1970（昭和45）年白書では，「家庭における児童養育費負担を社会連帯によって軽減する制度としての児童手当が必要とされる」と強調され，近年における児童福祉の向上についての認識の高まり，出生率の低下による人口の縮小再生産，若年労働力の不足の深刻化などが引き合いに出された [395]。また，老人対策との関連で，将来の老人の生活を支えていくのは現在の児童であり，その児童を健全に育成し，資質の向上を図ることは，将来の老人対策を推進しうる基盤を設けることとなる [396] と記された。

　そして，1971年には児童手当法が公布され，翌年より段階的に実施された。1971（昭和46）年白書では，これは，「従来ともすれば，心身の状態や家庭環境に問題のある児童の援助措置を中心に進んできた児童福祉行政の転機ともいえ

る性格のものである」[16] とされた。また，「児童手当制度の意義は，多子世帯における養育費負担の軽減，児童養育負担の平準化というだけではなく，社会が国のレベルで家庭内での「こどもの座」を確保することを決定したことにあるといえる」[同] と謳われ，このこどもの座は，すべての児童にその権利を認めつつも，家庭の負担が著しく重くなる第3子以降について制度化されたと述べられた[同]。

同年の白書に記されている児童手当創設の経緯によれば，1968年末の児童手当懇談会の「児童手当制度に関する報告」では，拠出制を原則として義務教育終了前の第1子から支給するという構想が示された。だが，実施には巨額の費用を要するのみならず，制度の基本的仕組みや制度実施の細目，他の関連制度との調整など検討すべき問題が残されたことから，1969年に児童手当審議会が発足し，ここで当時の厚生大臣が，早急な実施のため，(1)支給対象はさしあたり第3子以降，(2)額は一律，(3)財源は企業，国，地方公共団体が分担，という3点を中核とする構想を示した。そして，1970年に審議会は中間答申を厚生大臣に提出し，最終的には，義務教育終了前の第3子以降の児童1人当たりに月額3000円[(2)]が給付され，所得制限を有し，事業主，国，地方公共団体が財源負担を行うものとなった。なお，児童手当法の可決に際して，支給対象児童の拡大，心身障害児についての年齢制限の緩和，児童手当の額の引き上げなどの附帯決議が設けられた［416-420］。

そして，「児童手当制度は，所得保障と児童福祉という二つの面を同時に有する制度である」と解釈され［421］，制度の目的についても，「『家庭における生活の安定』および『次代の社会をになう児童の健全な育成と資質の向上に資すること』の二つを目的としたものであり，それ以外の，たとえば，賃金政策，雇用政策あるいは人口政策等に資することをねらいとするものではない。これらに対しても間接的には影響を与えることがあるとも考えられるが，その影響はこの制度の実施に伴う副次的な効果と考えられるものである」[422] と明言された。

また，従来の日本の社会保障各制度の実態や諸外国の例から，拠出制の制度

第Ⅱ部　様々な社会問題のとらえ方

は，経済の成長に即応して比較的容易にその給付内容等の充実発展が行われる
ため，被用者の児童手当の費用について事業主の拠出を求めることにしたと述
べられた。これは，拠出の対象となる被用者と拠出の対象とならない自営業者
等も同一の給付がなされるように，拠出と給付の相互関連がないことなどにお
いて従来の社会保険の事業主負担と異なる面を有する新しい性格の拠出金であ
る［422-423］とされた。そして，事業主に拠出を求めるゆえんは，「事業主は，
人を雇用して事業活動を行なうものであり，事業活動を継続するためには本来
労働力の維持確保をはからなければならない立場にあると考えられるが，この
制度は次代の社会をになう児童を健全に育成し，資質の向上をはかることにお
いて，事業主の立場と密接に結びつくと考えられるからである」［同］と説明
された。

　制度開始後当初は支給対象が段階的に拡大され，また，1973年末の石油危機
によって物価高騰が起こり，制定当時の手当額の実質価値を維持するのが困難
になると，翌年10月から手当額が引き上げられた。

　だが，早くも1975年には財政制度審議会が児童手当の合理化について述べる
など，制度の見直し論が公然化した。1976年度と1977年度は手当額が据え置か
れ，所得制限の限度額も辛うじて所得水準の上昇に見合って引き上げられるの
みであった。1977（昭和52）年白書によれば，そのようななか，厚生省は，制
度発足以来，積極的な推進論から批判的な意見まで各種の考え方が出ていたこ
とから，1976年11月から翌年2月にかけて児童手当制度に対する大規模な意識
調査（児童手当制度調査）を実施した。その結果によれば，国民の半数以上
（51.8％）は児童手当制度の意義を認めて賛成しているが，企業および有識者で
はむしろ児童をめぐる環境の充実のほうを望む意見も多くみられた。また，具
体的な支給範囲，支給年齢，手当額などについては，現行制度を支持する者が
多数を占めた［379-380］。

　そして，1978（昭和53）年白書によれば，同年に，この意識調査の結果と，
1977年の中央児童福祉審議会の意見具申の趣旨にかんがみ，(1)市町村民税所得
割非課税者への支給額の増額，(2)政府による福祉施設の実施，という制度改正

256

がなされた［322］。

（3）第二臨調の影響による給付抑制——1980年代

　1979（昭和54）年白書から1982（昭和57）年白書にかけては制度概要が記される
るにとどまったが，1980年9月には，制度発足後の社会経済情勢の変化などを
背景として，中央児童福祉審議会から，(1)所得制限なしに支給対象児童を第1
子に拡大すること，(2)そのための所得税の扶養控除との調整の検討，などを内
容とする意見具申が行われていた。だが，1981年7月の第二臨調第1次答申で
制度の見直しの要請がなされ，これを受けて成立した同年11月の行革関連特例
法により，1982年6月から1985年5月（後に1986年6月まで延長）までの間は，
所得制限が強化され，また，自営業・被用者間の支給率を均衡させるため，年
収が所得制限を上回る被用者に対し，児童手当と同額で全額事業主負担の特例
給付を支給する(3)とされるなど，公費負担の減額を図る措置が講じられた（厚生
省 1988：1540）。なお，1982（昭和57）年白書から1984（昭和59）年白書にかけ
ては，それまで「各論」の「所得保障の充実」という項目において文章で記さ
れていた制度概要が，巻末の「指標編」において図表で簡潔に示されるにとど
まった。

　その後，1985（昭和60）年白書によれば，同年の法改正にて，次代を担う児
童の養育費を社会的に分担し，児童の健全育成の基本的な場である家庭基盤の
強化に資するという児童手当制度の意義に照らし，近年における出生数の減少
傾向，人口の高齢化の進展をも考慮し，財政再建下という厳しい状況における
当面の改革方策として，支給対象児童が第2子に拡大される一方，支給期間が
義務教育就学前となった。支給対象児童については，有子家庭の約9割が2人
ないしはそれ以上の児童を養育していることなどを勘案し，支給期間について
は，児童の人格形成に最も重要な時期であり，児童の養育がもっぱら家庭に委
ねられている期間にしたと説明された。そして，市町村民税所得割非課税者に
対する加算制度は廃止された［128-129］。

第Ⅱ部　様々な社会問題のとらえ方

（4）第1子への支給対象拡大と育児支援という目的の明確化──1990年代

1992年になされた制度改正は，1982年に厚生省人口問題研究所が実施した「第8次出産力調査」の結果と，1990年の中央児童福祉審議会の意見具申の内容を受けていた。1990（平成2）年白書では，子育て家庭にとって経済負担が重荷であることは否めず，子育て家庭への経済的支援が必要とされ，児童手当制度について，世代を通じた社会的な扶養および経済的支援の必要性の高い子育て家庭に対する育児支援の観点から，日本の実情に即して再構築する必要があるとされた [103]。

1991（平成3）年白書によれば，改正内容は，(1)支給対象の拡大（世代間における社会的な扶養という観点から第1子より支給），(2)支給期間の重点化（3歳未満の時期に給付を重点化），(3)支給金額の改善（従来の倍額に引上げ），(4)特例給付の継続などであった [157-158]。制度創設以来の懸案であった第1子への拡大が実現することとあわせて，出生児童数の約4割を占める第1子が新たに支給対象となることで，制度の普及・定着という面で大きな効果があると考えられた[同]。

（5）少子化対策の一環としての顕著な給付拡大傾向──2000年代

2000（平成12）年白書によれば，同年に，総合的な少子化対策を推進する一環として，子育てを行う家庭の経済的負担の軽減等を図る観点から，児童手当の支給対象年齢が義務教育就学前まで拡大された [212]。また，3歳以上義務教育就学前の児童への支給に要する費用は全額公費で賄われ，国が3分の2，都道府県が6分の1，市町村が6分の1を負担（ただし公務員の場合は全額所属庁が負担）するとされた [212-213]。そして，2001年には所得制限も緩和された。

さらに，2004（平成16）年白書によれば，同年に，次世代育成支援対策関連3法の1つとして制度改正がなされ，子育てを行う家庭の経済的負担の軽減を図る観点から，支給対象年齢が2004年度から小学校第3学年の修了までに引き上げられた [146]。他にも，2006（平成18）年白書によれば，同年に所得制限

258

のさらなる緩和（支給率をおおむね85％からおおむね90％に引き上げるため）と公費部分の費用負担割合の変更（国3分の2、地方3分の1から、国3分の1、地方3分の2へ）がなされた［228］。また、2005年には死亡数が出生数を上回り、合計特殊出生率も1.26と過去最低を更新したことから（黒田 2016：374）、2007年の改正では、3歳未満の児童に対する児童手当の増額がなされた。

（6）子ども手当が与えた影響——2010年代

2010（平成22）年白書によれば、安心して子どもを生み育てることができる環境を整備することが少子化の流れを変えるために喫緊の課題とされ、とくに子育て世帯からは、経済面での支援を求める声が大きかった。2009年3月の内閣府の調査によれば、重要な少子化対策を「経済的支援措置」とする回答が72.3％で最多であり、他方、子育てにかける予算でみると、先進国のなかで日本はGDP比で最も少ない国の一つであった。

こうした状況も踏まえ、同年9月に発足した民主党政権下で、2010年度から、従来の児童手当に代わり、子ども手当の支給が開始された。これは、子育てを未来への投資として、次代を担う子どもの育ちを個人の問題とするのではなく、社会全体で応援するという観点から実施するとされ、中学校修了前までの子ども1人につき月額1万3000円が、所得制限なしでその父母等に支給された［177］。しかし、白書には記されていないが、民主党が当初目指していた全額国庫負担は達成できず、費用負担の構成は従来の児童手当と同様であった。また、支給額も、当初の目標であった2万6000円の半額に留まった。

子ども手当の給付内容は、2011年10月以降は、翌年4月施行の改正児童手当法におけるものと同様となった。2012年度からは改正児童手当法により、児童手当制度という呼称と所得制限が復活したが、所得制限額以上の所得の者には特例給付が支給された。

2015（平成27）年白書によれば、子ども・子育て支援法施行にともない、児童手当制度は同年に同法を所管する内閣府に移管された［285-286］。それゆえ、2016（平成28）年白書以降は児童手当に関する記載はない。

第Ⅱ部　様々な社会問題のとらえ方

5　考察——白書は社会手当をどのように論じたか

　まず，白書では，以上で取り上げた諸手当を社会手当ととらえ，その全体としての位置づけについて論じるということはなされていない。たとえば，1985（昭和60）年白書では，これらの手当は，特別の出費や個別ニードに対する補償のための所得保障の手段の一つとしてとらえられており [105-106]，社会手当という分類は用いられていない。また，児童扶養手当以外の手当に関する記載量が著しく減少していったことが印象的である。

　さらに，いずれの手当についても，費用負担に関する説明や議論がそれほどなされていない。社会手当は拠出と給付の牽連性が弱いとされるため，給付額の多寡が給付主体の財政状況に左右されやすい。国家的に優先順位の強い施策（少子化対策，子どもの貧困対策など）に関連付けられない限り，費用負担や給付拡大について語ることは困難なのであろうことがうかがえる。

（1）児童扶養手当

　児童扶養手当は，児童手当に先駆けて，当初は生別母子世帯と死別母子世帯の待遇の不均衡を是正するために設けられたが，1980年代半ば以降は，支出額の激増を背景として，母子家庭の生活安定と自立促進を図ることに舵を切り，就労促進とセットで論じられるようになった。また，2000年代には，限定的ではあるが給付期間の有期化もなされた。これらは，「母子家庭の子育てを児童扶養手当で支えるという本来の理念が逆転させられており，あたかも児童扶養手当なしで養育されることこそが子どものためであると言わんばかり（北2006：175)」の現象ともとれる。だが，2010年代には，「子どもの貧困」対策という意図から，父子家庭への対象拡大や，第2子・第3子の加算額の増額といった給付拡大傾向がみられる。

260

（2）障害児・者に関する手当

特別児童扶養手当については，対象となる障害の範囲が徐々に拡大した。また，福祉手当その他も含めて順当に発展していき，障害基礎年金との関連で障害者の所得保障を行う主要な給付として重要な位置を占めている。だが，抜本的改革などはとくに提案されないまま，記載内容が減少していき，手当の水準をめぐる議論などもほとんどなされていない。

（3）児童手当

1960年代における記載量の多さと内容の濃密さが顕著である。当時の議論をみると，国際的な社会保障の水準へのキャッチアップという側面などから，厚生省が何としても創設に漕ぎつけようとしたことがうかがえる。当初は雇用政策としての位置づけが強調されていたが，制度発足時には所得保障および児童福祉としての側面が強調され，次第に，児童の健全育成のためのものとされ，最終的には育児支援・少子化対策という位置づけに落ち着いた。創設当初は制度の位置づけが曖昧だったこともあり，景気動向を背景として，創設後まもなく見直しが論じられ，1980年代には縮減傾向となった。だが，少子化対策と明確に関連づけられた1990年代以降は拡大路線に転じた。

白書における記載の特徴をあげると，まず，創設前と子ども手当の時期を除くと，所得制限の是非をめぐる議論があまりなされていない。また，年少扶養控除や企業の家族手当との関連や，制度そのものの位置づけの問い直しなどの議論も，1970年代の時期を除いてはほとんどなされていない（子ども手当については，理念における従来の児童手当制度との違いは記されているが，導入に至る議論の詳細は記されていない）。

さらに言えば，1970年代の児童手当制度見直し論議の詳細，制度創設時から続く事業主負担をめぐる経済界との攻防，子ども手当の内容が当初予定されていたものとは異なったことなどについてはそれほど触れられていない。

第Ⅱ部　様々な社会問題のとらえ方

注

(1)　なお，他にも社会手当に該当する給付として，住宅確保給付金，就学援助，特別
　　障害給付金，戦争犠牲者に対する手当（原爆手当など）が存在するが，紙幅の都合
　　上本章では扱わない。

(2)　北（2006：183）によれば，この金額は，1967年度の厚生省の「養育費調査」に
　　おいて，義務教育修了前の児童が3人以上いる月収3万円以上6万円未満の勤労者
　　世帯の児童1人当たりの養育費が月額約6500円であったことなどを勘案して定めら
　　れた。

(3)　高橋（1994：270-271）によれば，所得制限の強化により自営業者の支給率は
　　89％から80％に低下したが，被用者のそれは70％から45％に低下することから，被
　　用者に対して，支給率が80％となる年収560万円を所得制限として特例給付を設け
　　ることとなった。

参考文献

大塩まゆみ（1996）『家族手当の研究——児童手当から家族政策を展望する』法律文
　　化社。

北明美（2006）「『構造改革』下における社会手当の貧困とジェンダー問題」『ポリテ
　　ィーク』12，164-186頁。

黒田有志弥（2016）「社会手当の意義と課題——児童手当制度及び児童扶養手当制度
　　からの示唆」『社会保障研究』1(2)，370-381頁。

厚生省五十年史編集委員会編（1988）『厚生省五十年史（記述編）』中央法規出版。

小林淑恵（2011）「児童手当の家計への影響」『季刊社会保障研究』47(1)，67-80頁。

高橋三男（1994）「児童手当の財源政策——児童手当制度の課題としての本人拠出に
　　ついて」社会保障研究所編『社会保障の財源政策』東京大学出版会，263-287頁。

都留民子（1992）「児童手当制度の変遷をみる」『賃金と社会保障』1080，54-55頁。

十枝壮伍（1970）「児童扶養手当・特別児童扶養手当制度の概要と今回の改正につい
　　て」『時の法令』705，33-37頁。

福田素生（2001）「児童扶養手当の現状と課題」日本社会保障法学会編『所得保障法』
　　法律文化社，299-327頁。

百瀬優（2005）「児童手当」国立社会保障・人口問題研究所「日本社会保障資料Ⅳ
　　1980-2000年」。http://www.ipss.go.jp/publication/j/shiryou/no.13/data/kaidai/14.
　　html（2018年3月11日閲覧）

第 **7** 章 社会手当の展開

別表 7 - 1 児童手当の変遷

年	対象児童	所得制限額（年収）	手当月額
1972	第 3 子以降，5 歳未満	200万円 （6 月分より）233万円	3,000円
1973	第 3 子以降，10歳未満	268万円	
1974	第 3 子以降，義務教育終了前	322万円	4,000円
1975		415万円	5,000円
1977		464.5万円	
1978		497万円	5,000円(但し市町村民税所得割非課税者に1,000円加算)。
1979			5,000円(但し市町村民税所得割非課税者に1,500円加算)。
1981		450万円	5,000円(但し市町村民税所得割非課税者に2,000円加算)。
1982		391万円／特例給付は560万円	※特例給付の導入。
1983		391.9万円／570万円	
1984		401万円／580万円	
1985		409.4万円／600万円	※市町村民税所得割非課税者への加算の廃止。
1986	第 2 子以降，義務教育就学前	415.6万円／630万円	2,500円（第 2 子），5,000円（第 3 子以降）。
1987		416.4万円／650万円	
1988		417.4万円／660万円	
1989		422.7万円／670万円	
1990		358.9万円／625万円	
1992	第 1 子以降，3 歳未満（第 2子以降は 5 歳未満）		5,000円（第 1，2 子），10,000円（第 3 子以降）。
1993	第 1 子以降，3 歳未満（第 2子以降は 4 歳未満）		
1994	第 1 子以降，3 歳未満		
1995		238.6万円／417.8万円	
1996		239.6万円／417.8万円	
1997		242.9万円／434.5万円	
1999		284万円／475万円	
2000	第 1 子以降，義務教育就学前		
2001		415万円／574万円	
2005	第 1 子以降，小学校第 3 学年終了まで		
2006	第 1 子以降，小学校第 6 学年終了まで	574万円／646万円	
2007			5,000円（第 1，2 子），10,000円（第 3 子以降）。但し，3 歳児未満は一律10,000円。
2010	（子ども手当）第 1 子以降，中学校修了まで	なし	13,000円
2011			（9 月より）同上 （10月以降）15,000円（3 歳未満），10,000円（第 1子・第 2 子，3 歳以上小学校終了前），15,000円（第 3 子以降，3 歳以上小学校終了前），10,000円（中学生）
2012	（児童手当）	960万円	2011年10月以降に同じ。特例給付あり（所得制限を超える者に対して児童 1 人当り5,000円）。

注 1 ：所得制限額は，1990年以降は扶養親族等 3 人の場合（4 人世帯），それ以前は同 5 人（6 人世帯）の場合。
出所：小林（2011：69），都留（1992：55），白書各年を参照して筆者作成。

263

第Ⅱ部　様々な社会問題のとらえ方

別表 7 - 2　児童扶養手当の変遷

年	対象	所得制限額	手当月額
1962		本人所得13万円（児童1人につき3万円加算） （5月より）同15万円（児童1人につき3万円加算）	児童1人800円／児童2人1200円／児童3人以上は200円加算（5月より）800円／1,400円／400円加算
1965		緩和	1,200円／（児童2人と3人以上の加算については記載なし）
1967			1,400円／（児童2人と3人以上の加算については記載なし）
1968		緩和	1,700円／2,400円／400円加算（10月分より）1,900円／2,600円／400円加算
1969	義務教育終了前	緩和	2,100円／2,800円／400円加算
1970		同38万円→69万円	2,400円／3,100円／400円加算（10月分より）2,600円／3,300円／400円加算
1971		105万円→143万円	2,900円／児童2人以上は400円加算
1972		180万円→209万円	4,300円／（児童2人以上については記載なし）
1973		234万5,474円	6,500円／（記載なし）
1974		275.5万円	9,800円／（記載なし）
1975		375.3万円	15,600円／（記載なし）
1976		426.5万円	17,600円／（記載なし）
1977		450万円	19,500円／（記載なし）
1978		479万円	21,500円／（記載なし）
1979		492万円	26,000円／（記載なし）
1980		506万円	
1981			31,200円／（記載なし）
1982		361万円未満	32,700円／児童2人37,700円／児童3人以上は2,000円加算
1985		171万円未満（171～300万円未満の場合は11,000円につき支給停止）／孤児などを養育する養育者については781万円未満。	33,000円／38,000円／2,000円加算
1986		171万円未満（171～307.8万円未満の場合は11,200円につき支給停止）／781万円未満。	33,700円／38,700円／2,000円加算
1987		171.6万円未満（171.6～312.5万円未満の場合は11,200円につき支給停止）／781万円未満。	33,900円／38,900円／2,000円加算
1988		171.6万円未満（171.6～320.8万円未満の場合は11,250円につき支給停止）／781.4万円未満。	34,000円／39,000円／2,000円加算
1989		170.6万円未満（170.6～336.7万円未満の場合は11,600円につき支給停止）／781.4万円未満。	35,100円／40,100円／2,000円加算
1990	18歳未満（一定の障害のある場合は20歳未満）	192.9万円未満（192.9～344.8万円未満の場合は11,870円につき支給停止）／781.4万円未満。	35,910円／40,910円／2,000円加算
1991		192.9万円未満（192.9～344.8万円未満の場合は12,230円につき支給停止）／781.4万円未満。	37,000円／42,000円／2,000円加算
1992		192.9万円未満（192.9～367.3万円未満の場合は12,630円につき支給停止）／781.4万円未満。	38,220円／43,220円／2,000円加算
1993		192.9万円未満（192.9～382万円未満の場合は12,850円につき支給停止）／781.4万円未満。	38,860円／43,860円／2,000円加算
1994		192.9万円未満（192.9～393.2万円未満の場合は13,600円につき支給停止）／797.5万円未満。	41,100円／46,100円／3,000円加算
1995		192.9万円未満（192.9～397.9万円未満の場合は13,700円につき支給停止）／809.4万円未満。	41,390円／46,390円／3,000円加算
1996		204.8万円未満（204.8～402.6万円未満の場合は13,700円につき支給停止）／834.4万円未満。	
1997		記載なし	
1998		204.8万円未満（204.8～300万円未満の場合は13,700円につき支給停止）／600万円未満。	42,130円／47,130円／3,000円加算
1999		204.8万円未満（204.8～300万円未満の場合は14,020円につき支給停止）／600万円未満。	42,370円／47,370円／3,000円加算
2002		130万円未満（130～365万円未満の場合は所得に応じて10～32,370円まで支給停止）／610万円未満。	
2004		130万円未満（130～365万円未満の場合は10～32,000円まで支給停止）／610万円未満。	41,880円／46,880円／3,000円加算
2006		130万円未満（130～365万円未満の場合は10～31,870円まで支給停止）／610万円未満。	41,720円／46,720円／3,000円加算
2011		130万円未満（130～365万円未満の場合は10～31,740円まで支給停止）／610万円未満。	41,550円／46,550円／3,000円加算
2012		130万円未満（130～365万円未満の場合は10～31,650円まで支給停止）／610万円未満。	41,430円／5,000円加算／3,000円加算
2014		130万円未満（130～365万円未満の場合は10～31,430円まで支給停止）／610万円未満。	41,020円／5,000円加算／3,000円加算
2015		130万円未満（130～365万円未満の場合は10～32,090円まで支給停止）／610万円未満。	42,000円／5,000円加算／3,000円加算
2016		130万円未満（130～365万円未満の場合は10～32,340円まで支給停止）／610万円未満。	42,330円／5,000円加算（8月より最大10,000円加算）／3,000円加算（8月より最大6,000円加算）

注1：所得制限については，1971年以降は扶養親族5人の場合，1982年以降は2人世帯の場合。
注2：1985年以降の孤児などを養育する養育者についての所得制限は2人世帯の場合，1999年以降は6人世帯の場合。
注3：対象について，1963年からは身体障害児の場合は満20歳まで，1967年からは全障害児が満20歳までとなった。
出所：白書各年，厚生省五十年史編集委員会編（1988）を参照して筆者作成。

第 **7** 章 社会手当の展開

別表 7-3 障害児・者に対する手当の変遷

年	手当	対象者	所得制限額	手当月額
1964	特別児童扶養手当	重度精神薄弱児	記載なし	1,000円
1965		緩和		1,200円
1966		拡大（重度身体障害児も含む）	記載なし	記載なし
1967			記載なし	1,400円
1968			記載なし	1,700円
1969			記載なし	1,900円→2,100円
1970			記載なし	2,400円→2,600円
1971			180万円（本人・扶養親族等5人）	2,900円
1972		拡大（内部障害, 精神障害, 身体障害と精神障害の併合障害も含む）	209万円	4,300円
1973			234.5万円	6,500円
1974	特別児童扶養手当		275.5万円	11,300円
	特別福祉手当	重度の精神薄弱と重度の身体障害を併せて有する者（重症心身障害者など）	234.5万円→275.5万円	3,000円
1975	特別児童扶養手当	拡大（中程度の障害児も含む）	引き上げ	18,000円（重度）／12,000円（中程度）
	福祉手当	在宅の重度障害者	60万円（本人）／164万円（本人・扶養親族等5人）	4,000円
1976	特別児童扶養手当		記載なし	20,300円／13,500円
	福祉手当		70万円（本人）／683.4万円（扶養義務者・扶養親族5人）	5,000円
1977	特別児童扶養手当		記載なし	22,500円／15,000円
	福祉手当		80万円／683.4万円	5,500円
1978	特別児童扶養手当		記載なし	24,800円／16,500円
	福祉手当		90万円／683.4万円	6,250円
1979	特別児童扶養手当		記載なし	30,000円／20,000円
	福祉手当		95.5万円／683.4万円	8,000円
1980	特別児童扶養手当	記載なし	記載なし	記載なし
	福祉手当		101.4万円／683.4万円	8,000円
1981	特別児童扶養手当		記載なし	36,000円／24,000円
	福祉手当		166.4万円／683.4万円	10,000円
1982	特別児童扶養手当		482.9万円未満	37,700円／25,100円
	福祉手当		記載なし	10,550円
1983	特別児童扶養手当		507.1万円未満	記載なし
	福祉手当	記載なし	記載なし	記載なし
1984	特別児童扶養手当		523.8万円未満	39,800円／26,500円
	福祉手当		281.2万円未満（本人・4人世帯）	
1985	特別児童扶養手当		541.1万円未満	40,800円／27,200円
	福祉手当		293.8万円未満	11,250円
1986	特別児童扶養手当		566.1万円未満	1985年に同じ。
	特別障害者手当	20歳以上の在宅の重度障害者		20,800円
	障害児福祉手当	20歳未満の在宅の重度障害者	360万円（本人・2人世帯）／876万円（扶養義務者等・6人世帯）	
	経過的福祉手当	20歳以上の従来の福祉手当の支給資格者のうち、特別障害者手当の支給に該当せず、障害基礎年金も支給されない者		11,550円

265

第Ⅱ部　様々な社会問題のとらえ方

年	手当名		所得制限	金額
1987	特別児童扶養手当		579.2万円未満	41,100円／27,400円
	特別障害者手当		370万円／876万円	20,900円
	障害児福祉手当・経過的福祉手当			11,650円
1988	特別児童扶養手当		585.9万円未満	41,300円／27,500円
	特別障害者手当		382万円／876万円	20,950円
	障害児福祉手当・経過的福祉手当			11,700円
1989	特別児童扶養手当		612万円未満	42,600円／28,400円
	特別障害者手当		396.4万円／876万円	22,250円
	障害児福祉手当・経過的福祉手当			12,100円
1990	特別児童扶養手当		記載なし	43,580円／29,050円
	特別障害者手当		記載なし	22,760円
	障害児福祉手当・経過的福祉手当			12,380円
1991	特別児童扶養手当		482.3万円未満	44,900円／29,930円
	特別障害者手当		記載なし	23,450円
	障害児福祉手当・経過的福祉手当			12,750円
1992	特別児童扶養手当		記載なし	46,300円／30,930円
	特別障害者手当		記載なし	24,239円
	障害児福祉手当・経過的福祉手当			13,180円
1993	特別障害者手当		記載なし	24,630円
	障害児福祉手当・経過的福祉手当			13,390円
1994	特別障害者手当		記載なし	26,050円
	障害児福祉手当・経過的福祉手当			14,170円
1996	特別障害者手当		記載なし	26,230円
	障害児福祉手当・経過的福祉手当			14,270円
1998	特別障害者手当		記載なし	26,700円
	障害児福祉手当・経過的福祉手当			14,520円
2000	特別障害者手当		記載なし	26,860円
	障害児福祉手当・経過的福祉手当			14,610円
2004	特別障害者手当		記載なし	26,620円
	障害児福祉手当・経過的福祉手当			14,480円
2005	特別障害者手当		記載なし	26,520円
	障害児福祉手当・経過的福祉手当			14,430円
2006	特別障害者手当		記載なし	26,440円
	障害児福祉手当・経過的福祉手当			14,380円
2007	特別障害者手当		記載なし	2006年に同じ。
	障害児福祉手当・経過的福祉手当			

注1：2008年以降は記載なし。
注2：1993年以降は特別児童扶養手当に関する記載なし。
出所：白書各年を参考に筆者作成。

第8章
住宅政策の展開

佐藤　和宏

1　「住宅政策」概念と総論

　本章では，住宅政策を対象として，白書に登場する当該政策の時代的変遷を検討する。まず本節では，本章の基本的立場について確認するため，住宅政策の概念と，総論的枠組みについて確認しておきたい。

　第一に，住宅政策概念である。まず住宅政策は，基本的には建設省管轄である。時代によって個別の社会政策と住宅政策との距離には遠近があるものの，形式上の住宅政策は，建設省／国土交通省（以下，建設省と一括）の予算と権限において行われている。しかし同時に，事実上の住宅政策は，建設省以外にも存在している。「戦後住宅政策の三本柱」と呼ばれた住宅金融公庫・公団住宅・公営住宅は建設省管轄であるが，世帯更生資金貸付金（現在は生活福祉資金貸付制度）や年金福祉事業団（現在は廃止）など厚生省が管轄・関与していた政策も存在する。住宅政策概念の射程範囲については，本章では白書に出てくる限りでの住宅政策を対象としたい。

　第二に，本章の方法的視角についてである。本章では，白書そのものの語りに十分に内在した書き方をしていない。この理由は，建設省を中心に住宅政策が行われ，厚生省によってなされた住宅政策が少ないためである。そこで本章では，住宅政策だけでなく，白書から見る住宅問題にもスポットをあてる。社会政策としての住宅政策は，近年になってその蓄積がされつつあるように思われるが（丸山 2015），管見の限り白書を素材とした戦後住宅政策の検討はまだ

第Ⅱ部　様々な社会問題のとらえ方

なされていないように思われる。

　次節以降では，約10年を区切りとして時代的変遷をたどることで，時代ごとの特徴を記述する。その際，おおよその軸は2つ見出せるように思われる。第一の軸は，基本的な住宅問題が，量的不足から質的不足へと転換するというものである。第二の軸は，低所得世帯を中心とした施策から特定の個別世帯群を対象とする施策へと転換するというものである。

2　住宅政策の展開

（1）低家賃住宅を中心とした住宅政策スキームの成立――1960年以前

　1960年代以前の記述の特徴は，大きく言えば3つあった。低家賃住宅，世帯収入に占める住宅費負担割合の小ささ，公衆衛生である。この時期，住宅の量的不足が住宅問題の最も大きなものであったが，白書では量的不足のみならず，住宅の質についても問題視していた。

　第一に，低家賃住宅カテゴリである。内容はほぼ公営住宅への言及であるが，着目すべきはこの位置づけである。「低家賃住宅」という言葉は昭和30年代から昭和40年代まで登場するが，登場する章・節は，低所得世帯対策というカテゴリに対するサブカテゴリに位置する。世帯更生運動・公益質屋・生活協同組合・授産事業など，年によって掲載事項には変動があるものの，低家賃住宅が低所得世帯対策という継続的位置づけを与えられていたことは，強調されてよい。

　ここで公営住宅の制度概要を説明しておきたい。まず，第一種・第二種の区分である。公営住宅は基本的には，建設費をベースとして，家賃収入によって償還していくのだが，上記区分は建設費の収入割合の違いによる区分である。第一種の場合，国費と（供給主体の）地方自治体とが1：1となっているのに対して，第二種の場合，それらの割合が2：1となっている。第二種公営住宅は，建設費の3分の2を国費から拠出するので，自治体が実質的に償還するのは3分の1だけになり，安い家賃を実現することができる。低所得世帯向け（第一

種）・より低所得世帯向け（第二種）という形式的な区分は1996年まで継続した。

　次に，公営住宅の管轄についてである。公営住宅の担当部局は，基本的に建設省であるが，1963（昭和38）年度白書にある通り，部分的に厚生省も関与している。

　　特に所得の低い階層のための第2種公営住宅は，厚生省の主管する国民生活の保護と密接な関連を有するものであるから，建設大臣はこの第2種公営住宅について，(1)建設3か年計画案の作成，(2)補助金の交付の決定，(3)家賃の変更承認，(4)家賃又は入居者条件等の変更命令，(5)譲渡又は用途廃止の承認等の処分をする場合にはあらかじめ厚生大臣と協議するものとされており，さらに(1)第2種公営住宅の規格を定むる政令，(2)家賃の決定について定むる政令等の原案作成に当って，建設省は厚生省側の意向を充分に参しやくしたうえで厚生省に協議しなければならないことになっている [165]。

　公営住宅法の成立過程において，厚生省と建設省との省庁セクショナリズムを背景としたコンフリクト（大本 1991）のなかで，建設省が妥協することによって，上記のような分業が成立したものと思われる。

　第二に，世帯収入に占める住宅費負担割合の小ささについてである。1956（昭和31）年度白書においては，世帯収入に占める住宅費負担割合が戦前のそれに比して小さいことをもって，生活の近代化が住宅部面ではいまだ不十分であることが指摘されていた [40]。白書においても「住宅難」という表現は確認されるが，住宅費を軸とした住宅問題観は，建設省がとらえていた住宅難概念（非住宅居住・複数世帯同居居住・狭小住宅・老朽住宅）とは異なった視点を有していたといえる。

　第三に，公衆衛生の視点である。1950年代には結核対策が重要視されていたが，住宅が狭いがゆえに対策が取れない世帯のための隔離療養室の無料貸与があげられている。これには，結核の感染患者が典型的であるように，低所得世帯と住宅問題とが結び付いているという認識があったためである [1958（昭和

第Ⅱ部　様々な社会問題のとらえ方

33) 年白書：140]。ただ住宅内部の問題だけでなく，住環境そのものの公衆衛生が問題となっており，1957（昭和32）年度白書にあるように，ふん尿やごみ処理への問題意識から，「住宅および環境衛生対策の推進」を予算編成上の重要事項にかかげていた［156]。

　なお，これは1960年以前に限られていることではないが，本書にとって言及しておくべき政策群がある。すなわち，社会政策であると一般的には観念されていないものの，厚生省担当となっている政策である。第二次世界大戦終了後に日本へ帰還してきた引揚者，災害救助法（1947年）で定められた災害の被害者，不良住宅改良法改正（1947年）における第二種住宅枠内での改良住宅化などの諸施策がそれである。これは，住宅が生活の基盤であるがために，生活の基盤そのものがない／失われた対象層にとって，住宅施策が不可欠であることを示していよう。

　本節を踏まえて，建設省の住宅政策と重ねると，以下のように小括ができよう。公的住宅ローンである住宅金融公庫（1950年）・中間層のための公的借家である住宅公団（1955年）は，公営住宅（1951年）と並んで，「戦後住宅政策の三本柱」と呼ばれていた（本間 2004）。これらの政策は，住宅研究者から，住宅不足を民間自力建設に任せ，政策的カバレッジも主に中所得世帯を対象としたものであったと批判されていた。これに対して厚生省は，住宅の量的不足だけでなく，住宅費の小ささや公衆衛生を住宅問題ととらえ，公営住宅を中心とした住宅政策を行っていた。

（2）経済成長による都市問題への対応と社会政策的対応――1960年代

　1960年代においても住宅不足は引き続き問題になっていたが，1960年代には新しく以下の3つの記述が登場する。第一に都市問題としての住宅問題，第二に生産年齢人口向けの住宅政策，第三は低所得世帯向けの住宅政策にかかわるものであるが，後二者はいずれも社会政策としての対応である。

　特徴の第一の都市問題としての住宅問題についてみてみよう。経済成長によって，農村から都市への労働力人口の流入が生じたが，それは同時に，都市部

第8章 住宅政策の展開

における社会資本整備の必要性を提起した。ここにおいて住宅は，1961（昭和36）年度白書にある通り，病院，道路などと並んで「社会資本」カテゴリの一要素として位置づけられることになる［3］。日本においては，都市計画による土地利用規制の弱さがつとに指摘されていたが，1960年代には規制の弱さが，工業地と住宅地の混合をもたらし，悪臭や騒音など住環境の悪化に帰結するものとされた［81］。

また，スラムの問題も1960年代の特徴である。都市問題としてのスラムは，現象それ自体としては一般的であり，時代的・空間的に普遍的現象であろう。白書においても，スラム概念がややアドホックに用いられ，定義が定まっていないようにも思われるが，1960年代においては，不良住宅法の改正が行われてスラム対策が集中的に取られていた時期であった。1961（昭和36）年度白書にある通り，建設省は住宅の改良を志向し，厚生省はスラム地区における共同利用施設の改良を志向するという，省庁による棲み分けが確認できることは，興味深い［425］。

なお公衆衛生は，公害という形で1960年代にも頻出する。しかし1950年代までとは異なって，1960年代におけるその登場の仕方は，都心部における人口過密のために郊外に人々が移動するようになって公害が発生したという文脈であり，悪臭や赤痢などの問題の発生に対して，環境衛生施設の重要性が説かれるようになっている［1965（昭和40）年度白書：37］。公衆衛生としての住宅問題は，低所得ゆえのという問題ではなく，社会資本整備の不十分な郊外ゆえの問題と変容したといえよう。

次に，特徴の第二として世帯への社会政策的対応を検討する。これは，生産年齢人口への対応と，必ずしも労働力とは言い難い世代への対応とで，異なったものであった。

まず，生産年齢人口向けの労働（力）政策との関連である。1960年代には，石炭など斜陽産業から自動車などの先端産業への労働力移動が問題になるが，前者の産業に従事していた失業者は，とくに中高齢層にあっては，扶養家族・住宅事情のため，転職が容易でないとされている［1960（昭和35）年度白書：26］。

第Ⅱ部　様々な社会問題のとらえ方

これは，産業構造の転換における労働力移動に際して，その受け皿としての住宅政策が十全でないことを反映したものとも思われる。

このことと関連して，生産年齢人口を対象とした住宅政策をみておきたい。国民年金・厚生年金の積立金を財源とする住宅政策がそれである。財政投融資には両年金積立金以外にも原資が存在したが，この財政投融資は，住宅政策においては住宅公団および住宅金融公庫の原資として知られる。それのみならず，厚生年金・国民年金を用いて住宅を対象（の一部）とする施策が存在した。厚生年金積立金は1952年から住宅への融資が始まっていたものの，体制が整うのは1960年代と言える。国民年金積立金を社会資本整備へ活用するようになったのは1961年であるが，同時にこの年は，積立金を媒介とした，年金福祉事業団および地方債による住宅施策への投資がなされるようになった年でもある。使い道としては，企業規模による福利厚生の格差が問題視されていたこともあいまって［1961（昭和36）年度白書：93］，中小企業向けの福利厚生施設への厚生年金積立金の活用がなされるようになり，消費生活協同組合，被保険者団体，地方公共団体による住宅建設・転貸を行うことで［1962（昭和37）年度白書：132］，当該労働者の社宅・寄宿舎を按排していった。

なお，両積立金の使い道には，新規住宅供給ではなく，既存住宅の改善事業もあった。農山漁村における住宅改善事業は，水洗便所や台所の改善が目的とされており，これが1960年代半ばからは住宅金融公庫に移管される［1963（昭和38）年度白書：145］。このことから，両積立金による住宅政策には，主として都市部・工場地帯の労働者向けの住宅供給という機能のみならず，非都市部における住宅改善機能をも有していたことが理解される。

さらに，特徴の第三として低所得世帯への住宅政策について確認しておきたい。これは，高齢者や障害者も含むため，必ずしも生産年齢人口を対象としたものではないが，大きく言って2つの拡大がみられる。

第一は，世帯更生資金貸付金における住宅資金の拡大である。世帯更生資金貸付金とは，生活相談員が利用者への面談・支援をすることによる低所得者向けの貸付形式の自立支援政策である。これに療養資金や修学資金などと並んで

住宅資金が加わったのが，1963年であった。また低所得の母子世帯を対象とした母子福祉資金貸付金は，制度概要としては世帯更生資金貸付金と類似したものであったが，住宅資金は1963年以前にすでに存在した。この住宅資金は住宅補修のみに用いられていたが，1963年には住宅資金の用途に転貸費も加えられた。この両貸付金における住宅資金は，昭和30年代後半から昭和50年代にかけて，制度の利用要件（上限利用額の増額，利用期間の延長など）や予算規模，そして利用者の拡大がみられる。

　第二に，公営住宅の入居要件の拡大についてである。第二種公営住宅においては，収入要件のみを入居要件とする（一般の）低所得世帯のみならず，第二種公営住宅の収入基準を超えるものの社会的保護が必要と判断された特定の（低所得）世帯への優先入居・入居割り当て制度が存在した。母子世帯は1955年からこの対象となっていたが，高齢者世帯向け（1964年）・身体障害者向け（1968年）・引揚者向け（1970年）の優先入居枠が設けられるのはこの時期である。これら4つの特定世帯を対象として特定目的住宅という概念が存在していたのは興味深い。同時に，厚生省による第二種公営住宅への関与が以下のようになされていたことは，留意されてよい。

　　低所得階層に対する住宅対策の推進のためには，国はもとより，地方公共
　団体の供給体制の充実と適正な管理が要求されることはいうまでもない。こ
　の趣旨に基づき，（昭和：引用者）39年8月，各都道府県知事に対し，建設省
　住宅局長，厚生省社会局長，厚生省児童家庭局長連名をもって，第2種公営
　住宅建設計画作成に関する建設・民生両主管部局の緊密な連絡体制の確立，
　低所得階層の住宅事情の実態は握，家賃・敷金の減免，徴収猶予の措置の配
　慮，その他につき通達されている［1964（昭和39）年度白書：277］。

以上みてきたように，1960年代は，経済成長によって生じた社会問題に対して，住宅政策としても対応する時代であった。前節に出てきた公衆衛生の問題は郊外の問題として後景に退き，その代わり，同和対策とあいまったスラム問

第Ⅱ部　様々な社会問題のとらえ方

題への対策が1960年代初頭に前景化する。また，低所得世帯ほど住宅費負担が重い［1962（昭和37）年度白書：167］ことから，住宅不足は量的のみならず質的問題としても現れていたが，生産年齢人口向けには社宅をはじめとする住宅供給政策が国民年金・厚生年金の両積立金を用いて行われていた。このことは，住宅公団や住宅金融公庫との関連で言及される財政投融資による住宅政策のみならず，年金福祉事業団および地方債による住宅政策もあったことを示すものであり，生産年齢人口向けの住宅政策が多層的に存在していたことが理解できる。低所得者向けには世帯更生資金貸付金への住宅資金および公営住宅が準備された。公営住宅については，第二種公営住宅の厚生省への権限の付与とともに，母子・高齢者・障害者・引揚者の各世帯を対象とする特定目的住宅というカテゴリが存在したことは，留意されてよい。

（3）持家社会の成立と在宅・施設整備──1970〜80年代

　1970年代および1980年代は，住宅の量的不足から質的不足へと住宅問題そのものが変質する時期といえる。一方では高齢者・障害者を対象とした社会福祉分野に住宅施策が加わることになるが，他方では持家支援を目的とする住宅施策が採られるようになる。

　第一に，住宅政策そのものの転換である。公的住宅政策が，建設省によってのみならず，厚生省によっても，いっそうの持家支援へと偏重していく。すでにみた通り，第二種公営住宅については厚生省も一定の権限を有していた。しかし，1971年以降，第一種よりも第二種が増加傾向にあったこれまでとは異なり，第二種よりも第一種に重きが置かれて供給されるようになる。かつ，1974年以降は，公営住宅の新規建設そのものが抑制基調となる。白書には登場しないが，公営住宅・公団住宅（の借家部門）は抑制され，住宅金融公庫が規制緩和されていくといういっそうの持家偏重については，住宅政策研究においてつとに指摘されている。

　しかし，持家偏重は建設省による住宅政策ばかりではない。この時期は，厚生省によっても持家支援がなされるようになる。すなわち，年金福祉事業団の

274

第8章 住宅政策の展開

還元融資による持家支援である。1960年代に成立・拡充を見た年金福祉事業団は，1973年より被保険者住宅というカテゴリを用いることで，個人の持家支援への財政的支援を行うことになった。

　　この貸付制度は，1）厚生年金保険及び船員保険の被保険者に対しては，事業主，船舶所有者，事業主で組織する団体又は被保険者で組織する団体等を通ずるいわゆる転貸方式により行うこととしているが，このような転貸方式により貸付けを受けることが著しく困難な場合には，直接融資することとしている（この場合には，業務を住宅金融公庫に委託する。）。2）また国民年金の被保険者に対しては，その実態にかんがみ，転貸方式によることは不適当なので，年金福祉事業団より被保険者に直接融資することとしている（この場合も，住宅金融公庫を通じて行う。）。貸付資金は，住宅の建設又は購入に必要な資金（住宅の用に供する土地又は借地権の取得に必要な資金を含む。）である[1973（昭和48）年白書：342]。

　一例をあげてみよう。年金福祉事業団により資金斡旋を受けていた消費生活協同組合の住宅事業によれば，1970年代から1980年代にかけて，賃貸住宅が数百件ほどの供給実績であるのに対して，分譲住宅は数千件ほどの実績を有している。

　なお，このことが福祉施策にもった意味は，軽視すべきではない。つまり，持家社会は同時に，家族福祉を内包していたということである（もちろんこれは，これに先立つ社会が，家族福祉を重視していなかったことを意味しない）。高齢者・障害者のいる世帯にとり，持家（在宅支援）か，あるいは施設かという選択肢が生まれることが，この時期の特徴となる。それを象徴するのが，1978（昭和53）年白書のいわゆる家族の「含み資産」なる理解である。

　　同居という，我が国のいわば「福祉における含み資産」とも言うべき制度を生かすに際しては，少なくとも同居することが大きな経済上の負担を意味

第Ⅱ部　様々な社会問題のとらえ方

することのないよう，老人に対する所得保障を充実すると共に同居を可能に
する住宅等の諸条件を整えることが必要である［91］。

　これは，高齢者や障害者が，家族によって扶養・介護されるべきであるとい
う規範とも親和性をもつ。そしてそれは，供給が抑制基調にある公的借家や，
（白書にはあまり登場しないが）狭さをその特徴とする民営借家ではない，「同居
を可能にする住宅」＝持家を前提としていたものと理解できる。
　なお，住宅・土地を含む世帯の負債・資産の世代間比較は，この時期に出て
くるようになり，これ以降，世代間比較の登場頻度が高まる。また，1960年以
前では，生活の近代化がいまだ不十分な例として，住宅費負担の小ささが取り
上げられていたが，この時期になると，白書におけるライフコース論の登場と
もあいまって，住宅費の重さの証左がいくつか確認できる。退職金活用による
持家購入［1970（昭和45）年白書：40］，貯金活用による持家購入，持家を購入し
たがゆえの平均負債残高の傾向的増大である［1980（昭和55）年白書：49］。
　第二に，高齢者の住宅施策である。すなわち，この時期には，世帯更生資金
貸付制度におけるねたきり老人用病室等の増改築費用の貸付［1970（昭和45）年
白書：427］，年金還元融資による老人居室整備資金貸付事業［1972（昭和47）年
白書：407-408］，住宅金融公庫による老人同居割増貸付け制度，日本住宅公団
による老人専用室を有する4DK住宅およびペア住宅の建設，そして公営住宅
においてもペア住宅の建設［1974（昭和49）年白書：106-107］などの高齢者の住
宅施策がなされた。
　他方，高齢者の施設においても，次のような変化があった。軽費老人ホーム
は，1971年度から従来の軽費老人ホームを軽費老人ホームＡ型とし，新たに軽
費老人ホームＢ型を設置した。この軽費老人ホームＢ型は，住宅事情なども考
慮するものとされ，居宅において生活することが困難な者を対象とした施設で，
自炊ができる程度の健康状態にある者を対象としていた。1980年代後半には，
より体系的なシルバーハウジング構想が提起され，第一に，高齢者世帯を対象
とした約10～30世帯に1人のライフサポートアドバイザーを配置するとともに

第8章　住宅政策の展開

緊急通報システムが組み込まれた集合住宅をその基本概念としていた。第二に，住宅施策と福祉施策との連携として，公営住宅や公団住宅等のバリアフリー化という建設省施策と，厚生省の施策としてホームヘルパー制度の活用によるサービス供給がその内容だった。

第三に，障害者についても，いくつかの変化が生じていた。まずみられる変化が，住宅施策の必要性の対象範囲である。中央児童福祉審議会が1974年に出した「今後推進すべき児童福祉対策について」という答申を受けて，心身障害児・知的障害児（以下，「精神薄弱」については，制度名を表す場合はそのままの表記とし，それ以外は知的障害と表記する）を対象とした，住宅を含む生活のあらゆる部面での施策が必要とされた。身体障害だけでない障害当事者を対象としていること，そしてそれを当該児童まで拡大したうえで，当該世帯の住宅について言及がなされたのは，1975（昭和50）年白書が初出であろうと思われる［417］。

そして障害者についても，住宅施策が行われた。地域住民が障害者居室を整備する場合の資金を地方公共団体が貸し付ける事業を地方債によって行い［1978（昭和53）年白書：306］，重度障害者を対象とする住宅整備資金貸付事業が整備された［374］。住宅金融公庫の融資は，心身障害者同居世帯に対して大型の住宅であっても低金利が適用され，年金福祉事業団の被保険者住宅資金貸付においても心身障害者同居世帯に対する割増貸付が行われている［1981（昭和56）年白書：125］。

また障害者施設については，就労している知的障害者に対して家庭環境等の理由で住宅を求めている場合，低額な料金で入居できる住宅を提供し，その自立の助長を図るための精神薄弱者（ママ）福祉ホームが1979年より開始され，障害者が自立して生活を営むため身体障害者福祉ホーム（ケア付集合住宅）に対する運営費を新たに補助することとされた。1989年度からは，一般の住宅地のなかの通常の住宅で共同生活を営む数人の知的障害者に対し，食事提供・金銭管理の援助等の日常生活援助を行う精神薄弱者（ママ）地域生活援助事業（グループホーム）が始まった［1989（平成元）年白書：87］。

以上を踏まえて，1970〜1980年代については，次のようにまとめることがで

277

第Ⅱ部　様々な社会問題のとらえ方

きるだろう。すなわち，ディベロッパーの登場・成熟を背景とした持家市場の拡大のみならず，住宅政策によっても持家支援がなされることで，持家が当然の社会となった。ここでいう住宅政策は，建設省によるものだけでなく，厚生省による年金福祉事業団の被保険者住宅制度も含んでいる。また必ずしも持家でなくても，世帯更生資金貸付金・年金福祉事業団あるいは公営住宅・公団住宅によって，高齢者や障害者の同居を，多層的に支援するようになった。同時に，高齢者や障害者の施設整備も展開していく。

　これが意味するのは，以下のようなことであろう。すなわち，第一に，住宅問題が住宅の量的不足から質的不足（住宅の広さ）へと転換したということであり，住宅政策としては借家政策の抑制と持家政策の重視によってこれに応えた。第二に，持家社会の成立と同時に，高齢者・障害者を扶養・介護する「同居を可能にする」広い家という住宅像がこの時期に成立したように思われる。第三に，高齢者・障害者の同居支援のみならず施設整備も展開していったことも考えると，住宅施策の対象としての高齢者・障害者が前景化したことを意味している。寡婦福祉資金が1974年に新たに制度化されるものの，母子世帯を対象とした住宅施策がこの時期にあまり登場しなくなるのは，1960年代の第二種公営住宅における特定目的住宅が母子世帯・引揚世帯・高齢世帯・障害世帯を対象としていたことに比べると，明確な変化といえよう。

（4）少子化対策と高齢化対策という両輪──1990年代

　1990年代は，既存の路線を継続しつつも，新しく少子化対策としての住宅問題が言及されるようになる。

　既存の路線の第一は，高齢化への対応の展開である。高齢社会対策基本法に基づいて，1996年に閣議決定された「高齢社会対策大綱」においては，住宅等を含む高齢者の生活に関する総合的な施策の推進がうたわれている。ゴールドプラン・新ゴールドプラン・ゴールドプラン21は，それぞれ在宅福祉・介護保険制度への体制整備であるが，これは前節に見た持家／広い家を前提とした方向性であろう。また第二に，障害対策については，1995年に障害者プランが定

められ，ここにおいても住宅を含む施策の推進がうたわれている。

　他方，変化が生じた分野もある。その最も典型的なものが，少子化対策である。住宅面積や住宅費負担が出生率に影響を与えているという指摘は，白書においても少なからずみられていたが，少子化対策としての住宅施策は，1990年代に前景化する。1990年には「健やかに子どもを生み育てる環境づくりに関する関係省庁連絡会議」が出され，住宅行政を含む総合的な行政的対応が示された。次いで1994年「今後の子育て支援のための施策の基本的方向について」（エンゼルプラン）では子育てのための住宅および生活環境の整備が提起された。

　少子化というコンテキストとは必ずしも重なり合わないが，住宅政策そのものとしても，若年ファミリー世帯の支援がなされる。1980年代以降，（白書には登場しないが）バブル経済により，地価は上昇を続けていた。このことを背景として，都心部ではとくに，既存居住世帯の住宅費負担の上昇と人口流出が問題となっていた。このことから，若年ファミリー世帯を対象とした中規模借家供給を目的とした特定優良賃貸住宅（1993年），そして1996年の公営住宅法改正を背景とした民間借り上げ住宅の実施，あるいは都心自治体を中心とした家賃補助の実施［1998（平成10）年白書：133］などが行われた。

　これらを踏まえ，少子化と住宅に関する白書の記述で特徴的なのは，住宅施策の重要性とは裏腹の，具体的内容の乏しさである。1993（平成5）年白書では，子育て家庭への具体的支援が書かれているが，そこに出てくるのは特定優良賃貸住宅，住宅金融公庫，公営住宅や住宅・都市整備公団（当時）の施策であり［77］，これらは建設省管轄である。おそらく住宅施策の棲み分けから，このような白書の書き方になっているものと思われる。

　白書には登場しないが，これら住宅政策が，本質的に住宅保障（少なくとも少子化対策）を目的としたものではないことは，留意されてよい。特定優良賃貸住宅は，持家取得のためのバッファーであるという位置づけから，持家へと移行するインセンティブを設定するため，長く住むほどに家賃が高くなるように家賃補助が設定されていた。また公営住宅の借り上げは，むしろ民間借家への使用料があるため必ずしも安価にならず，供給数は増加していない。また当

第Ⅱ部　様々な社会問題のとらえ方

然，都心自治体の家賃補助は，それ以外の自治体に住む住民を対象としていない。

その他，阪神淡路大震災を契機として地域仮設型住宅が登場したり，災害救助法の再編提起がされたりなどの変化があった。また少子高齢化や財政難などを背景としてか，社会保障の国際比較のみならず，住宅・土地資産も含めた財産の世代間比較も，1990年代後半から白書に頻出するようになる。

本節を要約すると，次のようになろう。まず既存路線を踏襲する形で，前節において成立した持家社会を前提とした高齢者・障害者の在宅サービスがより強調されるようになる。これには施設整備も並行しているのだが，この時期以降，住み慣れた地域に住み続けるという意味において，地域というキーワードが，在宅においても施設においても，強調されるようになる。

他方，持家社会を前提とするがゆえにこの時期に初めて前景化するのが，少子化対策である。しかしこれは，登場と同時に矛盾に逢着する。というのも，一方では，前節でみたように住宅政策は借家軽視・持家重視という持家偏重になっていたために，バブルもあいまって，持家取得はいっそう困難となっていた。他方，持家取得までのバッファー策として，あるいはごく一部対象者のみの住宅施策として，若年ファミリー世帯への住宅支援が強調されるようになっていた。これでは，住宅保障の必要性の深さおよび対象の広さと住宅政策のカバレッジの狭さとの矛盾が，表面化せざるを得ない。

（5）「ホームレス」と住居喪失不安定者の広がり——2000年代

2000年代以降は，既存の政策の延長線上・強化の方向性と，新しい方向性とが出てくる。前者は高齢者・少子化対策であり，後者はいわゆるホームレスそして住宅手当である。そしてこれは，従属人口／生産年齢人口という政策対象の再編をもたらすことになった。

既存の政策の延長線上にあるものの第一は，高齢者である。前節までで登場してきたように，在宅と施設の双方が登場するものの，とくに近年では，住み慣れた地域で暮らし続けることができるように，地域福祉がいっそう重要視さ

280

れるようになる。2000年の介護保険制定以降，介護保険を用いた住宅改修が可能になる。また2006年の改正介護保険法では，高齢者の居住の安定確保に関する法律に位置づけられている高齢者専用賃貸住宅のうち一定の基準を満たすものは，介護保険法の特定施設として介護給付の対象とされるようになる［2006（平成18）年白書：151］。2010年以降は，地域包括ケアシステムが提唱されるようになり，医療・介護・予防・住まい・生活支援サービスが切れ目なく提供されることが目的とされるなかで，その手段の一つとして，2011年には高齢者住まい法の改正によって，それまでの高齢者住宅関連3法を統括する形で，サービス付き高齢者向け住宅の供給が促進されるようになった［2012（平成24）年白書：389］。

　第二は，少子化対策である。1998年以降の審議の結果，「少子化対策推進基本方針」は，政府が中長期的に進めるべき総合的な少子化対策の指針として策定され，仕事と子育ての両立によって子育ての負担感を緩和・除去し，安心して子育てができるような様々な環境整備を進めることを基本的な考え方とした。その具体的な6項目のなかで，子育てを支援する住宅の普及など生活環境の整備という主張がなされている［2000（平成12）年白書：211］。新エンゼルプランでは，従来のエンゼルプランおよび緊急保育対策等5か年事業を見直し，働き方および保育サービスに加え，相談・支援体制，母子保健，教育，住宅などの総合的な実施計画となっている。このなかにも，住まいやまちづくりによる子育ての支援が含まれている［212］。この延長線上に，少子化社会対策大綱・「子ども・子育て応援プラン」が2004年に成立しており，2010年の子ども・子育てビジョンでは良質なファミリー向け賃貸住宅の供給促進が提唱されている［2010（平成22）年白書：179］。

　他方，既存政策とは異なった方向性からも住宅が語られることになる。その一つ目が，いわゆるホームレス対策としてである。ここでホームレスとは，失業，家庭崩壊，社会生活からの逃避など様々な要因により，特定の住居を持たずに，道路，公園，河川敷，駅舎などで野宿生活を送っている人々とされる［2000（平成12）年白書：221］。

第Ⅱ部　様々な社会問題のとらえ方

　経済・雇用情勢を背景として，ホームレスが増加しているとの認識から，
1999年には厚生省・労働省を中心に，関係省庁および関係地方公共団体で構成
する「ホームレス問題連絡会議」を設置し，「ホームレス問題に対する当面の
対応策について」が取りまとめられた。ここでは，具体的な施策として5つが
あげられているが，その一つに要援護者の住まいなどの確保が含まれている。
「ホームレスの自立の支援等に関する特別措置法」を受けて2003年に，ホーム
レスの実態に関する全国調査を行った結果，すべての都道府県でホームレスが
確認され，その数は2万以上に上ることが報告されるとともに，ホームレスの
約半数が就職を希望しているなどの結果が公表された［2003（平成15）年白書：
341］。2007〜2008年に再度行われた全国調査によると，ホームレスの数は，
2003年の調査から減少傾向にあるとされている［2008（平成20）年白書：252］。
この結果を踏まえ2008年に「ホームレスの自立の支援等に関する基本方針」の
見直しを行い，雇用，住宅，保健医療，福祉等の各分野にわたって施策を総合
的に推進している［2009（平成21）年白書：100］。具体策として4つがあげられ
ているが，このうち自立支援事業等の実施では，ホームレス緊急一時宿泊施設
およびホームレス自立支援センターという項目がある。ホームレス緊急一時宿
泊施設は，都市公園などでテント張りなどにより生活するホームレスの健康状
態の悪化の防止などのため，緊急一時的な宿泊場所を提供する施設である。
2009年度からは，ホームレス自立支援センター設置の際に既存の公共施設や民
間賃貸住宅などの空き住戸などを活用できるようにしている。

　このように，2009（平成21）年白書では，実態把握のみならず具体的な対策
に関しても，ホームレスについての記述の量が多いことが特徴である。このこ
ととかかわって，既存の政策とは異なった方向性の第二の施策が，住居喪失者
の「発生」に伴う住宅手当の創設である。

　ネットカフェ難民［2009（平成21）年白書：103］や年越し派遣村［91］といっ
た表現に象徴的なように，リーマンショックを契機として，派遣労働者など非
正規労働者の有期契約者が，契約解除あるいはそれにともない社員寮からも追
い出されることによって，労働問題のみならず住宅問題も発生することになっ

282

た。

当初に取られた方法は3つあり［2009（平成21）年白書：86］，第一に住居喪失離職者への住居費貸付・住居支援として，雇用促進住宅への入居や賃貸住宅の初期費用や家賃の補助を労働金庫が貸し付ける制度が創設された。第二に，住宅手当の支給である。既存の制度である生活福祉資金を見直して，生活立て直しを支援するための総合支援金が創設された。そして上記の施策の対象者ではなく，住居を喪失した者または住居を喪失するおそれのある者を対象として，就職活動を受けていることを支給要件として，最長6か月間，住宅手当を支給する制度として，住宅手当緊急特別措置事業を2009度予算から創設した［87］。またこの際，第一の点で確認したホームレス対策も，それまでよりも広義にとらえなおされ，雇用・住居喪失不安定者への支援として表記の上でくくられるようになったことも，留意されてよい。

2010（平成22）年白書では，ナショナルミニマム研究会によって「住宅手当等の第二のセーフティネットの拡充」が指摘され［172］，鳩山政権の下では，就労支援を促進するために自治体の支援員を増員するとともに，支給期間を最大9か月に延長し，収入要件の緩和によって，利用者の拡大に努めた。これ以降，最後のセーフティネットである生活保護と，雇用保険を用いた失業関連給付との間の第二のセーフティネットとして，生産年齢人口のための支援として住宅手当が位置づけられる［2011（平成23）年白書：132］。これは2012年までの事業とされ，（その後，白書には登場しないが）住宅支援給付へと再編され，2015年の生活困窮者自立支援法の枠内で，住居確保給付金が設立される［2014（平成26）年白書：347］。

その他，住宅政策関連事項でいえば，2000年代に年金福祉事業団における諸事業が廃止されていった。2000年代以降は，財政投融資改革および地方分権改革ともあいまって，年金福祉事業団によって資金提供されていた日本住宅公団あるいは住宅金融公庫についても，基本的にその業務は廃止・縮小されることとなった。また2011年の東日本大震災によって広域かつ大規模な被害が生じたことから，仮設住宅への国庫負担が導入され［2011（平成23）年白書：149］，雇

第Ⅱ部　様々な社会問題のとらえ方

用促進住宅が活用された［156］。

　本節を小括すれば，次のようになろう。1990年代の政策の延長線上として，高齢者政策としては住み慣れた地域で住み続けるための在宅施策と施設との拡充が図られるとともに，少子化対策として若年ファミリー層を対象とした住宅供給を含む総合的施策が行われている。他方，1990年代までにはみられなかった住宅問題として，ホームレスおよび住居喪失不安定者の「登場」があげられる。1990年代以降の経済・雇用情勢の不安定化を背景に，2000年代初頭からホームレスへの調査・施策が行われるようになる。そして2000年代後半には，ホームレス施策をも包含する形で，住居喪失不安定者への対策が，既存政策の動員のみならず，住宅手当という新手法も用いて，行われるようになった。

3　考察——全世代的な住宅問題へ？

（1）本章で明らかになったこと

　本章では，白書を通じた戦後の厚生行政における住宅政策の展開をみてきた。おおよその時期区分をもとに結論を述べるとすれば，次のようになろう。1960年代までには，建設省のみならず厚生省においても住宅政策はほぼ出そろうようになり，住宅問題の量的不足に対して，低所得世帯向けを中心に，対策が採られていた。これに対して，1970年代以降は，持家の取得あるいは高齢者・障害者も家族と同居できるような広い家への支援がなされるようになり，住宅問題が住宅の量的不足・住宅の狭さから，住宅の質的不足・住宅費負担の重さへと転換する。同時に，高齢者・障害者の施設整備も展開していく。1990年代になると，これまでのように高齢者の施策が拡充していくが，少子化対策としての住宅問題も，継続的課題となっていく。2000年代以降は，こうした高齢化・少子化にとっての住宅問題のみならず，雇用情勢の悪化を背景に，ホームレスあるいは住居喪失不安定者の広がりに対して，住宅を含む総合的対応が模索されている。

284

（2）本章のインプリケーションと課題

　上記の通り，住宅問題が量的不足から質的不足へ，また住宅政策が低所得世帯中心から特定の個別世帯中心へという流れは，どのようなインプリケーションを有するか。

　第一に，社会政策の対象が，生産年齢人口から従属人口へ転換するという本書の基本的主張は，おおよそ住宅政策にとっても当てはまるものと思われる。1960年代までは，公営住宅や世帯更生資金貸付金，あるいは年金福祉事業団や地方債など，生産年齢人口を対象とした住宅供給政策が多かった。1980年代以降になると，高齢化との関連から住宅という用語が出てくる頻度が高まり，現在では福祉政策との連関という形で住宅が重要視されるようになっている。また持家が当然となった社会にあっては，一方では持家でない世帯の住宅の狭さが，他方では住宅費そのものの負担が，少子化の一因となっているという指摘も度々なされているため，従属人口の住宅政策であるという評価は適切であろう。他方，2000年代以降の流れは，ホームレス自立支援法と住宅手当であって，これはむしろ，生産年齢人口にとっての住宅問題の対応であろう。同時に，仕事と家族があれば住宅そのものはもつことができていたとされる1980年代までは白書に登場しなかった現象である。

　第二に，住宅政策研究としての評価である。繰り返しになるが，建設省／国土交通省を中心とした住宅政策は，本章でみてきたように，厚生省／厚生労働省によっても部分的に担われてきた。権限や予算の分担まで踏み込むことは筆者の能力不足によって十分にかなっていない。しかし，白書の住宅政策の検討を通じて，既存の住宅政策をより立体的に評価できるように思われる。一例としては，1970年代以降の持家政策への転換が，戦後住宅政策の三本柱を軸に描かれることが多いが，本章では年金福祉事業団の持家支援を取り上げて，厚生省もまた持家支援へと向かうことが明らかとなった。もちろんこれをもって厚生省の住宅政策および総体としての住宅政策の評価を語ることは早計であるが，今後の研究の可能性は留意されてよい。

　今後の課題としては，第一に，建設白書・国土利用白書など，土地や住宅に

第Ⅱ部　様々な社会問題のとらえ方

関する白書との比較検討が考えられる。第二に，住宅政策総体のなかでの厚生省・厚生労働省担当の住宅政策の意義の検討である。いずれにしても基本的な問題関心は，建設省を中心とした棲み分けのなかで，厚生行政における住宅政策がどのような位置づけをもち，それが翻ってどのような住宅政策の意義をもったのかについてである。今後の課題としたい。

参考文献

大本圭野（1991）『「証言」日本の住宅政策』日本評論社。

本間義人（2004）『戦後住宅政策の検証』信山社出版。

丸山桂（2015）「住宅——公営住宅と住宅手当」駒村康平・山田篤裕・四方理人・田中聡一郎・丸山桂『社会政策——福祉と労働の経済学』有斐閣，280-298頁。

『厚生（労働）白書』一覧

白書名	サブタイトル	厚生(労働)大臣 刊行にあたって	編者名
1950年代			
『厚生白書　1956(昭和31)年度版』	国民の生活と健康はいかに守られているか	小林英三（活字による名前のみ）	厚生省大臣官房企画室編
『厚生白書　1957(昭和32)年度版』	貧困と疾病の追放	堀木鎌三　（〃）	〃
『厚生白書　1958(昭和33)年度版』	厚生省創立20周年記念号	橋本龍伍　（〃）	〃
『厚生白書　1959(昭和34)年度版』	福祉計画と人間の福祉のための投資	渡辺良夫　（〃）	〃
1960年代			
『厚生白書　1960(昭和35)年度版』	福祉国家への途	中山マサ（活字による名前のみ）	厚生省大臣官房企画室編
『厚生白書　1961(昭和36)年度版』	変動する社会と厚生行政	灘尾弘吉　（〃）	〃
『厚生白書　1962(昭和37)年度版』	人口革命	西村英一　（〃）	〃
『厚生白書　1963(昭和38)年度版』	健康と福祉	小林武治　（〃）	厚生省編
『厚生白書　1964(昭和39)年度版』	社会開発の推進	鈴木善幸　（〃）	〃
『厚生白書　1965(昭和40)年度版』	40年代の道標	鈴木善幸　（〃）	〃
『厚生白書　1966(昭和41)年度版』	生活に密着した行政	坊　秀男　（〃）	〃
『厚生白書　1967(昭和42)年度版』	欠号		
『厚生白書　1968(昭和43)年版』	広がる障害とその克服	園田　直（活字による名前のみ）	厚生省編
『厚生白書　1969(昭和44)年版』	繁栄の基礎条件	齋藤　昇　（〃）	〃
1970年代			
『厚生白書　1970(昭和45)年版』	老齢者問題をとらえつつ	内田常雄（活字による名前のみ）	厚生省編
『厚生白書　1971(昭和46)年版』	こどもと社会	齋藤　昇　（〃）	〃
『厚生白書　1972(昭和47)年版』	近づく年金時代	塩見俊二　（〃）	〃
『厚生白書　1973(昭和48)年版』	転機に立つ社会保障	齋藤邦吉　（〃）	〃
『厚生白書　1974(昭和49)年版』	人口変動と社会保障	齋藤邦吉　（〃）	〃
『厚生白書　1975(昭和50)年版』	これからの社会保障	田中正巳　（〃）	〃
『厚生白書　1976(昭和51)年版』	婦人と社会保障	早川　崇　（〃）	〃
『厚生白書　1977(昭和52)年版』	高齢者社会の入り口に立つ社会保障	小沢辰男　（〃）	〃
『厚生白書　1978(昭和53)年版』	健康は老後を考える──厚生省創立40周年記念号	小沢辰男　（〃）	〃
『厚生白書　1979(昭和54)年版』	日本の子供たち──その現状と未来	野呂恭一　（〃）	〃
1980年代			
『厚生白書　1980(昭和55)年版』	高齢化社会への軟着陸をめざして	園田　直（活字による名前のみ）	厚生省編
『厚生白書　1981(昭和56)年版』	国際障害者年─「完全参加と平等」をめざして	村山達雄　（〃）	〃
『厚生白書　1982(昭和57)年版』	高齢化社会を支える社会保障をめざして	林　義郎(モノクロ写真,自筆サイン)	〃
『厚生白書　1983(昭和58)年版』	新しい時代の潮流と社会保障	林　義郎　（〃）	〃
『厚生白書　1984(昭和59)年版』	人生80年時代の生活と健康を考える	渡部恒三　（〃）	〃
『厚生白書　1985(昭和60)年版』	長寿社会に向かって選択する	増岡博之　（〃）	〃
『厚生白書　1986(昭和61)年版』	未知への挑戦─明るい長寿社会をめざして	斎藤十朗　（〃）	〃
『厚生白書　1987(昭和62)年版』	社会保障を担う人々─社会サービスはこう展開する	藤本孝雄(カラー写真,自筆サイン)	〃

サイズ	発行年月日	発行所	価格	ページ数	図表や写真等 （モノクロか カラーか）	コラム欄	シンボル マーク
Ａ 5 版	1956年12月10日	東洋経済 新報社	260円	220	図・表（モノクロ）		
〃	1958年 1 月10日	大蔵省印 刷局	250円	290	〃		
〃	1958年12月25日	〃	250円	251＋付表	〃		
〃	1960年 1 月10日	〃	250円	286＋付表	〃		
Ａ 5 版	1961年 1 月10日	大蔵省印 刷局	270円	343＋付表	図・表（モノクロ）		
〃	1962年 1 月10日	〃	350円	436＋付表	〃		
Ｂ 4 版	1963年 2 月15日	〃	360円	289	〃		
〃	1964年 5 月15日	〃	400円	255	〃		
〃	1965年 9 月15日	〃	480円	321	〃		
Ａ 5 版	1966年10月10日	〃	480円	477	〃		
〃	1967年11月30日	〃	520円	501	〃		
Ａ 5 版	1968年12月 5 日	大蔵省印 刷局	520円	493	図・表（モノクロ）		
〃	1969年12月15日	〃	570円	467	〃		
Ａ 5 版	1970年12月21日	大蔵省印 刷局	600円	489	図・表（モノクロ）		
〃	1971年11月25日	〃	720円	556	〃		
〃	1972年12月25日	〃	720円	504	〃		
〃	1974年 1 月21日	〃	900円	549	〃		
〃	1974年11月30日	〃	1200円	571	〃		
〃	1976年 2 月25日	〃	1300円	530	〃		
〃	1976年12月20日	〃	1500円	539	〃		
〃	1977年12月26日	〃	1500円	542	〃		
〃	1978年12月25日	〃	1500円	487	〃		
〃	1979年12月25日	〃	1600円	609	〃		
Ａ 5 版	1980年12月25日	大蔵省印 刷局	1700円	592	図・表（モノクロ）		
〃	1981年12月19日	〃	1800円	594	〃		
〃	1983年 1 月10日	〃	1000円	322	図表（モノクロ），写真 （モノクロ）挿入		
〃	1983年10月31日	〃	950円	328	図・表・写真（モノクロ）		
〃	1984年10月31日	〃	950円	335	〃		
〃	1985年11月27日	厚生統計 協会	980円	330	図表のカラー化，写真 の一部カラー化も		
〃	1987年 1 月10日	〃	1100円	375	図表，写真のカラー化， カラーのコラム新設	事例紹介的 コラム登場	
〃	1988年 2 月24日	〃	1300円	385	図表，写真，コラム （カラー）	〃	

白書名	サブタイトル	厚生(労働)大臣 刊行にあたって	編者名
『厚生白書 1988(昭和63)年版』	新たな高齢者像と活力ある長寿・福祉社会をめざして・厚生省創設50周年記念号	小泉純一郎(〃)	〃
『厚生白書 1989(平成元年)年版』	長寿社会における子ども・家庭・地域	津島雄二 (〃)	〃
1990年代			
『厚生白書 1990(平成2)年版』	真の豊かさに向かっての社会システムの再構築・豊かさのコスト―廃棄物問題を考える	下条進一郎(カラー写真,自筆サイン)	厚生省編
『厚生白書 1991(平成3)年版』	広がりゆく福祉の担い手たち―活発化する民間サービスと社会参加活動	山下徳夫 (〃)	〃
『厚生白書 1992(平成4)年版』	国連・障害者の十年―皆が参加する「ぬくもりのある福祉社会」の創造	丹羽雄哉 (〃)	〃
『厚生白書 1993(平成5)年版』	未来をひらく子どもたちのために―子育ての社会的支援を考える	大内啓伍 (〃)	〃
『厚生白書 1994(平成6)年版』	欠号		
『厚生白書 1995(平成7)年版』	医療―「質」「情報」「選択」そして「納得」	井出正一 (〃)	〃
『厚生白書 1996(平成8)年版』	家族と社会保障―家族の社会的支援のために	菅 直人 (〃)	〃
『厚生白書 1997(平成9)年版』	「健康」と「生活の質」の向上をめざして	小泉純一郎(〃)	〃
『厚生白書 1998(平成10)年版』	少子社会を考える―子どもを産み育てることに「夢」を持てる社会を	小泉純一郎(〃)	厚生省/監修
『厚生白書 1999(平成11)年版』	社会保障と国民生活	宮下創平 (〃)	〃
2000年代			
『厚生白書 2000(平成12)年版』	新しい高齢者像を求めて―21世紀の高齢社会を迎えるにあたって	津島雄二(カラー写真,自筆サイン)	厚生省/監修
『厚生労働白書 2001(平成13)年版』	生涯にわたり個人の自立を支援する厚生労働行政	坂口 力 (〃)	厚生労働省/監修
『厚生労働白書 2002(平成14)年版』	現役世代の生活像―経済的側面を中心として	坂口 力 (〃)	〃
『厚生労働白書 2003(平成15)年版』	活力ある高齢者像と世代間の新たな関係の構築	坂口 力 (〃)	〃
『厚生労働白書 2004(平成16)年版』	現代生活に取り巻く健康リスク―情報と協働でつくる安全と安心	坂口 力 (〃)	〃
『厚生労働白書 2005(平成17)年版』	地域とともに支えるこれからの社会保障	尾辻秀久 (〃)	厚生労働省/編
『厚生労働白書 2006(平成18)年版』	持続可能な社会保障制度と支え合いの循環―「地域」への参加と「働き方」の見直し	川崎二郎 (〃)	〃
『厚生労働白書 2007(平成19)年版』	医療構造改革の目指すもの	舛添要一 (〃)	〃
『厚生労働白書 2008(平成20)年版』	生涯を通じた自立と支え合い―暮らしの基盤と社会保障を考える	舛添要一 (〃)	〃
『厚生労働白書 2009(平成21)年版』	暮らしと社会の安定に向けた自立支援	舛添要一 (〃)	〃
2010年代			
『厚生労働白書 2010(平成22)年版』	厚生労働省改革元年 生活者の立場に立つ信頼される厚生労働省――参加型社会保障の確立に向けて	長妻 昭(カラー写真,自筆サイン)	厚生労働省/編
『厚生労働白書 2011(平成23)年版』	社会保障の検証と展望―国民皆保険・皆年金制度実現から半世紀	細川律夫 (〃)	〃
『厚生労働白書 2012(平成24)年版』	社会保障を考える	小宮山洋子(〃)	厚生労働省編
『厚生労働白書 2013(平成25)年版』	若者の意識を探る	田村憲久 (〃)	〃
『厚生労働白書 2014(平成26)年版』	健康長寿社会の実現に向けて―健康・予防元年	田村憲久 (〃)	〃
『厚生労働白書 2015(平成27)年版』	人口減少社会を考える―希望の実現と安心して暮らせる社会を目指して	塩崎恭久 (〃)	〃
『厚生労働白書 2016(平成28)年版』	人口高齢化を乗り越える社会モデルを考える	塩崎恭久 (〃)	〃

サイズ	発行年月日	発行所	価格	ページ数	図表や写真等（モノクロかカラーか）	コラム欄	シンボルマーク
〃	1989年3月15日	〃	1400円	389	〃	〃	
〃	1990年3月31日	〃	1450円	410	〃	〃	
A5版	1991年4月1日	ぎょうせい	1500円	402	図表，写真，コラム（カラー）	事例紹介的コラム	
〃	1992年3月25日	〃	1600円	432	〃	〃	
〃	1993年3月27日	〃	1700円	439	〃	〃	
〃	1994年4月8日	〃	1700円	371	〃	〃	
AB版	1995年5月24日	ぎょうせい	2200円	398	図表，写真，コラム（カラー）	〃	
〃	1996年5月27日	〃	2400円	504	〃	〃	
〃	1997年6月23日	厚生問題研究会	2476円	416	〃	〃	
〃	1998年6月15日	ぎょうせい	2571円	498	〃	〃	
〃	1999年8月11日	〃	2381円	472	〃	〃	
AB版	2000年7月19日	ぎょうせい	2286円	474	図表，写真，コラム（カラー）	事例紹介的コラム	
〃	2001年9月10日	〃	2381円＋税	477	〃	〃	
〃	2002年9月11日	〃	2571円＋税	436	〃	〃	
〃	2003年8月4日	〃	2762円＋税	528	〃	〃	
〃	2004年6月21日	〃	2571円＋税	459	〃	〃	
〃	2005年8月1日	〃	2762円＋税	561	〃	〃	
A4版	2006年9月11日	〃	2762円＋税	535	〃	〃	
〃	2007年9月18日	〃	2762円＋税	303	〃	〃	
〃	2008年8月26日	〃	2619円＋税	297	〃	〃	省シンボルマーク採用
〃	2009年8月28日	〃	2619円＋税	246	〃	〃	〃
A4版	2010年8月27日	日経印刷	2838円＋税	406	図表，写真，コラム（カラー）	事例紹介的コラム	省シンボルマーク採用
〃	2011年8月26日	〃	2552円＋税	401	〃	〃	〃
〃	2012年9月14日	〃	3048円＋税	559	〃	〃	〃
〃	2013年9月11日	〃	2838円＋税	411	〃	〃	〃
〃	2014年08月05日	〃	3056円＋税	497	〃	〃	〃
〃	2015年10月27日	〃	3150円＋税	513	〃	〃	〃
〃	2016年10月04日	〃	3150円＋税	498	〃	〃	〃

索　引

あ　行

安倍政権／安倍内閣　*103, 219, 223*
安定成長　*35, 36, 47, 64, 80, 81, 108*
育児休業　*156, 211, 224*
育児支援　*80, 85, 207, 217-218, 220-221, 224,*
　258, 261
意識調査　*99, 108, 114, 256*
一億総活躍／一億総活躍社会／ニッポン一億総
　活躍プラン　*105, 114-116*
1.57ショック　*67, 75, 77, 79, 208, 214, 223*
医療介護総合確保促進法　*138*
医療計画　*98, 134, 138*
医療構造改革　*97, 100, 113, 134, 136-137*
医療費適正化　*36, 97-98, 121, 130-131, 136,*
　138, 140
医療法　*121, 132-133*
失われた10年　*68*
エンゲル方式　*169, 182*
エンゼルプラン／新エンゼルプラン　*75-80,*
　214, 217, 236, 279, 281
NPO　*92, 101, 200*
大蔵省　*145, 155, 183*

か　行

介護
　——サービス　*185, 192, 204*
　——支援専門員（ケアマネージャー）　*194,*
　197, 198, 200
　——人　*187*
　——の社会化　*74, 80-84*
　——福祉士法及び社会福祉士法　*192*
　——福祉士　*192, 201*
　——報酬　*204*
　——保険　*31, 61, 72-75*
　——予防　*90, 92, 199*

居宅——支援事業所　*186, 199, 202, 204*
　在宅——　*97, 186, 191-193, 196*
　在宅——支援センター　*193, 195-196*
　施設——　*187*
　通所——　*200*
　訪問——　*198, 200*
　要——　*192, 197-199*
皆年金　*9, 17, 143, 145-147*
皆保険　*9, 10, 23, 122, 124-125, 128, 136, 139-*
　140
核家族（化）　*21, 25-26, 31-32, 35, 38, 41, 148,*
　209-211
格差　*6, 11, 17, 20, 32, 41, 89, 95, 98, 106-108,*
　122, 124, 126-127, 131, 139, 141, 145, 148,
　150-151, 157-158, 166, 168-169, 172, 272
格差縮小方式　*169, 172, 182*
過剰人口　*6-7, 27, 166, 167*
家族
　——給　*29, 252*
　——主義　*63-64, 84-85*
　——手当　*253, 261*
　扶養——　*252-253, 271*
家庭保育優先論　*209-213, 222*
稼働
　——世帯　*170, 171, 180*
　——年齢層　*173, 176, 180*
寡婦福祉　*15, 177, 250*
　——資金貸付制度　*169*
　——資金　*278*
看護
　——サービス　*133*
　訪問——　*73, 132*
完全雇用　*5, 10, 32, 167*
完全参加と平等　*232, 234, 241*
キャッチアップ　*15, 27, 53-54, 64, 181, 212,*
　232, 261

ポスト・──時代 52-54
協同組合 200, 268, 272, 275
行革関連特例法 257
ケアマネジメント 97, 185, 196, 199
ケアプラン 186, 197-198
経済の二重構造 6-7, 11, 13, 17, 26, 166
経済白書 6, 9, 12, 43-44, 47
契約 186, 191, 197, 202, 216, 221, 237, 238
　措置から──へ 197, 216, 221, 237
結核 8, 33, 123-124, 168, 170, 269
健康寿命 93, 105, 112-116
建設省 267, 269-271, 272, 274, 277-279, 284-286
牽連性 260
現役世代 76, 82, 92, 94-95, 108, 114, 135, 136, 150-151, 154-155
　──問題 62, 67, 83
現況届 248
小泉政権／小泉内閣 82, 90, 93, 96, 98, 104, 217
　──構造改革 90-91, 203-204
公害 20, 22-23, 27, 39, 271
公共事業 89-90
厚生省人口問題研究所 258
公的部門 60, 99, 185-195, 201-204
高度経済成長 5-6, 13, 15, 26-29, 34, 43-44, 47-48, 52-54, 57, 62-65, 67, 89, 139
公費負担 36, 128, 132, 135, 257
高齢化 30-31, 47-48, 49-54, 57-59, 61-62, 67-68, 69-75, 80, 82-83, 91, 93-94, 97, 109, 112-115, 130, 132, 139, 143, 145, 150, 152, 173, 182, 210, 212, 214, 242, 257, 278, 285
　──社会 30, 42, 47, 49-50, 56, 61, 64-65, 153, 172, 210
　──先進国 113
　──率 29, 47, 57, 144, 156
　少子── 68, 75, 80-84, 89-90, 92, 95, 99-100, 104, 108, 114, 154, 280
　超── 61, 103
　長寿・── 49, 52-54, 57-59, 61-62, 64
高齢者
　──サービス調整チーム 192, 195

──世帯 169, 173-174, 273, 276,
──世代 52, 62, 67-69, 71, 82-83
──総合相談センター 195
後期── 71, 105, 135
　──医療制度 103, 136-137, 140
公的扶助 17, 165, 167, 173, 175
効率化 55-57, 82, 108, 116, 134
国籍要件 248
国民負担率 94, 130, 133
国民皆保険・皆年金 5, 13, 15-16, 26, 89, 107, 168
国民所得倍増計画 15, 18, 253
国連障害者の十年 232, 234-235
国連児童権利宣言 253
子育て 65, 76-79, 85, 92, 106, 110-112, 214-219, 223, 258-260, 279, 281
　──支援 77-78, 107, 109, 111, 115-116, 218-221, 224, 279
　──の社会的支援 75, 77, 82, 84
　──の社会化 79-81, 83-85
国庫負担 89, 125-126, 139, 140-141
子ども
　──・子育て応援プラン 79, 217, 281
　──・子育てビジョン 79, 281
　──・子育て支援法 224, 259
　──・子育て支援新制度 111, 220
　──手当 103, 223, 259, 261, 263
　──の貧困 177, 179, 181, 207, 220, 260
雇用審議会 253
雇用政策 180, 221, 255, 261
コロニー 229-301
ゴールドプラン／新ゴールドプラン 61, 69, 72-74, 80, 132, 201, 204, 221, 236, 278
合計特殊出生率／出生率 8, 15, 21, 26, 29, 39-40, 47, 67, 76, 77-78, 86, 92, 95-96, 101, 105, 111, 115, 150, 157, 177, 212, 214, 217-218, 252, 254, 259, 279
合理化 10-11, 23, 37, 55-57, 129, 138, 140, 147, 150, 161, 188, 256

さ 行

再就職 *41-42, 100, 253*
　　——準備金 *219*
参加型社会保障（ポジティブ・ウェルフェア）
　　105-106, 109
三歳児神話 *215*
財政
　　——検証 *157, 160*
　　——硬直化論議 *19, 27*
　　——再計算 *152, 154, 157*
　　——再建 *90, 115, 130, 196, 200, 203-204,*
　　257
　　——制度審議会 *256*
　　——調整 *89, 126, 131*
　　——投融資 *146, 272, 274, 283*
在宅
　　——入浴サービス *191, 193*
　　——福祉 *34, 37, 72-73, 186, 233, 278*
支援費制度 *97, 238-239*
支給要件 *248-249, 251, 283*
支給率 *257, 259, 262*
資金運用部 *144, 146, 155*
市場 *60-61, 63, 70, 189-191, 194, 196-198, 200*
　　-201, 202-204
　　——化 *196-197, 200-201, 202-204, 216, 221*
　　準—— *185-186, 221*
市町村民税所得割非課税者 *256-257*
失業・貧困問題 *5, 13, 62, 67, 83*
失業保険 *5, 12, 29*
指標編 *248, 251, 257*
社会開発 *18, 22-23, 27, 253*
社会サービス／福祉サービス *48, 50, 52, 57, 59*
　　-60, 84
社会手当 *247, 260, 262*
社会的アンバランス *24, 27*
社会的緊張 *7, 10, 13*
社会的入院 *97, 134*
社会的扶養 *37, 143, 159, 167*
社会的包摂 *105*
社会福祉

——・医療事業団 *191*
　　——基礎構造改革 *97, 181, 216, 221, 239*
　　——協議会 *187*
　　——施設緊急整備5か年計画 *186, 212*
　　——士 *192, 201*
　　——法人 *101, 179, 189, 217*
　　中央——審議会 *171-172, 253*
社会保険 *5, 15, 32, 34, 89-90, 95, 97, 109, 154,*
　　159, 169, 171, 191, 196, 202-205, 215
　　——審議会 *127*
　　——制度調査会 *252*
　　——庁 *105, 162*
社会保障
　　——・税の一本改革／一本改革 *103-104,*
　　108, 221
　　——構造改革 *175*
　　——国民会議 *90, 99, 108*
　　——制度改革国民会議 *103-104, 109, 137*
　　——制度審議会 *15, 74, 122, 126, 128, 253*
　　——の機能強化 *90, 104-105, 108, 115*
　　消費型・保護型—— *105*
　　全世代型—— *104, 109*
社会連帯 *16, 82, 254*
就労支援 *175-176, 178, 180-181, 225, 238-240,*
　　283
出産力調査 *258*
傷痍軍人 *227*
生涯現役社会 *113-114, 116*
障害
　　——基礎年金 *173, 251-252, 261, 265*
　　——者自立支援法 *97, 238-239, 242*
　　——者総合支援法 *226, 235, 238-240*
　　——者プラン *236, 238, 278*
　　——児福祉手当 *247, 251, 265-267*
　　——当事者 *235, 240-241, 277*
　　心身——児 *21, 38-39, 250, 255, 277*
　　身体—— *5, 9, 11, 166, 170-171, 182, 226-*
　　230, 232, 234, 236-237, 242, 251-252, 273,
　　277
　　精神—— *168, 173, 222, 228, 230-232, 234-*
　　235, 237, 239, 241, 251, 265

知的—— 15, 226, 228-232, 234, 237, 277

特別——者手当 247, 251-252, 266

少子化 47, 67-68, 75-80, 86, 103, 110-111, 143, 173, 208, 214-218, 220-223, 259, 284-285

——対策 77-79, 96, 101, 105, 109, 111, 115, 214-215, 217-218, 220-222, 258-261, 278-281, 284

少子高齢化 68, 75, 80-84, 89-90, 92, 95, 99-100, 104, 108, 114, 154, 280

消費税／消費増税 90, 99, 101, 103-104, 108-109, 115, 221

所得制限 247, 248-251, 255-259, 261-265

所得保障 10, 19, 22, 68, 100, 143, 145, 149, 151, 160, 167, 171, 174, 178, 180, 182, 225-226, 233, 241, 255, 257, 260-261, 276

資力調査 247

診療報酬 98, 115, 125, 129-130, 133, 135-138, 139-140

自営業／自営業者／自営業世帯 7, 160, 252, 256-257, 262

事業主 125, 147, 158, 224, 255-257, 261, 275

次世代育成 99, 156, 177

——支援対策推進法 79, 96, 217

——支援対策関連3法 258

慈善事業 227

児童

——手当 15, 18, 25, 29, 38-39, 43, 170, 210, 217, 223-224, 247-248, 252-261, 263

——懇談会 254-255

——福祉 5, 23, 38-39, 79-80, 84, 167, 207-214, 216, 220-222, 225, 228, 254-255, 261, 277

——福祉施設 8, 209, 212, 222

——扶養手当 169, 177, 247-250, 253, 260, 264

特別—— 247, 250-253, 260-261, 265-266

——養育費 18, 26, 253-254, 257

中央——福祉審議会 213, 236, 252, 256-258, 277

待機—— 85, 213, 217-219, 221, 224

——ゼロ作戦 217

自民党 44, 101, 130, 137, 239

従属人口 32-33, 35, 62, 67-68, 83, 90, 105, 139, 185, 225, 227, 240-241, 280, 285

重点化 55-57, 108, 116, 132-133, 135, 150, 231, 241, 249, 251, 258

受益者負担 187-189

需要 186-191, 193-194, 196-199, 201-205

自立

——支援 97, 100-101, 173, 175-178, 180-181, 198-199, 203-204, 239, 241-242, 250, 272, 282-283

障害者——支援法 238-239

障害者総合自立支援法 240

ホームレス——支援法 285

——助長 171-173, 175

職業—— 240

就労—— 178-179, 225, 231, 235-236, 241

人口

——減少 21, 26-27, 38, 43, 76, 92, 101, 105-106, 109, 111-112, 115, 177, 218-219

——資質 20-21, 36, 43

——推計 11, 152, 154

——政策 216, 255

人生80年 49-50, 56, 58, 64-65, 153

水準均衡方式 172, 182

スラム 20, 271, 273

セーフティネット 91, 93-94, 96, 100, 108, 175

最後の—— 26, 100, 175, 181, 283

第二の—— 178, 283

生活困窮者 8, 100, 178, 180-181

——緊急生活援護要綱 165

——自立支援法 178, 283

生活支援 112, 176, 200, 203, 225, 230, 240, 281

生活習慣病 72, 93, 96-98, 113, 136, 138

生活保護 5, 8, 17, 98, 123, 146, 165-167, 283

——基準 168-169, 176

——の保護率 42, 167, 173-174, 176, 192

——の適正運営 173

生産（年齢）人口 5, 7, 11-13, 15, 90, 93, 105, 109, 139, 145, 225, 227, 240, 242, 270-274, 280, 283, 285

索　引

精神病院　*228, 230-231*

精神保健福祉士　*237*

成人病　*25, 36, 71, 123*

生存権　*5, 16, 165, 207*

石油危機／石油ショック／オイルショック　*29, 34, 47, 64, 108, 204, 256*

世帯更生資金貸付金　*267, 272-274, 276, 278, 285*

世代間扶養　*149, 154, 161-162*

専業主婦　*76, 94-95, 151, 160, 217-218*

選別主義　*221-222*

相対的貧困率　*107, 177*

措置　*129, 186, 195-197, 208, 221*

　　——から契約へ　*197, 216, 221, 237*

増税なき財政再建　*130*

た　行

退職者医療制度　*57, 131*

多子家庭　*253*

第３号被保険者　*160*

第二臨調　*257*

第二の現役期　*92*

第二のセーフティネット　*178, 283*

脱農化　*252*

団塊の世代　*93-94, 104, 112-113, 152*

男性稼ぎ主型　*63, 211, 222*

地域

　　——医療計画　*132*

　　——完結型　*104*

　　——共生社会　*105, 113-116*

　　——共生パラダイム　*204*

　　——ケア会議　*200*

　　——支援事業　*200*

　　——福祉　*92, 177-178, 180, 188, 233, 242, 281*

　　——包括ケア　*112, 114, 138, 200, 203-204, 281*

　　——包括支援センター　*199-200, 203*

中央福祉審議会　*253*

中高年　*20, 41, 253*

長時間労働　*92, 96, 218*

長寿

　　——・高齢化　*49, 52-54, 57-59, 61-62, 64*

　　——化／——社会化　*41, 47-48, 50-52, 58, 62, 65, 67-72, 74-75, 80, 83*

　　——社会　*49-52, 58-59, 65, 70, 214*

　　——福祉基金　*72*

賃金政策　*255*

通算制度　*146*

低所得階層／低所得者／低所得世帯　*7, 8-10, 13, 27, 125, 145, 166-167, 170, 180, 194, 213, 233, 242, 249, 268-274, 284-285*

静止人口　*35*

定年　*31*

　　——制　*21, 30, 34, 42*

低成長　*29, 39, 43, 52, 68-69, 80-82, 204*

適正化　*53, 55-57, 59, 81, 97-98, 121, 130-131, 134, 136-138, 140, 144, 150, 179, 180*

特別養護老人ホーム　*73, 186-188*

特例給付　*257-259, 262, 263*

共働き　*42, 63, 94, 107, 217-218, 222-223*

な　行

内閣府　*224, 259*

ニーズ　*48, 51-52, 57-59, 61-63, 68, 70, 81, 85, 95, 107-108, 145, 148, 151-152, 160, 188-189, 197, 202, 210, 212-213, 219, 224, 233*

2025年問題　*113*

日常生活圏域　*200, 203*

入所型施設　*234*

認定こども園　*220, 222*

ねたきり老人　*30, 34, 116, 170, 190, 276*

　　——ゼロ作戦　*72*

年金

　　——一元化　*103, 144*

　　——制度の成熟化　*42, 146-147*

　　——積立金　*144, 146-147, 150, 155-156, 272, 274*

　　——福祉事業団　*144, 147, 155, 267, 272, 274-275, 277-278, 283, 285*

　　——の支給開始年齢　*83, 144, 150, 153-154*

確定給付型企業——　*94, 144*

297

確定拠出—— 94, 144, 158
企業—— 94, 151-153, 157-158, 160
基礎—— 57, 89, 144, 150-153, 158-159, 162
拠出制—— 31, 144-145, 147-149, 151, 167
厚生—— 5, 17, 20, 29, 32, 89, 103, 106, 143-146, 148, 150-160, 202, 272, 274-275
　　——基金 144, 152, 157
国民—— 10, 17, 20, 32, 42, 89, 143-149, 151-154, 159-160, 162, 167-168, 247-248, 272, 274-275
障害基礎—— 173, 251-252, 261, 265
福祉—— 31-32, 145-147
婦人の——権 151
母子福祉—— 146, 247-249, 253
年功序列賃金 252
ノーマライゼーション 233-234, 236-238

は　行

ハンディキャップ 166, 171, 182
バブル景気／バブル経済 80-82, 89, 108, 157, 217, 279-280
バリアフリー 235-236, 277
晩婚化 76, 110
東日本大震災 107, 283
非正規雇用／非正規労働者／非正規社員 94, 100, 104, 106, 110, 158, 175-176, 222, 282
必要 186-188, 191, 193-194, 201-204
被保護者／被保護世帯 8, 167, 169-171, 173, 176, 178
被用者 121, 130-131, 133, 135, 145, 156, 159-160, 256-257, 262
　　——保険 32, 122, 124-125, 131, 135
ひとり親家庭／ひとり親世帯 177, 179, 250
貧困 6, 8-11, 13, 16, 24, 26, 62, 67, 83, 107, 122-123, 139, 145, 165-168, 175-177, 180-181, 207-208, 227, 253
　　——対策 10, 13, 122, 139, 145, 165, 179, 180-181, 220, 260
子どもの—— 177, 179, 181, 207, 220, 260
病院完結型 104
フィンランソロピー（企業の社会貢献活動）

70-71
賦課方式 150
不完全就業 10, 13, 17, 26
福祉元年 29, 34, 43-44, 48, 57, 128, 170
福祉国家 5, 16-18, 22-23, 26-27, 63, 84, 108, 127, 176, 181, 212, 222, 253
福祉施設 31, 37, 72, 147, 156, 195, 224, 256
児童—— 8, 209, 212, 222
老人—— 31
社会——緊急整備5か年計画 186, 212
福祉社会 33, 43-44, 49-53, 65, 70
日本型—— 44, 52, 212, 215
福祉手当 251, 261, 265
経過的—— 247, 266
障害児—— 247, 251, 265-267
福祉における含み資産 173, 275
父子家庭 250, 260
不正受給 172, 174, 177-179, 181
普遍主義 186
扶養控除 257, 261
物価スライド／自動物価スライド／完全自動物価スライド／可処分所得スライド／ネット所得スライド／マクロ経済スライド 32, 57, 97, 144, 149, 154-155, 170
平均在院日数 32, 136
平均寿命 5, 7, 15, 23, 30, 33, 47, 65, 71-72, 74, 112
ベビー・ホテル 213, 223
ホームレス 176, 280-285
保育
——サービス 207, 216
——政策 77, 207, 281
——に欠ける 208-209, 213, 221
家庭——優先論 212-213, 222
学童——（放課後児童健全育成事業） 216, 220
緊急——保育対策等5か年事業 80
病児—— 211
乳児—— 39, 211-213, 222
保健医療福祉 185, 188, 191, 193-196, 201-202
保健所保健・福祉サービス調整推進会議 192

母子
　　——家庭　*100-101, 177, 181, 213, 249-250,*
　　253, 260
　　——世帯　*41, 145, 167, 169, 171, 173-174,*
　　177, 181-182, 222, 247, 249, 260, 273, 278
　　——福祉資金　*167, 273*
　　——福祉年金　*146, 247-249, 253*
ボランティア　*70, 179, 191, 201, 235*

ま　行

マーケット・バスケット方式　*169*
民営化　*190, 193, 217, 221*
民間委託　*196, 199, 202*
民間非営利部門　*187, 189*
民間部門　*60-61, 185, 190-194, 196, 199, 201-*
　204
民間保険　*190, 202*
民主党　*90, 101, 103, 105, 109, 137, 140, 159, 177,*
　219, 223, 239-241, 243, 259
明暗二相　*17, 26*
モデル世帯　*160, 169*
問題親　*38, 43*

や　行

有料老人ホーム　*70, 186, 191*

予防
　　——給付　*97, 199-200*

ら　行

リーマンショック　*90, 91, 100, 158, 176, 282*
リハビリテーション　*21*
老人
　　——医療費支給制度／医療の無料化　*29, 34,*
　　56-57, 128, 170
　　——家庭奉仕員　*186*
　　——実態調査　*187*
　　——対策　*73, 254*
　　——保健施設　*73, 132*
　　——保健制度／——保健法　*37, 43, 56, 130-*
　　136, 139-140
　　——保健福祉計画　*195-196*
　　——保健福祉審議会　*205*
労働力人口　*16, 34, 76, 80, 95, 114-115, 218-*
　219, 270
老齢者　*9, 11, 25, 30-33, 128, 145, 167*

わ　行

ワークシェアリング　*92*
ワーク・ライフ・バランス　*218*
我が国独自　*53, 63-64*
我が事・丸ごと　*114, 116*

《**執筆者紹介**》（執筆順，執筆担当，現職，主著・主論文）

田 多 英 範（ただ・ひでのり）　はしがき

　編著者紹介参照。

佐々木貴雄（ささき・たかお）　第Ⅰ部第1章〜第3章

　東京福祉大学社会福祉学部准教授，博士（社会学）。
　『世界はなぜ社会保障制度を創ったのか——主要9カ国の比較研究』（共著，ミネルヴァ書房，2014年），「医療保険制度における年齢区分に関する一考察——後期高齢者医療制度の成立過程を例に」『東京福祉大学・大学院紀要』1(1)（2010年），「国民健康保険における「都道府県化」——2006年改革と社会保障・税一体改革の比較から」『週刊社会保障』2850（2015年）。

金　　成　垣（きむ・そんうぉん）　第Ⅰ部第4章・第5章

　東京大学大学院人文社会系研究科准教授，博士（社会学）。
　『後発福祉国家論——比較のなかの韓国と東アジア』（東京大学出版会，2008年），『現代の比較福祉国家論——東アジア発の新しい理論構築に向けて』（編著・ミネルヴァ書房，2010年），『福祉国家の日韓比較——「後発国」における雇用保障・社会保障』（明石書店，2016年），『アジアにおける高齢者の生活保障——持続可能な福祉社会を求めて』（共編著・明石書店，2017年）。

森田慎二郎（もりた・しんじろう）　第Ⅰ部第6章・第7章

　東北文化学園大学医療福祉学部教授，修士（学術）。
　『改訂版　福祉政策の課題——人権保障への道』（共著・放送大学教育振興，2018年），『日本産業社会の形成——福利厚生と社会法の先駆者たち』（労務研究所，2014年），『社会保障法のプロブレマティーク——対立軸と展望』（共編著・法律文化社，2008年）。

松 本 由 美（まつもと・ゆみ）　第Ⅱ部第1章1〜4，9（前半）

　大分大学福祉健康科学部専任講師，博士（商学）。
　『フランスの医療保障システムの歴史的変容』（早稲田大学出版部，2012年），『世界はなぜ社会保障制度を創ったのか——主要9カ国の比較研究』（共著，ミネルヴァ書房，2014年），『医療制度改革——ドイツ・フランス・イギリスの比較分析と日本への示唆』（共著，旬報社，2015年），『社会保障論』（共著，成文堂，2015年）。

尾 玉 剛 士（おだま・たかあき）　第Ⅱ部第1章5〜8，9（後半）

獨協大学外国語学部専任講師，博士（学術）。
『医療保険改革の日仏比較——医療費抑制か，財源拡大か』（明石書店，2018年），『刷新する保守——保守政党の国際比較』（分担執筆，弘文堂，2017年），『社会保障論』（分担執筆，成文堂，2015年）。

山本麻由美（やまもと・まゆみ）　第Ⅱ部第2章1〜3，6

生活経済政策研究所特別研究員，博士（社会学）。
『世界はなぜ社会保障制度を創ったのか——主要9カ国の比較研究』（共著，ミネルヴァ書房，2014年），「スウェーデンにおける失業と社会保障制度の変化」『社会政策』8(2)（2016年），「スウェーデンにおける長期失業者の特徴と制度的対応」『社会政策』6(2)（2015年），「近年のスウェーデンにおけるフルエンプロイメントの追求」『週刊社会保障』2844（2015年），「長期失業者への就労支援に関する考察——スウェーデンでのヒアリング調査を手がかりとして」『週刊社会保障』2791（2014年）。

長谷川（齋藤）有里（はせがわ（さいとう）・ゆり）　第Ⅱ部第2章4，5

前　東京福祉大学・日本大学通信教育部非常勤講師，修士（経済学）。
「海外研究　イギリスにおける社会保障制度体系の創設」『週刊社会保障』2696（2012年），『世界はなぜ社会保障制度を創ったのか——主要9カ国の比較研究』（共著，ミネルヴァ書房，2014年）。

朱　　　珉（しゅ・みん）　第Ⅱ部第3章

千葉商科大学商経学部准教授，博士（経済学）。
『現代中国の格差問題』（共著，同友館，2009年），『世界はなぜ社会保障制度を創ったのか——主要9カ国の比較研究』（共著，ミネルヴァ書房，2014年），『ポスト改革期の中国社会保障はどうなるのか——選別主義から普通主義への転換の中で』（共著，ミネルヴァ書房，2016年），『中国政治経済の構造的転換』（共著，中央大学出版部，2017年）。

角　　　能（かど・よく）　第Ⅱ部第4章1，2(3)〜(5)，3，4

東京大学大学院人文社会系研究科特任研究員，博士（教育学）。
「水平的なジェンダー平等という観点からの社会政策の理念の再検討」『社会政策』5(3)（2014年），『A Quantitative Picture of Contemporary Japanese Families』（共著，Tohoku University Press，2013年），「訪問介護における役割分担の考察」『年報社会学論集』26（2013年），「介護保険制度における行政と介護現場の専門家との役割分担に関する実証的考察」『ソシオロゴス』36（2012年）。

張　継元（ちょう・けいげん）　第Ⅱ部第4章2(1), (2)

中国華東師範大学公共管理学院専任講師，博士（社会学）。

『勃興する東アジアの中産階級』（共著，勁草書房，2012年），「隔世家族に関する社会学的考察——家族戦略の視点から」『ソシオロゴス』39（2015年），『ポスト改革期の中国社会保障はどうなるのか——選別主義から普遍主義への転換の中で』（共著，ミネルヴァ書房，2016年）。

李　蓮花（り・れんか）　第Ⅱ部第5章

東京経済大学経済学部准教授，博士（学術）。

『東アジアにおける後発近代化と社会政策——韓国と台湾の医療保険政策』（ミネルヴァ書房，2011年），『少子高齢社会の公共性』（共著，東京大学出版会，2012年），『社会保障の国際比較研究——制度再考にむけた学際的・政策科学的アプローチ』（共著，ミネルヴァ書房，2014年），『社会福祉の国際比較』（共著，放送大学教育振興会，2015年），『世界の社会福祉年鑑2015——各国の子ども政策と社会福祉』（共著，旬報社，2015年）。

米澤　旦（よねざわ・あきら）　第Ⅱ部第6章

明治学院大学社会学部社会福祉学科准教授，博士（社会学）。

『社会的企業への新しい見方——社会政策のなかのサードセクター』（ミネルヴァ書房，2017年），『労働統合型社会的企業の可能性——障害者就労における社会的包摂へのアプローチ』（ミネルヴァ書房，2011年），「障害者と一般就労者が共に働く「社会的事業所」の意義と課題——共同連を事例として」『日本労働研究雑誌』646（2014年），「サードセクター研究の『第三ステージ』——サードセクター組織と規範性をめぐって」『福祉社会学研究』13（2016年），「『福祉の市場化・民営化』と労働統合型社会的企業」『社会政策』9(3)（2018年）。

森　周子（もり・ちかこ）　第Ⅱ部第7章

高崎経済大学地域政策学部教授，博士（社会学）。

「メルケル政権下の介護保険制度改革の動向」『海外社会保障研究』186（2014年），『世界はなぜ社会保障制度を創ったのか——主要9カ国の比較研究』（共著，ミネルヴァ書房，2014年），「ドイツの失業者および低賃金労働者に対する所得保障と就労支援の現状と課題——ハルツⅣ法によって新設された求職者基礎保障制度から考える」『労働法律旬報』1838（2015年），「ドイツにおける長期失業者とワーキングプアへの生活保障制度の現状と課題——求職者基礎保障制度を中心に」『社会政策』8(2)（2016年），「戦後ドイツ年金保険制度の展開に関する考察」『週刊社会保障』2949（2017年）。

佐藤和宏（さとう・かずひろ）　第Ⅱ部第8章

東京大学社会科学研究所特任研究員。

「低所得層向け住宅政策はいかにして可能か？——民間賃貸住宅の零細家主に着目して」『ソシオロゴス』38（2014年），「社会学は社会に埋め込まれた住宅をいかに扱うか——ケメニー『ハウジングと社会理論』を読む」『書評ソシオロゴス』11（2015年），「空き家と家主はどのように変わったのか——『空き家実態調査』を対象として」『相関社会科学』27（2018年）。

《編著者紹介》

田 多 英 範（ただ・ひでのり）

1942年生まれ。東京教育大学大学院博士課程修了。博士（経済学）。
現　在　流通経済大学名誉教授。
主　著　『日本社会保障の歴史』（共編著，学文社，1991年）。『現代日本社会保障論』
　　　　（光生館，1994年）。『現代中国の社会保障制度』（編著，流通経済大学出版会，
　　　　2004年）。『現代日本社会保障論　第2版』（光生館，2007年）。『日本社会保
　　　　障制度成立史論』（光生館，2009年）。『世界はなぜ社会保障制度を創ったの
　　　　か──主要9カ国の比較研究』（編著，ミネルヴァ書房，2014年）。

新・MINERVA 福祉ライブラリー㉘
『厚生（労働）白書』を読む
──社会問題の変遷をどう捉えたか──

2018年6月15日　初版第1刷発行 〈検印省略〉

定価はカバーに
表示しています

編著者	田 多 英 範
発行者	杉 田 啓 三
印刷者	江 戸 孝 典

発行所　株式会社　ミネルヴァ書房

607-8494 京都市山科区日ノ岡堤谷町1
電話代表 075-581-5191
振替口座 01020-0-8076

Ⓒ 田多英範ほか，2018　　　　　　共同印刷工業・清水製本

ISBN978-4-623-08354-1
Printed in Japan

世界はなぜ社会保障制度を創ったのか ——主要9カ国の比較研究	田多英範 編著	本体七五〇〇円 A5判三九六頁
現代の比較福祉国家論 ——東アジア発の新しい理論構築に向けて	金 成垣 編著	本体八〇〇〇円 A5判五〇〇頁
生活保護は最低生活をどう構想したか ——保護基準と実施要領の歴史分析	岩永理恵 著	本体五〇〇〇円 A5判三五二頁
社会的企業への新しい見方 ——社会政策のなかのサードセクター	米澤 旦 著	本体五八〇〇円 A5判三一二頁
福祉レジーム	新川敏光 編著	本体二五六〇円 B5判二八〇頁
貧 困	駒村康平 編著	本体二一〇〇円 B5判二八〇頁

———— ミネルヴァ書房 ————

http://www.minervashobo.co.jp/